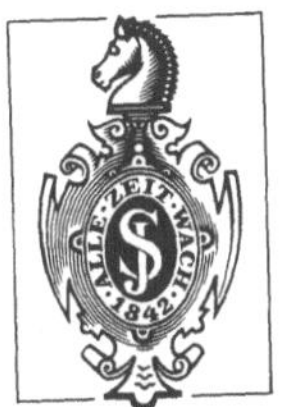

D. Engelhardt · K. Mann (Hrsg.)

Endokrin-aktive maligne Tumoren

Mit 52 Abbildungen und 51 Tabellen

Springer-Verlag Berlin Heidelberg New York
London Paris Tokyo

Professor Dr. Dieter Engelhardt
Professor Dr. Klaus Mann

Medizinische Klinik II
Klinikum Großhadern
Marchioninistraße 15
8000 München 70

ISBN-13:978-3-540-16624-5   e-ISBN-13:978-3-642-71276-0
DOI: 10.1007/978-3-642-71276-0

CIP-Kurztitelaufnahme der Deutschen Bibliothek

Endokrin-aktive maligne Tumoren / D. Engelhardt u. K. Mann (Hrsg.). –
Berlin; Heidelberg; New York; London; Paris; Tokyo: Springer, 1987.
ISBN-13:978-3-540-16624-5

NE: Engelhardt, Dieter [Hrsg.]

2127/3145-543210

Vorwort

Das vorliegende Buch faßt die Referate eines Symposiums zusammen, das im März 1986 im Klinikum Großhadern der Universität München stattfand.

Ziel und Zweck dieser Tagung war es, einen Überblick zu bekommen über den derzeitigen Kenntnisstand hormonproduzierender, maligner Tumoren, angefangen von der Grundlagenforschung bis hin zu Besonderheiten der Diagnostik und Therapie derartiger Erkrankungen unter Einbeziehung möglichst vieler Fachdisziplinen.

Im einzelnen war die Grundlagenforschung mit einem Referat über das Wachstumsverhalten und die therapeutische Beeinflussung von hormonproduzierenden bzw. hormonabhängigen menschlichen Tumoren nach xenogener Transplantation vertreten. Von morphologischer Seite wurde über histologische Besonderheiten und spezielle immunhistochemische Verfahren bei malignen endokrinen Tumoren berichtet. Zur Identifizierung und Charakterisierung verschiedener, nicht nur endokrin-aktiver Tumorzellen wurde ein neues Verfahren, die Durchflußcytometrie vorgestellt. Weitere Themen waren die diagnostische und therapeutische Relevanz von Tumormarkern sowie bildgebende Verfahren bei endokrinen Tumoren. Einzelne klinisch orientierte Übersichtsreferate waren den endokrinen paraneoplastischen Syndromen, malignen Tumoren des endokrinen Pankreas, dem ektopen ACTH-Syndrom, dem Nebenschilddrüsen- wie dem medullären Schilddrüsenkarzinom sowie den bösartigen Nebennierenrindentumoren im Kindes- und Erwachsenenalter gewidmet. An Therapieverfahren wurden die Radiojodtherapie bei Schilddrüsenkarzinom, die Behandlung von chromaffinen Tumoren mit 131-J-Metajodobenzylguanidin und die operative Strategie bei endokrinen Pankreastumoren besprochen. Von gynäkologischer Seite wurde die Diagnostik und Therapie des Chorionepithelioms abgehandelt. Ein Schwerpunkt waren schließlich die malignen Hodentumoren; es wurden in Einzelreferaten die Diagnostik, die Operationsverfahren, die Strahlentherapie und insbesondere die Chemotherapie besprochen.

Unser besonderer Dank gilt den Autoren für ihre Teilnahme an diesem interdisziplinären Symposium und für die rasche Fertigstellung ihrer Manuskripte, um den Symposiumsband innerhalb Jahresfrist erscheinen zu lassen.

Dem Springer-Verlag sei für die sorgfältige Drucklegung und Ausstattung des Buches gedankt.

München, Oktober 1986

Dieter Engelhardt
Klaus Mann

Inhaltsverzeichnis

Mitarbeiterverzeichnis

Arnold, R., Prof. Dr.
Zentrum Innere Medizin, Philipps-Universität Marburg,
Baldingerstraße, 3550 Marburg

Clemm, Ch., Dr.
Medizinische Klinik III im Klinikum Großhadern,
Marchioninistraße 15, 8000 München 70

Creutzfeldt, W., Prof. Dr.
Medizinische Universitätsklinik, Abteilung Gastroenterologie und
Stoffwechsel, Robert-Koch-Straße 40, 3400 Göttingen

Demmel, N., Dr.
Chirurgische Klinik im Klinikum Großhadern,
Marchioninistraße 15, 8000 München 70

Dörr, H. G., Dr.
Dr. von Hauner'sche Kinderklinik, Universität München,
8000 München

Doppman, J. L., M. D.
Diagnostic Radiology Department, The Clinical Center,
Building 10, Room 1C660, National Institutes of Health, Bethesda,
MD 20892, USA

Eiermann, W., Priv.-Doz. Dr.
Frauenklinik im Klinikum Großhadern, Marchioninistraße 15,
8000 München 70

Engelhardt, D., Prof. Dr.
Medizinische Klinik II, Klinikum Großhadern,
Marchioninistraße 15, 8000 München 70

Fiebig, H. H., Priv.-Doz. Dr.
Abteilung Hämatologie/Onkologie, Medizinische
Universitätsklinik, Hugstetter Straße 55, 7800 Freiburg i. Br.

Fischer, M., Priv.-Doz. Dr.
Zentrum für Radiologie, Institut für Nuklearmedizin, Städtische
Kliniken Kassel, Mönchebergstraße 41–43, 3500 Kassel

Fritsch, S., Dr.
Radiologische Klinik und Poliklinik, Klinikum Großhadern,
Marchioninistraße 15, 8000 München 70

Geyer, H., Dr.
Universitäts-Frauenklinik, Hugstetter Straße 55, 7800 Freiburg i. Br.

Gottswinter, J., Dr.
Abteilung Innere Medizin I, Medizinische Universitätsklinik,
Bergheimer Straße 58, 6900 Heidelberg

Hartenstein, R., Prof. Dr.
IV. Medizinische Abteilung des Städtischen Krankenhauses
München Harlaching, Sanatoriumsplatz 2, 8000 München 90

Kahle, H., Dr.
Max-Planck-Institut für Biochemie, 8033 Martinsried

Liewald, F., Dr.
Chirurgische Klinik im Klinikum Großhadern,
Marchioninistraße 15, 8000 München 70

Löhrs, U., Prof. Dr.
Medizinische Universität zu Lübeck, Institut für Pathologie,
Ratzeburger Allee 160, 2400 Lübeck

Müller, O.A., Prof. Dr.
Medizinische Klinik Innenstadt der Universität München,
Ziemssenstraße 1, 8000 München 2

Mann, K., Prof. Dr.
Medizinische Klinik II, Klinikum Großhadern,
Marchioninistraße 15, 8000 München 70

Moser, E., Priv.-Doz. Dr. Dr.
Radiologische Klinik und Poliklinik, Klinikum Großhadern,
Marchioninistraße 15, 8000 München 70

Raue, F., Priv.-Doz. Dr.
Abteilung Innere Medizin I, Medizinische Universitätsklinik,
Bergheimer Straße 58, 6900 Heidelberg

Rübe, Ch., Dr.
Radiologische Klinik und Poliklinik, Klinikum Großhadern,
Marchioninistraße 15, 8000 München 70

Schmoll, H.-J., Prof. Dr.
Arbeitsgruppe Onkologie, Abteilung Hämatologie/Onkologie,
Medizinische Hochschule Hannover,
Konstanty-Gutschow-Straße 8, 3000 Hannover 61

Staehler, G., Prof. Dr.
Urologische Klinik und Poliklinik der Universität München,
Klinikum Großhadern, Marchioninistraße 15, 8000 München 70

Stöckmann, F., Dr.
Medizinische Universitätsklinik, Abteilung Gastroenterologie und
Stoffwechsel, Robert-Koch-Straße 40, 3400 Göttingen

Teichmann, R. K., Priv.-Doz. Dr.
Chirurgische Klinik und Poliklinik, Klinikum Großhadern,
Marchioninistraße 15, 8000 München 70

Valet, G., Prof. Dr.
Max-Planck-Institut für Biochemie, Mildred-Scheel-Labor für
Krebszellforschung, 8033 Martinsried

Warnecke, H. H., Dr.
Frauenklinik im Zentralklinikum, Kapellenstraße 30,
8900 Augsburg

Willich, N., Dr.
Radiologische Klinik und Poliklinik, Klinikum Großhadern,
Marchioninistraße 15, 8000 München 70

Wirsching, R., Priv.-Doz. Dr.
Chirurgische Klinik, Klinikum Großhadern, Marchioninistraße 15,
8000 München 70

Wittekind, C., Dr.
Institut für Pathologie der Universität Freiburg, Albertstraße 19,
7800 Freiburg i. Br.

Ziegler, R., Prof. Dr.
Abteilung Innere Medizin I, Medizinische Universitätsklinik,
Bergheimer Straße 58, 6900 Heidelberg

Morphologische und immunhistochemische Befunde bei malignen endokrinen Tumoren

U. Löhrs

Die im Vergleich zu anderen Organneoplasien relativ geringe Häufigkeit der endokrinen Tumoren steht im umgekehrten Verhältnis zu der Problematik, die sie in mehrfacher Hinsicht bieten. Diese resultiert aus den Beziehungen zwischen Morphologie und endokriner Aktivität, vor allem aber auch aus den Schwierigkeiten in der Differentialdiagnose zwischen den bösartigen und gutartigen Neoplasien oder nodösen Hyperplasien.

Nachdem ultrastrukturelle Untersuchungen über die Ergebnisse der Lichtmikroskopie und der konventionellen Histochemie hinausgehende Aufschlüsse über die verschiedenen endokrinen Zelltypen und die endokrinen Tumoren (Abb. 1) ermöglicht haben, liefert die moderne Immunhistologie tiefere Einblicke in die funktionelle Morphologie. Dies wurde möglich durch die Erzeugung von spezifischen polyklonalen oder monoklonalen Antikörpern gegen die von den endokrinen Zellen produzierten Polypeptide bzw. Hormone, welche grundsätzlich eine Identifizierung der verschiedenen Zelltypen erlauben. Allerdings ist hierbei die grundsätzliche

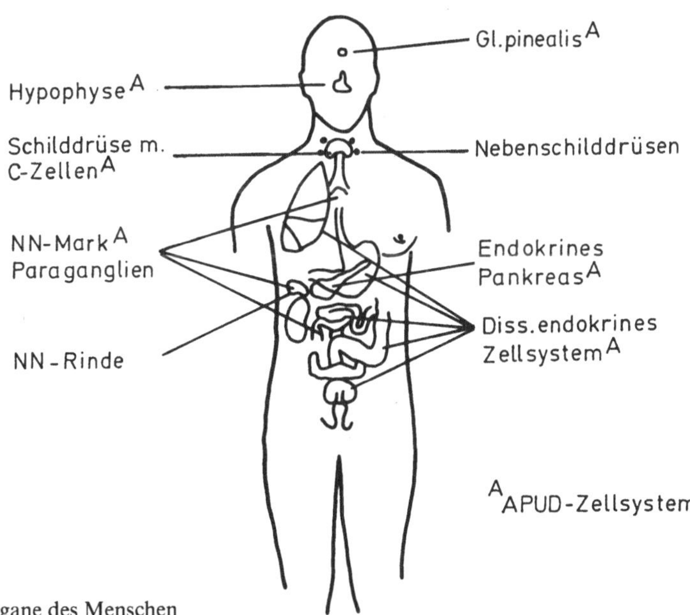

Abb. 1. Endokrine Organe des Menschen

Endokrin-aktive maligne Tumoren
D. Engelhardt, K. Mann (Hrsg.)
Springer-Verlag Berlin Heidelberg New York 1987

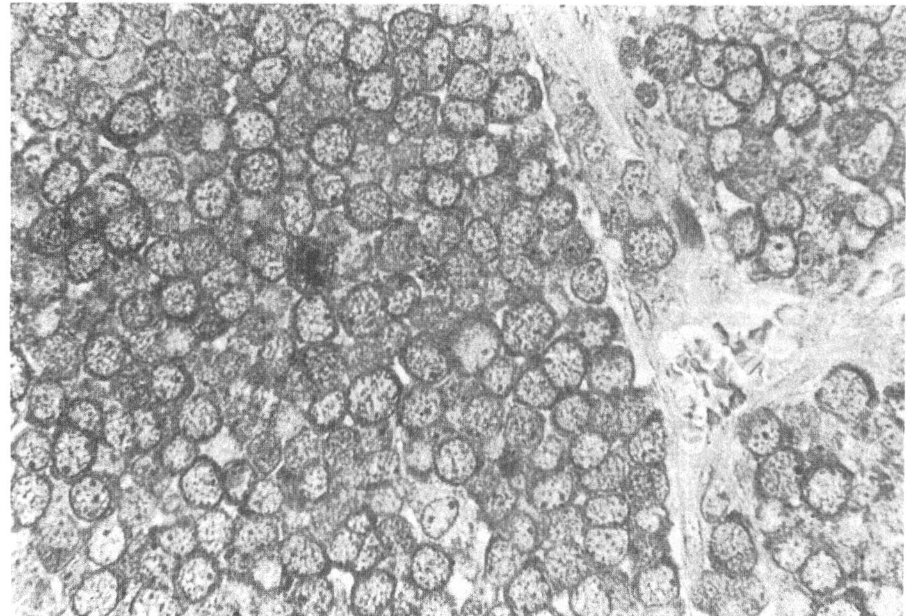

Abb. 2. Merkel-Zelltumor der Haut, schmaler Zytoplasmasaum, immunhistologisch NSE-positiv

Einschränkung zu beachten, daß die neoplastischen endokrinen Zellen nicht immer die vollständigen, in ihrer molekularen und antigenen Struktur gleichartigen Polypeptide synthetisieren wie die entsprechenden normalen endokrinen Zellen.

Als sehr wertvolles Werkzeug für die Bestimmung der Zugehörigkeit von Tumoren zum sog. APUD-Zellsystem (vgl. [21, 22]) dient die neuronspezifische Enolase (NSE), eine 2-Phospho-Diglycerat-Hydrolase, die nicht nur in Nervenzellen, sondern auch in den Zellen des zentralen und peripheren neuroendokrinen Zellsystems bzw. APUD-Zellsystems vorkommt [29]. Abbildung 2 zeigt als Beispiel einen die Haut und das Unterhautgewebe infiltrierenden rundzelligen Tumor, der sich durch seine Zytologie im Zusammenhang mit dem positiven immunhistologischen NSE-Nachweis als Merkel-Zelltumor, d. h. als neuroendokrines Karzinom der Haut identifizieren ließ [32, 31, vgl. auch 4, 13].

Im folgenden sollen einige Aspekte der verschiedenen endokrinen Tumoren des Menschen unter Aussparung der sich von den Thyreozyten ableitenden Schilddrüsenkarzinome und der intrakraniellen endokrinen Tumoren besprochen werden. Das besondere Augenmerk soll dabei den Möglichkeiten und Grenzen der Differentialdiagnose zwischen gutartigen Veränderungen, d. h. den Hyperplasien und Adenomen, und den Karzinomen gelten. Als Grundlage der Klassifikation wird dabei die gültige WHO-Einteilung für die endokrinen Tumoren aus dem Jahr 1980 [35] benutzt.

Das *Karzinoid* als klassisches Beispiel eines endokrinen Tumors leitet sich vom *disseminierten endokrinen Zellsystem* bzw. dem Helle-Zellen-System von Feyrter [6, 7] ab. Die histochemisch nachweisbare Argentaffinie oder Agyrophilie ist lange bekannt. Moderne immunhistologische Untersuchungen haben gezeigt, daß Karzinoide nicht nur Serotonin sondern eine große Zahl von endokrin aktiven Polypeptiden produzieren und sezernieren können. Mit dem Begriff der Endophytie wird die Eigenschaft der Zellen des disseminierten endokrinen Zellsystems gekennzeichnet, auch bei nicht-neoplastischer Proliferation aus dem Epithelverband in das umgebende Stroma vorzudringen. Jede Tumor- bzw. Karzinoid-Bildung geht daher mit einem infiltrativen Wachstum einher. Es ist allerdings mit Bezug auf die therapeutischen Konsequenzen fragwürdig, alle Karzinoide deshalb aus allgemein pathologischer Sicht als uneingeschränkt maligne Neoplasien zu betrachten. Für die therapierelevante klinische Pathologie ist eine stärker differenzierende Betrachtungsweise geboten. Es ist bekannt, daß sich ein großer Teil der Karzinoide, offenbar wegen des relativ langsamen Wachstums biologisch günstig verhält, d.h. durchaus nicht alle Karzinoide metastasieren. Sie sind getreu ihrem Namen nur karzinomähnlich. Das gilt für das in etwa 70-85% der Fälle hilusnah gelegene „typische" Karzinoid der Lunge mit nur einer etwa 5%igen Metastasierungshäufigkeit, vornehmlich aber für das relativ am häufigsten zu beobachtende Appendix-Karzinoid mit einer Absiedlungsrate von unter 2%. Demgegenüber werden bei Lokalisation eines Karzinoids im Rectum in 7-18%, im Magen in etwa 23-36%, im Ileum in etwa 35% und im Colon in etwa 40-60% Metastasen beobachtet [vgl. 16]. Bei den außerhalb der Appendix lokalisierten Magen-Darm-Karzinoiden zeichnet sich insofern eine deutliche Größenabhängigkeit ab, als bei einem Durchmesser von über 2 cm mit einer mehr als 80%igen Metastasierungshäufigkeit gerechnet werden muß. Darüber hinaus kann der histologische Befund für die Abschätzung der Prognose dienlich sein. Dies gilt insbesondere für das sog. atypische Karzinoid und für das sog. Mukokarzinoid der Appendix, welches mit einer statistischen Metastasierungshäufigkeit von etwa 20% belastet ist. Das als Amphikrinie bezeichnete gleichzeitige Vorkommen von exokrinen, schleimproduzierenden und endokrinen Zellen in den sog. Mukokarzinoiden sowie das seltene Phänomen, daß in gastrointestinalen Karzinomen Karzinoidanteile enthalten sein können, sind als histogenetische Hinweise auf eine endodermale Abstammung der enteralen endokrinen Zellen gewertet worden [24, 25].

Im Hinblick auf die therapierelevante Diagnostik folgt daraus: Die pathomorphologische prognostische Beurteilung der Karzinoide muß außer der Histologie auch die Lokalisation und die Größe der Tumoren mitberücksichtigen. Die besonders im Dünndarm, vornehmlich im Ileum in über einem Viertel der Fälle zu beobachtende Multifokalität der Karzinoide [16, 34] ist in die Therapieplanung miteinzubeziehen.

An der Pathologie der *Epithelkörperchen* läßt sich exemplarisch die Schwierigkeit in der Abgrenzung zwischen Hyperplasie, Adenom und Karzinom demonstrieren. Das Karzinom der Nebenschilddrüsen ist selten (vgl. Tabelle 1). Eine eindeutige Karzinomdiagnose ist bei der histologischen Untersuchung nur durch eine zweifelsfrei erkennbare Gefäßinvasion zu stellen. Der Nachweis von Mitosen ist als hochgradiges Verdachtsmoment für ein Karzinom zu werten, eine stärkergradige Sklerosierung ist häufiger in Karzinomen als in gutartigen Veränderungen zu beobachten, jedoch nicht als eindeutiges Malignitätskriterium zu interpretieren. Die eindeutige Malignitätsdiagnose ergibt sich nicht selten erst aus dem Verlauf mit persistierender bzw. rezidivierender Hyperparathyreoidismus-Symptomatik oder aus dem morphologischen Nachweis von Metastasen [1, 2].

Tabelle 1. Häufigkeit von Epithelkörperchen-Adenom, -Hyperplasie und -Karzinom bei primärem Hyperparathyreoidismus (in %)

		Adenom	Hyperplasie	Karzinom
Hellström u. Ivemark 1962	n = 138	87,6	12,4	–
Wang 1971	n = 431	82	14	4
Purnell et al. 1971	n = 171	93	5,8	1,2
Romanus et al. 1973	n = 217	81	8,7	–
Castleman et al. 1976	n = 557	81,2	15,2	3,6
Altenähr 1981	n = 102	82,4	13,7	3,9
Eigene Ergebnisse vorläufig	n = 116	78	20	2

Die *Nebennierenrinden-Tumoren* bieten eine sehr ähnliche Problematik. Sie wird durch eine größere Vielfalt von Funktionsstörungen kompliziert. Die Klassifikation und Unterscheidung der Nebennierenneoplasien nach zytologischen Kriterien, d. h. die Einteilung in hell-, kompakt-, granulosa- oder gemischtzellige Adenome gemäß der WHO-Klassifikation [35] kann zwar evtl. Hinweise auf die mögliche Hormonproduktion oder -inkretion geben, erlaubt aber keinen zuverlässigen Rückschluß darauf, ob die Tumoren hormonaktiv oder von welcher Art ihre endokrinologischen Effekte sind. Aus diesem Grunde ist eine Tumorklassifikation nur im Zusammenhang mit der Pathophysiologie bzw. der Klinik möglich.

Ohne näher auf die Problematik in der Abgrenzung zwischen nodöser Hyperplasie und Adenom der Nebennierenrinde einzugehen, ist festzuhalten, daß der Kernpleomorphie, wie grundsätzlich in fast allen endokrinen Tumoren, keine Aussagekraft für die Dignitätsdiagnose zukommt (vgl. Abb. 3). Abgesehen von Metastasen sind auch bei den NNR-Neoplasien nur die manchmal schwer zu verifizierende Gefäßinvasion oder die eindeutige Infiltration der Umgebung als Malignitätskriterien zu werten. Eine gesteigerte mitotische Aktivität, besonders in Verbindung mit einem hohen Gewicht oder der Größe des Tumors liefert Argumente, allerdings keine eindeutigen Beweise für Malignität. Ein Gewicht über 100 g oder ein Tumordurchmesser über 7 cm sind auch nach eigenen Ergebnissen (Abb. 4) in Übereinstimmung mit anderen Autoren [vgl. 5, 28, 30] als deutliche Risikofaktoren anzusehen.

Phäochromozytome und Paragangliome werden nach der gültigen WHO-Klassifikation [35] zu einer einheitlichen Tumorkategorie zusammengefaßt. Die Klassifikation unterscheidet die einzelnen Tumorformen nach Lokalisation und Funktion bzw. Innervation. Der Begriff Phäochromozytom ist für den eigentlichen Nebennierenmarktumor reserviert. Die vorwiegend Noradrenalin produzierenden Paragangliome sind extraadrenal lokalisiert. Das adrenale Phäochromozytom und die paraaortalen, sog. sympathischen Paragangliome haben aufgrund ihrer bei entsprechender Fixation meist färberisch nachweisbaren Chromaffinität sowie der potentiellen hypertensiven Adrenalin- und/oder Noradrenalin-Produktion die größte Ähnlichkeit. Bis zu 10% der Phäochromozytome und 30–40% der aorto-sympathischen Paragangliome lassen ein bösartiges Wachstumsverhalten erwarten [19, 15]. Dagegen ist die Metastasierungsrate der oberhalb des Zwerchfells vorkommenden multilokulären sog. parasympathischen Paragangliome, der Chemodektome nach ande-

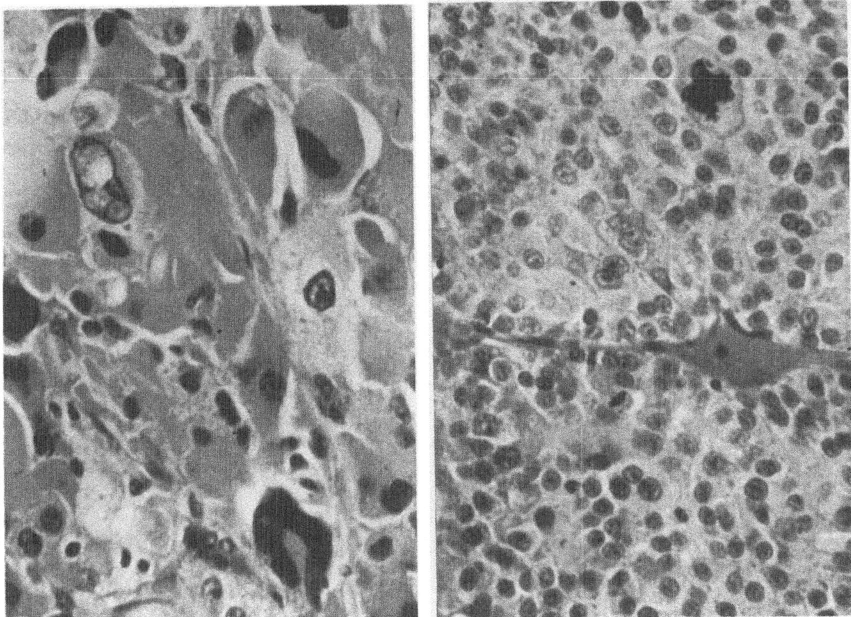

Abb. 3. *Links* Ausschnitt aus NNR-Adenom mit deutlicher Kernpolymorphie; *rechts* Ausschnitt aus NNR-Karzinom mit deutlich geringerer Kernpolymorphie

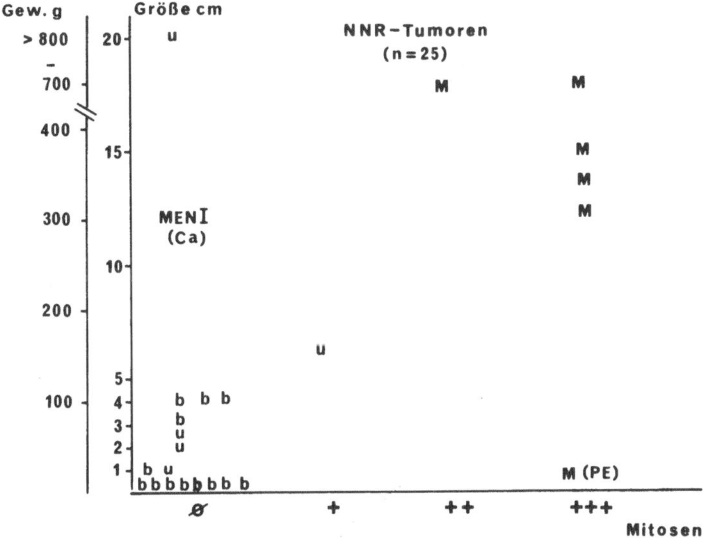

Abb. 4. NNR-Tumoren: Beziehungen zwischen Größe/Gewicht oder Mitosehäufigkeit und Dignität (*M* maligne, *b* benigne, *u* Dignität unklar zum Zeitpunkt der Auswertung)

rer Terminologie, seltener. Hinsichtlich der histologischen Dignitätsbeurteilung besteht eine ähnliche Problematik wie am Beispiel der NNR-Neoplasie erwähnt.

Das *medulläre Schilddrüsenkarzinom (C-Zellkarzinom)* wird vom neuroendokrinen APUD-Zellsystem abgeleitet. Neben dem sehr häufig nachweisbaren Tumoramyloid bietet sich bei diesen Tumoren als diagnostisches Hilfsmittel außer dem immunhistologischen Nachweis der neuronspezifischen Enolase insbesondere der des Kalzitonins an. Dies kann insbesondere bei der Identifizierung unklarer Lymphknotenmetastasen einen diagnostisch beweisenden Befund liefern. Darüberhinaus kann der immunhistologische Nachweis einer C-Zell-Hyperplasie in dem nicht von dem Karzinom infiltrierten Schilddrüsenrest wertvolle Hinweise liefern auf das Vorliegen eines familiären Sipple-Syndroms (MEN II).

In den *endokrinen Pankreastumoren* manifestieren sich komplexe biologische Systeme. Sie zeichnen sich durch eine große Vielfalt weniger der Morphologie als vor allem der Pathophysiologie und Immunhistologie aus. Mit konventionellen, für die Lichtmikroskopie verfügbaren Färbeverfahren ist eine funktions-histologische Diagnose nur selten möglich. Deshalb hat die histologische WHO-Klassifikation [35] sich auf eine rein deskriptive Erfassung mit einem groben Raster beschränkt und eine funktionelle Einteilung zugeordnet. Sie unterscheidet zwischen den eigentlichen Inselzelltumoren und den Tumoren des disseminierten endokrinen Zellsystems im Pankreas. Der letztgenannten Gruppe werden die im Pankreas seltenen Karzinoide, besonders aber das Gastrinom zugeordnet. Der Wert der rein histologischen Einteilung ist begrenzt. Es lassen sich zwar einige histologische Kriterien herausschälen, etwa zur Unterscheidung eines Insulinoms von einem Gastrinom. Diese Unterschiede sind aber durchaus nicht so präzise definierbar, daß sie eine funktions-histologische Differentialdiagnose zulassen würden. Diese hat indessen erhebliche prognostische Relevanz, wie sich aus der Übersicht in Tabelle 2 ablesen läßt. So ist beim Insulinom mit einer Häufigkeit von bis zu 10%, dagegen aber beim intrapankreatisch lokalisierten Gastrinom in bis zu 70% und beim extrapankreatischen Gastrinom sogar in bis zu 90%, beim Glukagonom in mehr als 60% mit einem malignen Wachstumsverhalten zu rechnen. Die klinische Symptomatik

Tabelle 2. Morphologische Kriterien endokriner Pankreastumoren. (Modif. nach Klöppel 1981)

	Lokalisation [%]		Auftreten [%]			Malignität [%]
	intra-	extra-pankr.	solitär	multipel	MEN I	
Insulinom Hypoglykämie-Syndrom	99	1	90	10	1–5	< 10
Gastrinom (Zollinger-Ellison-Syndrom)	80–85	15–20	intrap. 40–60 extrap. > 90	40–60	10–15	60–70 90 bei mult. u. extrap.
Glukagonom (Glukagonom-Syndrom)	95	?	100	–	?	> 60
Vipom (Verner-Morrison-Syndrom, WDAH)	90–95	5–10	100	–	?	40

ist bei diesen Tumoren in vielen Fällen für die Differentialdiagnose von entscheidender Bedeutung. Hinsichtlich der Dignitätsbeurteilung ist festzustellen, daß bei den Pankreastumoren allein die Metastasierung als Malignitätskriterium der Kritik standhält.

Die immunhistologischen Untersuchungen zeigen, daß nach Erkennung einer Neoplasie als endokriner Tumor mit den heute zur Verfügung stehenden Immunseren gegen die verschiedenen pankreatischen Polypeptide bzw. Hormone in vielen Fällen eine weitere Aufschlüsselung möglich ist. Die hormonidentifizierende immunhistologische Untersuchung kann grundsätzlich dadurch erschwert werden, daß die von den Tumorzellen produzierten Polypeptide trotz gleichartiger endokriner Effekte auf molekularer Ebene nicht immer ganz identisch mit den normalen Hormonen sind oder daß Vorstufen produziert werden, welche von den Antiseren nicht erkannt werden. Als Beispiel sei hier das Glukagonom genannt, bei dem ein negativer immunhistologischer Glukagon-Nachweis etwa dadurch bedingt sein kann, daß lediglich die Glukagon-Vorstufe Glycentin in den Tumorzellen gebildet wird.

Für die Malignitätsdiagnose ist der immunhistologische Nachweis der Alpha-Kette des humanen Choriongonadotopin (HCG) wertvoll, welche von Heitz und Mitarbeitern (1983) in 75% ausschließlich maligner endokriner Pankreastumoren nachgewiesen werden konnte.

Nach systematischer Anwendung der immunhistologischen Methodik zeichnet sich zunehmend ab, daß besonders die endokrinen Pankreastumoren - dies gilt in unterschiedlichem Ausmaß auch für die übrigen skizzierten endokrinen Tumoren des APUD-Zellsystems (vgl. Abb. 1) - sich durch eine hormonale Heterogenität auszeichnen. So werden in pathophysiologisch bzw. klinisch eindeutig zu klassifizierenden endokrinen Tumoren, wie z. B. Gastrinomen oder Insulinomen, immunhistologisch durchaus weitere Polypeptide in den Tumorzellen nachgewiesen, ohne daß daraus multihormonale endokrine Effekte resultieren müssen. Bei einem Teil der Tumorzellen scheinen Defekte in der Ausschleusung der produzierten Polypeptide zu bestehen. Ein extrem seltenes Beispiel für die Heterotopie und Dystopie der Hormonproduktion in Tumoren des APUD-Zellsystems liefert ein kürzlich gemeinsam mit von Werder beobachteter Fall eines in die Leber metastasierten malignen, primär im Duodenalknie entstandenen endokrinen Tumors. Aufgrund seiner immunhistologisch nachweisbaren Produktion von growth releasing factor (GRF) war er verantwortlich für die Entstehung einer Akromegalie bei der 16jährigen Patientin. Ein ähnlicher Fall wurde z. B. von Saeger et al. (1985) beobachtet.

Die *gonadalen oder extragonadalen Keimzelltumoren und das gestationale Choriokarzinom* sollen im Zusammenhang mit der Besprechung der malignen endokrinen Tumoren wegen der dabei vorkommenden Sekretion von humanem Choriongonadotopin (HCG) nur kurz erwähnt werden. In diesen Tumoren wird das HCG in synzytiotrophoblastären Riesenzellen produziert (Abb. 5a, b). Dieses Phänomen mit entsprechender serologischer Nachweisbarkeit ist beim Choriokarzinom praktisch immer, bei den nicht-seminomatösen Keimzelltumoren nach eigenen Untersuchungsergebnissen in etwa 60% und auch in Seminomen in etwa 15-20% der Fälle zu beobachten.

Zusammenfassend ist festzuhalten: Die Immunhistologie erlaubt bereits tiefe Einblicke in die Biologie und Funktion der endokrinen Tumoren und erschließt

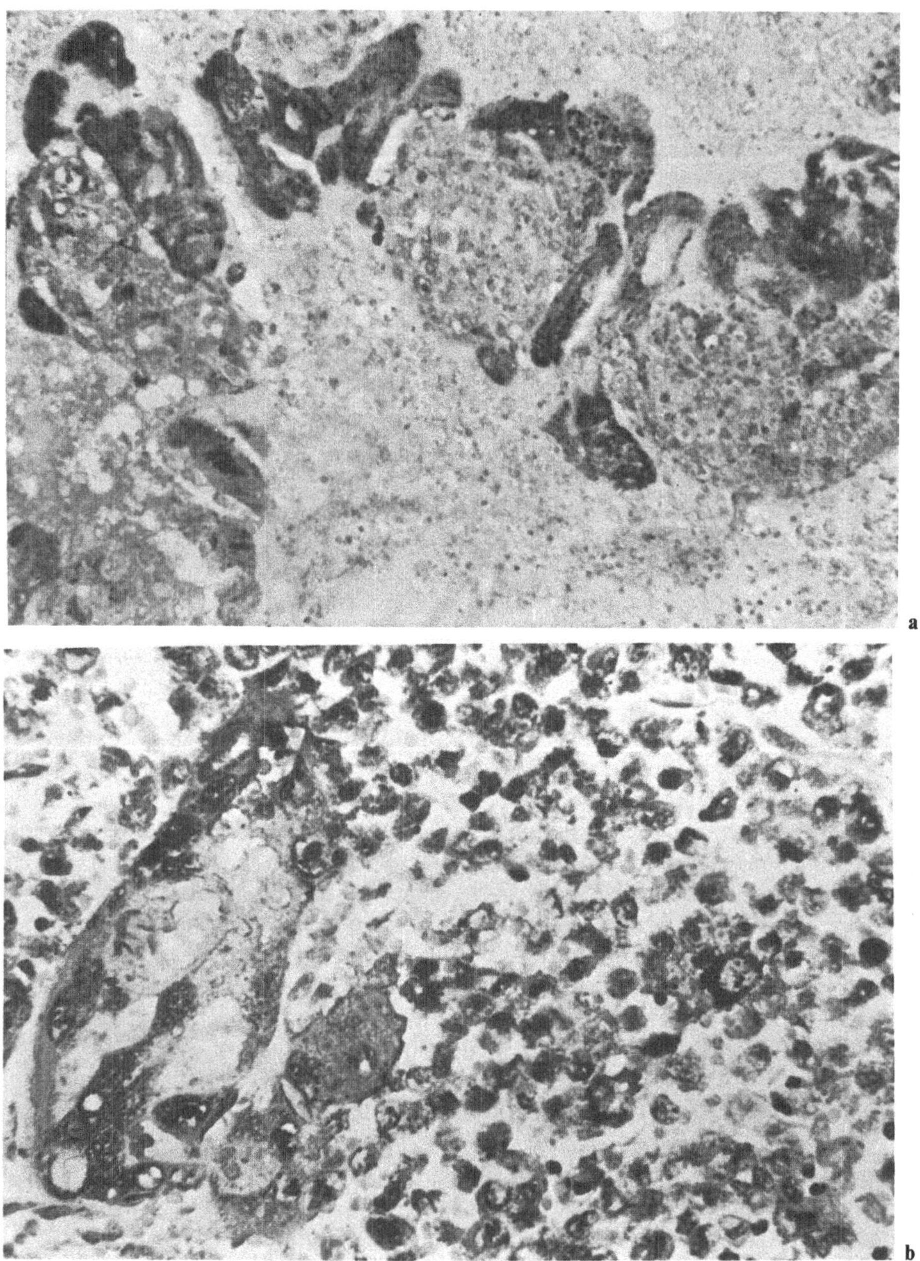

Abb. 5. a HCG-positive synzytiotrophoblastäre Riesenzellen in einem Chorio-Ca als Bestandteil eines gemischt aufgebauten testikulären, nicht-seminomatösen Keimzelltumors. **b** Seminom mit HGC-positiver synzytiotrophoblastärer Riesenzelle

dieses Gebiet weiter, wobei molekularbiologische Methoden zusätzliche Informationen zu liefern versprechen. Die Schwierigkeiten in der Differentialdiagnose zwischen gutartigen und bösartigen endokrinen Tumoren bestehen indessen großenteils weiter. Sowohl die morphologische Funktionsdiagnostik als auch die Dignitätsbeurteilung erfordert einen großen Untersuchungsaufwand. Die enge interdisziplinäre Zusammenarbeit ist insbesondere bei den endokrinen Tumoren von entscheidendem Wert für eine optimale Diagnostik und Therapie.

Literatur

1. Altenähr E, Saeger W (1973) Light and electron microscopy of parathyroid carcinoma (Report of three cases). Virchows Arch Abt A 360: 107-122
2. Altenähr E (1981) Nebenschilddrüsen. In: Doerr, Seifert (Hrsg) Pathologie der endokrinen Organe. Bd. 14/I Spezielle pathologische Anatomie. Springer, Berlin Heidelberg New York, S 417
3. Castleman B, Schantz A, Roth SJ (1976) Parathyroid hyperplasia in primary hyperparathyreoidism. Cancer 38: 1688-1675
4. De Wolf-Peeters C, Marien K, Mebis J, Desmet V (1980) A cutaneous Apudoma or Merkel cell tumor? A morphologically recognizable tumor with a biological and histologic malignant aspect in contrast with its clinical behaviour. Cancer 46: 1810-1816
5. Dhom G (1981) Die Nebennierenrinde. In: Doerr, Seifert (Hrsg) Pathologie der endokrinen Organe. Bd. 14/II, Springer, Berlin Heidelberg New York, S 729
6. Feyrter F (1938) Über diffuse endokrine epitheliale Organe. JA Barth, Leipzig
7. Feyrter F (1969) Die peripheren endokrinen (parakrinen) Drüsen. In: Kaufmann-Staemmler (Hrsg) Lehrbuch spezielle pathologische Anatomie. Bd. I; W. de Gruyter, Berlin, S 654
8. Gepts W (1977) Endokrines Zellsystem des Pankreas. Verh Dtsch Ges Pathol 61: 55-65
9. Heitz Ph U (1984) Pancreatic endocrine tumours. In: Klöppel G, Heitz Ph U (Hrsg) Pancreatic Pathology, Churchill Livingstone, Edinburgh London Melbourne New York, S 206
10. Heitz Ph U, Kasper M, Polak JM, Klöppel G (1974) Pathology of the endocrine pancreas. J Histochem Cytochem 27: 1401-1402
11. Heitz Ph U, Kasper M, Klöppel G, Polak JM, Vaitukaitis JL (1983) Glycoprotein-hormone alpha-chain production by pancreatic endocrine tumors: a specific marker for malignancy. Cancer 51: 277-282
12. Hellström J, Ivemark BJ (1962) Primary hyperparathyroidism. Clinical and structural findings in 138 cases. Acta Chir Scand (Suppl) 294: 1-113
13. Hübner G, Remberger K, Pielsticker K (1983) Neuroendokrines Karzinom (Merkelzelltumor) der Haut. Pathologe 4: 212-218
14. Klöppel G, Seifert G, Heitz Ph U (1979) Endokrine Pankreastumoren. Dtsch Med Wochenschr 104: 1571-1577
15. Klöppel G (1981) Paraganglien. In: Doerr, Seifert (Hrsg) Pathologie der endokrinen Organe. Bd. 14/II, Springer, Berlin Heidelberg New York, S 1049
16. Klöppel G, Heitz Ph U (1981) Die disseminierten (diffusen) endokrinen Zellen. In: Doerr, Seifert (Hrsg) Pathologie der endokrinen Organe. Bd. 14/II, Springer, Berlin Heidelberg New York, S 917
17. Klöppel G (1981) Endokrines Pankreas und Diabetes mellitus. In: Doerr, Seifert (Hrsg) Pathologie der endokrinen Organe. Bd. 14/I, Springer, Berlin Heidelberg New York, S 523
18. Löhrs U (1983) Pathomorphologische Beurteilung gut- und bösartiger endokriner Tumoren. Langenbecks Arch Chir 361: 553-559
19. Mitschke H, Schäfer HJ (1981) Nebennierenmark. In: Doerr, Seifert (Hrsg) Pathologie der endokrinen Organe. Bd. 14/II, Springer, Berlin Heidelberg New York, S 917
20. Okike N, Bernatz PhE, Woolner LB (1976) Carcinoid tumors of the lung. Am Thorac Surg 22: 270-277

21. Pearse AGE (1969) The cytochemistry and ultrastructure of polypeptide hormone-producing cells of the APUD-series and embryologic and pathologic implications of the concept. J Histochem Cytochem 17: 303–313
22. Pearse, AGE (1984) Islet development and the APUD concept. In: Klöppel G, Heitz Ph U (Hrsg) Pancreatic Pathology. Churchill Livingstone, Edinburgh London Melbourne New York, S 125
23. Purnell DC, Smith LH, Scholz DA, Elveback LR, Arnaud CD (1971) Primary hyperparathyroidism: A prosepctive clinical study. Am J Med 50: 670–678
24. Ratzenhofer M (1977) Über enterale Hyperplasien und Geschwülste der disseminierten (parakrinen) hellen Zellen Feyrters unter Berücksichtigung amphikriner Zellwucherungen. Verh Dtsch Ges Pathol 61: 7–24
25. Ratzenhofer M, Auböck L (1980) The amphicrine (endo-exocrine) cell in the human gut with a short reference to amphicrine neoplasias. Acta Morphol Acad Sci Hung 28: 37–58
26. Romanus R, Heimann P, Nilsson O, Hansson G (1973) Surgical treatment of hyperthyroidism. Progr Surg 12: 22–26
27. Saeger W, Mitschke H (1973) Zur Pathologie des Cushing-Syndroms. Dtsch Med Wochenschr 98: 1272–1275
28. Saeger W, Schulte HM, Klöppel G (1985) GRF-bildender Inselzelltumor des Pankreas mit Akromegalie. Verh Dtsch Ges Pathol 69: 639
29. Schmechel D, Marangos PI, Brightman M (1978) Neuronspecific enolase is a molecular marker for peripheral and central neuroendocrine cells. Nature 276: 834–836
30. Symington T (1969) Functional pathology of the human adrenal gland. Livingstone, Edinburgh London
31. Tang CK, Toker C (1978) Trabecular carcinoma of the skin. An ultrastructural study. Cancer 42: 2311–2321
32. Toker C (1972) Trabecular carcinoma of the skin. Arch Dermatol 105: 107–110
33. Wang CA (1971) Surgery of the parathyroid gland. Adv Surg 5: 109–127
34. Warner ThF, O'Reilly G, Power LH (1979) Carcinoid diathesis of the ileum. Cancer 43: 1900–1905
35. Williams ED, Siebenmann RE, Sobin LH (1980) Histological typing of endocrine tumours. WHO, Genf

Automatische Identifizierung und biochemische Charakterisierung menschlicher Tumorzellen mit Hilfe der Durchflußcytometrie

G. Valet, H. Kahle, R. Wirsching, F. Liewald, N. Demmel, Ch. Rübe,
H. H. Warnecke

Einleitung

Durchflußcytometrische Messungen liefern mit großer Schnelligkeit ein hohes Maß an Information über Einzelzellen. Die Vorteile der mikroskopischen Einzelzellbeobachtung werden dabei mit denen der molekularen biochemischen Analytik verbunden. Zahlreiche neue Methoden wurden in den vergangenen Jahren entwikkelt. So können Bestandseigenschaften wie DNS, RNS, Antigene, Hormon- und Lektinrezeptoren, Protein und Lipide gemessen werden [1-9]. Bei lebenden Zellen können zusätzlich Funktionseigenschaften wie Enzymaktivitäten, intrazellulärer pH-Wert, Calciumspiegel, Transmembran- und Mitochondrienmembranpotential, Glutathionspiegel, freie Protein-SH Gruppen, freie Radikale oder die elektrische Oberflächenladungsdichte bestimmt werden [10-20].

Damit steht eine ganze Palette zellbiochemischer Methoden zur Charakterisierung von Tumorzellen zur Verfügung, die sich für Grundlagenuntersuchungen, aber auch für klinische Anwendung eignen. Im folgenden sollen einige typische Anwendungen der Durchflußcytometrie zur Tumorzellerkennung aufgezeigt werden.

Material und Methoden

Zellen und Zellkerne

Zellkerne wurden aus Formalin-fixiertem Paraffinblockmaterial durch 30 min Pepsinverdauung bei 37 °C und pH 1 gewonnen [21] und nach Resuspension in physiologischer Kochsalzlösung pH 7,4 mit 20 µg/ml PI (Propidium-Iodid, Sigma, Deisenhofen) zur Quantifizierung der DNS angefärbt.

Die Herstellung und Aufbewahrung von Suspensionen colorektaler Zellen erfolgte bei 0-4 °C aus frisch entnommenen Operationspräparaten durch mechanisches Zerhacken kleinfingernagelgroßer Gewebsstücke in gepufferter physiologischer Kochsalzlösung pH 7,4 und Sieben des gehackten Materials durch ein engmaschiges Stahl- oder Kunststoffnetz. Ein Teil der Zellen wurde während 5 min bei Zimmertemperatur mit einem Farbstoffcocktail aus ADB (1,4-diacetoxy-2,3-dicyano-Benzol) und PI (Cyto-P-Check, Paesel Frankfurt, Farbstoff-Endkonzentrationen: 20 bzw. 40 µg/ml) zur simultanen Darstellung von intrazellulärer Esteraseaktivität und cytoplasmatischem pH-Wert der lebenden Zellen sowie der DNS der toten Zellen angefärbt [11, 12]. Die Fixation des größeren Teils der Zellen geschah

Endokrin-aktive maligne Tumoren
D. Engelhardt, K. Mann (Hrsg.)
Springer-Verlag Berlin Heidelberg New York 1987

durch Einbringen für mehrere Tage in eine isotone gepufferte Kochsalzlösung pH 7,4 mit 1,7% Formalin. Der Antigennachweis auf den Zellen erfolgte nach ausgiebigem Waschen in physiologischer Kochsalzlösung mit einem indirekten Immunfluoreszenzansatz durch eine erste Inkubation von 12 h mit einem monospezifischen Anti-CEA-Antikörper (carcinoembryonisches Antigen, DAKO, Hamburg), dessen NCA-Kreuzreaktivität freundlicherweise von Prof. Lamerz (Med. Klinik II, Klinikum Großhadern, München) durch Absorption beseitigt worden war. Nach Waschung der Zellen wurde mit einem Fluorescein-Isothiocyanat (FITC) markierten Ziegen-Anti-Kaninchen Antikörper (Paesel, Frankfurt) und 40 µg/ml des Farbstoffes PI zur DNS Darstellung wiederum für 12 h inkubiert [3].

Durchflußcytometrie

Die simultane Messung von Zellvolumen und zwei verschiedenfarbigen Fluoreszenzsignalen der gefärbten Zellen erfolgte mit einem FLUVO-METRICELL Durchflußcytometer (HEKA, Lambrecht/Pfalz) [22–25]. Das Volumen der hydrodynamisch fokussierten Zellen wurde auf elektrischem Wege in einer zylindrischen Meßöffnung von 80 µm Durchmesser und 85 µm Länge bei einem Sog von 0,2 kg/cm^2 und einem elektrischen Gleichstrom von 0,15 mA vermessen. Zur Anregung der Immunfluoreszenz zwischen 400 und 500 nm diente eine HBO-100 Hochdruck-Quecksilberdampflampe (Osram, München). Die grüne FITC-Fluoreszenz wurde zwischen 500 und 530 nm, die rote PI-Fluoreszenz zwischen 550 und 700 nm durch zwei Photoröhren gesammelt. Die Anregung der ADB/PI-Fluoreszenz der vital gefärbten Zellen erfolgte zwischen 300 und 400 nm, und die Messung der Fluoreszenzemission zwischen 418 und 440 nm sowie zwischen 500 und 700 nm.

Nach elektronischer Ermittlung der maximalen Höhe der Volumen- und Fluoreszenzsignale jeder Zelle, wurde der ermittelte Spannungswert mit Hilfe von Analog-Digital-Wandlern mit einer Auflösung von 128 Kanälen digitalisiert, und die drei Zahlenwerte jeder Zelle der Reihe nach auf ein Magnetband geschrieben.

Datenanalyse

Vom Magnetband wurden die Meßdaten mit Hilfe der früher entwickelten Fortran-Programme DATLY2, THREDM, MATRIX, APPROX, VLPLOT und CALC1 [26–28] graphisch und numerisch ausgewertet. Die berechneten Daten wurden mit den von uns neuentwickelten Datenbank-Programmen ANTIGEN1, VAGPHPI, SCREEN2 und DOCEVAL in selbstlernende Datenbank-Dateien eingebracht. Die Gesamtheit der Programme wurde zum Programmsystem DIAGNOS1 zusammengefaßt, mit dem erstmals auf durchflußcytometrischem Wege automatische Diagnosen erstellt werden können. Das Programmsystem wird in einer Lernphase mit Meßdaten von normalen und abnormen Zellproben geschult. Beim Diagnoseprozeß werden die fünf am besten diskriminierenden Meßwertkolonnen der Datenbank mit einer multifaktoriellen Analyse in optimaler Weise zu einer einzigen neuen Wertekolonne zusammengefaßt, mit der besser diskriminiert werden kann als mit jeder der Ausgangskolonnen. Durch diese Analyse kann die Abnormität einer Zellprobe automatisch erkannt werden.

Resultate

Bei Rektumkarzinomen von 120 Patienten, die sich im Dukes-Stadium A bis D befanden (A: 20,1%, B: 34,1%, C: 34,1%, D: 11,7%), wurde zum Zeitpunkt der Operation geprüft, ob die simultane Messung von CEA, DNA und Zellvolumen (Abb. 1) zur Identifizierung der Tumorzellen ausreichte. Die Tumorproben der Patienten waren in 59% der Fälle aneuploid und wiesen in 91% der Fälle eine höhere mittlere Dichte des CEA-Antigens auf der Zelloberfläche auf als die Zellen der jeweils gesunden Mucosa. Zusammengenommen konnten 97,5% der Tumorproben richtig identifiziert werden (Abb. 2). Die falsch-positive Rate betrug 11,4%. Es stellte sich während der Nachsorge heraus, daß Aneuploidie und niedrige CEA-Oberflächendichte schlechte prognostische Zeichen waren. Beide Informationen wurden bei jedem Patienten zu einem durchflußcytometrischen Risikofaktor zusammengefaßt mit Werten zwischen 1 und 8 für gute bzw. schlechte Prognose. Euploidie wurde mit 0 Punkten, Aneuploidie mit 4, hohe CEA-Dichte im Bereich größer als der 75% Perzentil der Antigen-Dichteverteilung aller Patienten wurde mit 1, zwischen 50–75% mit 2, zwischen 25 und 50% mit 3 und unter 25% mit 4 bewertet. Ein euploider Tumor mit hoher CEA-Dichte hatte demnach einen Risikofaktor von 1, während ein aneuploider Tumor mit niedriger CEA-Dichte einen Risikofaktor von 8 aufwies. Die Beobachtung über 33 Monate zeigt, daß von 86 kurativ operierten Patienten in Dukes-Stadium A bis C solche mit hohen Risikofaktoren häufiger zu Tumorrückfällen neigten als solche mit niedrigen Risikofaktoren (Abb. 3).

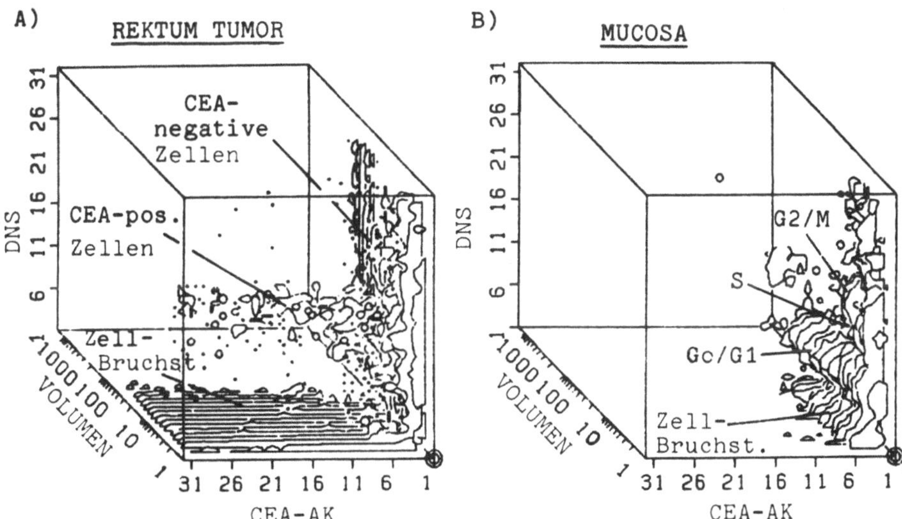

Abb. 1. Simultane Messung von Zellvolumen, DNS und CEA-Antigen an Zellen eines Rektumkarzinoms *(A)* und der normalen Mucosa desselben Patienten *(B)*. Neben den Zellbruchstücken ist die Vorwölbung der CEA-positiven Zellen in der Tumorprobe erkennbar. Für die Konturlinienberechnung wurden die Inhalte jedes einzelnen Datenkanals des Kubus logarithmiert und auf den Datenkanal mit dem höchsten Inhalt als 100% normiert. Um alle Datenkanäle mit einem Inhalt von 10% dieses Wertes wurden dann Konturlinien gezogen. Die entstehenden Wolken geben die Lage von mehr als 95% aller Zellen und Zellbruchstücke an (26 200 und 30 250 Zellen je Messung)

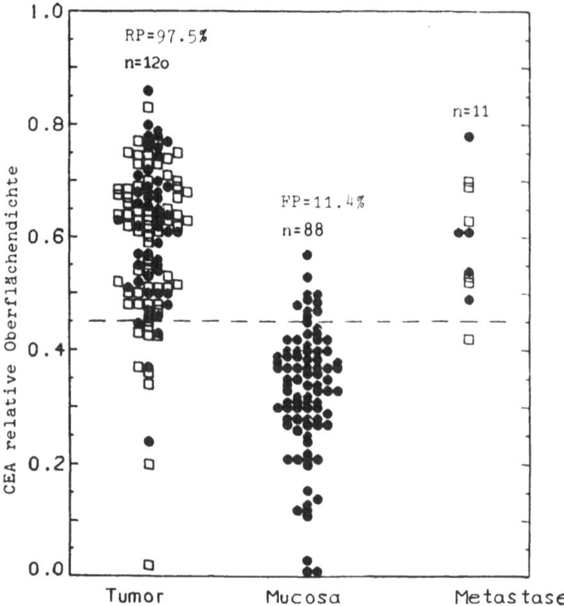

Abb. 2. Darstellung der relativen CEA-Antigendichte auf der Oberfläche colorektaler Tumor-, Mucosa- und Metastasenzellen. Jeder *Punkt* repräsentiert den Mittelwert der CEA-Oberflächendichte aller CEA-positiven Zellen einer Messung, wie sie durch Computerauswertung der Kubus-darstellungen der Abb. 1 für jeden Patienten erhalten wurde. Durch die erhöhte CEA-Oberflächendichte auf den Tumorzellen lassen sich 91% der Karzinome bei 11,4% falsch-positiven Proben erkennen. Die *offenen Symbole* kennzeichnen Proben, die zusätzlich aneuploid sind. Von den auf Grund der CEA-Oberflächendichte noch nicht identifizierten Tumoren sind einige aneuploid und damit ebenfalls als bösartig erkannt. Insgesamt werden auf diese Weise 97,5% aller Tumorproben richtig zugeordnet. Metastasen verhalten sich ähnlich wie die Primärtumoren

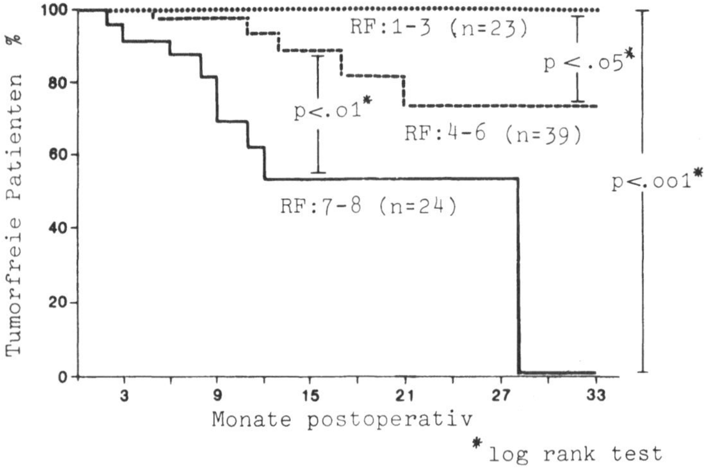

Abb. 3. Durchflußcytometrischer Risikofaktor (RK) und Rückfallhäufigkeit über 33 Monate bei 86 Patienten, die sich im Tumorstadium Dukes A bis C befanden und kurativ operiert werden konn-ten. Patienten mit niedrigen Risikofaktoren zeigten signifikant weniger Tumorrückfälle als solche mit hohen Risikofaktoren

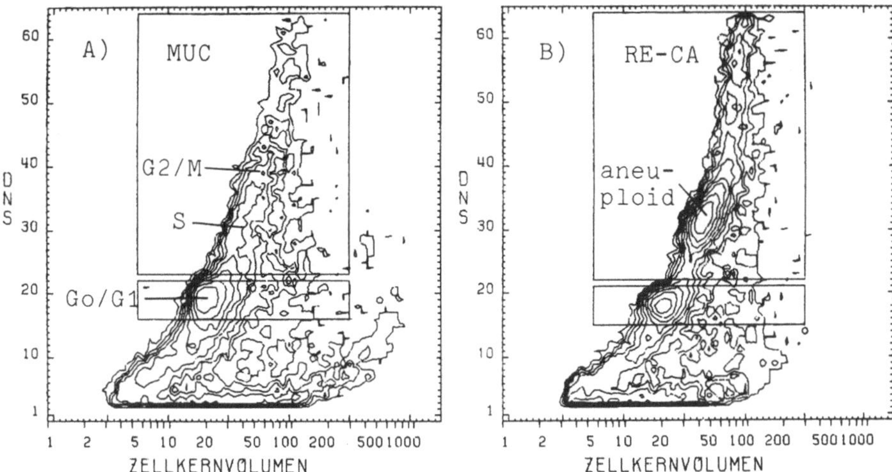

Abb. 4. Simultane Messung von Volumen und DNS bei Zellkernen eines aneuploiden Rektumkarzinoms. Die Zellkerne wurden durch Pepsinverdauung aus Paraffinblockschnitten gewonnen. Die aneuploiden Zellkerne in der Tumorprobe *(B)* zeigen ein größeres Zellkernvolumen als die euploiden Zellkerne aus der gesunden Mucosa desselben Patienten *(A)*. Eine logarithmische Volumeneinheit auf der Abszisse entspricht auf Grund von Eichversuchen mit monodispersen Latexpartikeln einem Volumen von 1,4 µm³. Das mittlere Volumen der euploiden Zellkerne beträgt demnach 28 µm³, das der aneuploiden Zellkerne 70 µm³. Insgesamt wurden 13250 bzw. 14128 Zellkerne gemessen

In Fortführung der Untersuchungen an colorektalen Tumoren konnte an Paraffinblockmaterial von 98 Patienten gezeigt werden, daß bereits mit einer simultanen DNS/Zellkernvolumenmessung (Abb. 4) höhere Identifizierungsraten erzielbar sind als mit einer DNS-Messung allein (Tabelle 1).

Die Messung vital gefärbter colorektaler Zellen zeigt, daß bei simultaner Messung von Zellvolumen zusammen mit Esteraseaktivität und intrazellulärem pH-Wert der lebenden bzw. der DNS der toten Zellen (Abb. 5a, b) ebenfalls ein hohes Maß richtiger Identifizierungen erreicht werden kann (Tabelle 1). Auch die Anzahl der richtig identifizierten Karzinome bei Magen-, Colon-, Rektum-, Lungen- und Cervixtumoren konnte durch die Hinzunahme der zusätzlichen Meß- und Auswerteparameter deutlich über die Erkennungsrate bei Aneuploidie allein gesteigert werden.

Diskussion

Ein wesentliches Ziel durchflußcytometrischer Untersuchungen ist es, Methoden zu entwickeln, mit denen Tumorzellen identifiziert werden können. Dazu wurden in der Vergangenheit meist DNS-Messungen verwendet, manchmal verbunden mit zusätzlichen Streulicht-, RNS- oder Proteinmessungen. Die Erfahrung hat gezeigt, daß Aneuploidie je nach Tumorart in 10–70% der Fälle ein guter Malignomindikator ist [29–32], daß aber die anderen Parameter zu keiner wesentlichen Verbesserung

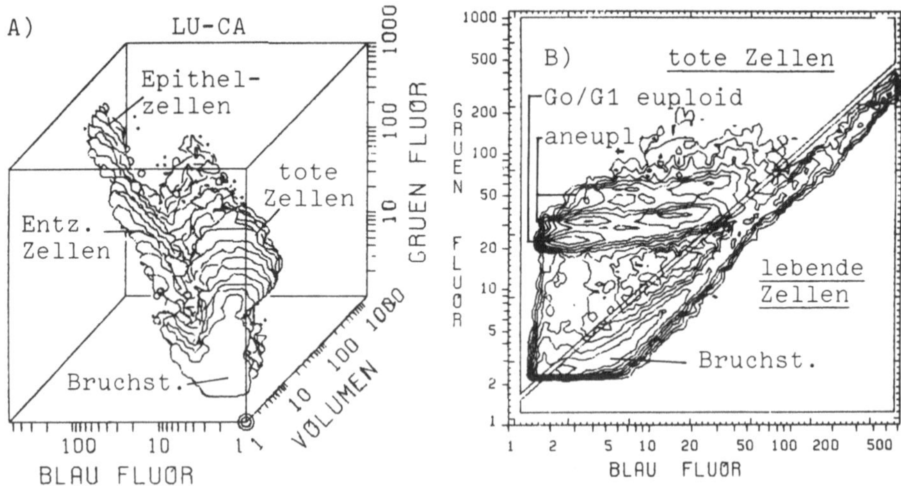

Abb.5. Simultane Messung von Zellvolumen, Esteraseaktivität und intrazellulärem pH-Wert der lebenden Zellen und von Zellvolumen und DNS der toten Zellen eines Lungenkarzinoms in Kubusdarstellung *(A)* und nach Projektion *(B)* auf die Blau- gegen Grünfluoreszenz-Grundfläche des Kubus. Die lebenden Zellen können in beiden Zeichnungen gut von den toten Zellen abgegrenzt werden. Bei den toten Zellen sind die aneuploiden DNS-Gehalte der Tumorzellen sichtbar *(B)*. Mit einer weitergehenden Computerauswertung werden aus jeder Messung 50 charakteristische Zahlenwerte errechnet und in die Datenbank übernommen. Aus der Datenbank heraus kann in einem zweiten Schritt automatisch diagnostiziert werden. Die Normierung des Kubus *(A)* ist wie in Abb.1 angegeben. Für die zweidimensionale Matrixdarstellung *(B)* wurden alle Kanalinhalte logarithmiert, auf den maximalen Kanalinhalt als 100% bezogen und in 10%-Abständen Konturlinien gezogen. Es wurden insgesamt 45 380 Zellen gemessen

der Ergebnisse führen. Da die Identifizierungsraten für praktische Anwendungen nicht ausreichten, wurde die Forschung auf diesem Gebiet in den vergangenen Jahren eingeschränkt.

Die Entwicklung zahlreicher neuer Methoden zur Messung zellbiochemischer Parameter in Einzelzellen sowie die schnelle Erhöhung der künstlichen Intelligenz von Kleinrechensystemen haben die Möglichkeiten der durchflußcytometrischen Zellcharakterisierung jedoch innerhalb weniger Jahre entscheidend verbessert. Neben hoher Schnelligkeit und Möglichkeit zur Automatisierung von Probenvorbereitung und Messung kann die Bestimmung molekular genau definierter biochemischer Zelleigenschaften die Grundlage für eine allgemeine Standardisierung zellulärer Diagnostik bilden und möglicherweise in Zukunft zu einer unifizierenden Betrachtung der zellulären Veränderungen in verschiedenen Körperorganen bei Tumor- oder anderen Erkrankungen führen.

Das Ziel der eigenen Untersuchungen war es, durch gleichzeitige Messung mehrerer tumorassoziiert veränderter Zelleigenschaften bessere Tumoridentifizierungen zu erhalten als mit DNS-Messungen allein. Dazu wurden z.B. zusätzlich die Ausprägung zellulärer Antigene und die Volumenverteilungskurven der Zellen simultan bestimmt [3-6], eine Idee, die neuerdings auch von anderen Arbeitsgruppen aufgegriffen wird [33-35]. Im Falle der colorektalen Tumoren (Abb.1) konnten

Tabelle 1. Automatische durchflußcytometrische Erkennung verschiedener Karzinome mit Hilfe des DIAGNOS1-Programmsystems

	n^a	Erkannte Proben			
		DNS-Aneuploidie [%]	Multifakt. Analyse [%]	Art der Präparation	Meß-Parameter
Colon/Rektum	120 (86)	59	97,5	Formaldehyd fix. Zellen	DNS, CEA Volumen
Colon/Rektum	98 (63)	41	71	Pepsin-Zellkerne	DNS, Volumen
Magen	13 (8)	31	69	Frische Zellen	Esterase, pH DNS, Volumen
Colon	23 (9)	48	91	Frische Zellen	Esterase, pH DNS, Volumen
Rektum	15 (10)	60	81	Frische Zellen	Esterase, pH DNS, Volumen
Lunge	26 (28)	42	85	Frische Zellen	Esterase, pH DNS, Volumen
Cervix uteri	33 (532)	15	91	Frische Zellen	Esterase, pH DNS, Volumen

[a] Anzahl der Proben von verschiedenen Patienten. Die Werte in *Klammern* geben die Anzahl der Proben der jeweiligen Normalkollektive wieder. Die Normalproben wurden mit Ausnahme der Cervix uteri aus gesundem Gewebe der jeweiligen Tumorpatienten entnommen. Die normalen Cervix-uteri-Abstrichproben wurden vom Cytologen als Papanicolaou I und II, die malignen Proben als Papanicolaou IV und V klassifiziert. Alle durchflußcytometrischen Identifizierungsraten wurden bei einer falsch-positiven Rate von 9–12% für die normalen Proben erreicht

damit die höchsten Identifizierungsraten erreicht werden (Abb. 2), die bisher mit Hilfe der Durchflußcytometrie beschrieben worden sind [3].

Neben der Identifizierung war ein wichtiger Aspekt, ob sich aus den Messungen prognostische Informationen für den Patienten ableiten ließen. Bei den Rektumkarzinomen ergab sich, daß Aneuploidie und niedrige CEA-Antigendichte schlechte prognostische Zeichen sind. Der aus beiden Informationen abgeleitete durchflußcytometrische Risikofaktor (Abb. 3) kann zusammen mit der Stadieneinteilung eine wichtige Hilfe bei Entscheidungen zum Ausmaß von Operationen sein, z. B. Sphincter-erhaltende Operationen bei guter Prognose.

Durchflußcytometrische Immunfluoreszenzuntersuchungen an Zellen geben sehr spezifische Informationen, dauern aber lange wegen der vielstündigen Inkubationszeiten und mehreren Zentrifugationsschritten zur Zellwaschung. Die Anfärbung funktioneller Eigenschaften bei lebenden Zellen erfordert dagegen nur Inkubationszeiten zwischen Sekunden bis etwa 15 min. Außerdem können die Zellen ohne vorherige Zentrifugation in Gegenwart der Farbstoffe gemessen werden, was für die Automatisierung von Probenvorbereitung und Messung von Vorteil ist. Die Messungen an Karzinomen von Rektum, Colon, Magen, Lunge und Cervix uteri

(Tabelle 1) zeigen, daß funktionelle Eigenschaften ebenfalls zu einer Steigerung der Sensitivität bei Tumorzellerkennung auf 81–91% führen können, was im Vergleich zu den 15–60% durch DNS-Aneuploidie allein eine deutliche Verbesserung darstellt.

Geeignete Rechenprogramme sind für die automatische Diagnostik von großer Wichtigkeit. Sie existieren im Rahmen der Bildanalyse seit längerer Zeit, sind aber wegen der andersartigen Aufgabenstellung nicht ohne weiteres auf durchflußcytometrische Auswertungen übertragbar. Bisher hat es keine Versuche gegeben, automatische Diagnoseprogramme für die Durchflußcytometrie zu erstellen, möglicherweise weil dies auf Grund der früheren Untersuchungen zur Krebszellerkennung [31, 32] nicht aussichtsreich schien. Die Absicht des von uns entwickelten DIAGNOS1 Programmpaketes ist es, den Benutzern ein möglichst einfach zu bedienendes, automatisch diagnostizierendes Programmsystem anzubieten. Die gesamte Bedienung ist im Routinefall für jede diagnostische Aufgabenstellung auf zwei oder drei Steuerwörter reduziert. Die Diagnostik kann on-line mit der Messung erfolgen, weil sie einschließlich der Berechnung aller Meßdaten weniger als 60 s dauert.

Trotz der Verbesserungen sind die augenblicklichen Identifizierungsresultate als Grundlage für klinische Entscheidungen noch nicht ausreichend. Eine falsch-positive Rate um 10% wäre für ein automatisches Gerät in einer ersten Phase akzeptabel, wenn dabei keine malignen Proben übersehen werden. Verbesserungen der durchflußcytometrischen Diagnostik können mit großer Wahrscheinlichkeit dadurch erreicht werden, daß bei jeder Zellprobe z. B. statt eines Antigens oder einer funktionellen Eigenschaft jeweils mehrere Eigenschaften gemessen werden und anschließend eine gemeinsame Auswertung aller Daten erfolgt.

Die Durchflußcytometer sind durch den Einsatz von Mikroprozessoren in den vergangenen Jahren wesentlich verkleinert und in ihrer Bedienung vereinfacht worden. Dadurch können durchflußcytometrische Messungen auch von nicht technisierten Arbeitsgruppen durchgeführt werden, was für die Anwendung der Methoden in Forschung und Klinik ein erheblicher Vorteil ist.

Für die Grundlagenforschung erscheint wichtig, daß mit durchflußcytometrischen Methoden heterogene Zellsuspensionen intakter Zellen zerstörungsfrei bezüglich biochemischem Bestand und Stoffwechselfunktion molekular untersucht werden können, was mit den üblichen biochemischen Methoden nicht möglich ist. Von besonderer Bedeutung ist dies bei Fragestellungen zum Funktions- bzw. Reaktionszustand von zahlenmäßig kleinen Zellpopulationen in Tumoren, aber auch bei Differenzierungs- und Erkennungsprozessen im Immunsystem oder bei der Hämatopoese.

Literatur

1. Latt S (1979) Fluorescent probes of DNA microstructure and synthesis, in: Melamed MR, Mullaney PF, Mendelsohn ML (eds) Flow Cytometry and Sorting. Wiley, New York, pp 263–284
2. Darzynkiewicz Z (1979) Acridine orange as a molecular probe in studies of nucleic acids in situ, in: Melamed MR, Mullaney PF, Mendelsohn ML (eds) Flow Cytometry and Sorting, John Wiley & Sons, New York, p 285–316
3. Valet G, Rüssmann L, Wirsching R (1984) Automated flow-cytometric identification of colo-

rectal tumor cells by simultaneous DNA, CEA-antigen and cell volume measurements. J Clin Chem Clin Biochem 22: 935–942

4. Wirsching R, Valet G, Wiebecke R (1985) Klassifikation und Prognose kolorektaler Karzinome. Fortschr Med 103: 584–587

5. Valet G, Ormerod M, Warnecke HH, Benker G (1981) Sensitive three-parameter flow-cytometric detection of abnormal cells in human cervical cancers: a pilot study. J Canc Res Clin Oncol 102: 177–184

6. Scheiffarth OF, Valet G, Dvorak R, Baur S, Kachel V, Zander J, Ruhenstroth-Bauer G (1979) Flow cytometric characterisation of tumor associated changes in gynecologic malignancies, in: Peeters H (ed) Separation of Cells and Subcellular Elements, Pergamon Press, Oxford, p 11–16

7. Benz Ch, Wisnitzer I, Hang Lee S (1985) Flow cytometric analysis of fluorescein conjugated estradiol (E-BSA-FITC) binding in breast cancer patients. Cytometry 6: 260–267

8. Malin Berdel J, Valet G, Thiel E, Forrester JA, Gürtler LG (1984) Surface density of lectin receptors on human T and B cells and on human T and B cell lines determined by flow cytometry. Cytometry 5: 204–209

9. Siegert W, Mönch T, Valet G (1980) Epstein-Barr virus (EBV) induced increase in the Concanavalin-A receptor density of established EBV-negative lymphoma lines in vitro. Exp Hemat 8: 1173

10. Malin-Berdel J, Valet G (1980) Flow cytometric determination of esterase and phosphatase activities and kinetics in hematopoietic cells with fluorogenic substrates. Cytometry 1: 222–228

11. Valet G, Raffael A (1984) Determination of intracellular pH and esterase activity in vital cells by flow-cytometry, Eigenverlag Paesel, Frankfurt, p 1–21

12. Valet G, Raffael A, Moroder L, Wünsch E, Ruhenstroth-Bauer G (1981) Fast intracellular pH determination in single cells by flow-cytometry. Naturwiss 68: 265–266

13. Valet G, Raffael A (1985) Determination of intracellular calcium in vital cells by flow-cytometry. Naturwiss 72: 600–602

14. Shapiro HM, Natale PJ, Kamentsky LA (1979) Estimation of membrane potentials of individual lymphocytes by flow cytometry. Proc Natl Acad Sci USA 76: 5728–5730

15. Davis S, Weiss MJ, Wong JR, Lampidis ThJ, Bo Chen L (1985) Mitochondrial and plasma membrane potentials cause unusual accumulation and retention of rhodamine 123 by human breast adenocarcinoma-derived MCF-7 cells. J Biol Chem 260: 13844–13850

16. Lampidis ThJ, Hasin Y, Weiss MJ, Bo Chen L (1985) Selective killing of carcinoma cells in vitro by lipophilic-cationic compounds: a cellular basis. Biomed Pharmacotherap 39: 220–226

17. Treumer J, Valet G (1986) Flow-cytometric determination of glutathione alterations in vital cells by o-phthaldialdehyde (OPT) staining. Exp Cell Res 163: 518–524

18. Burow S (1985) Durchflußcytometrische Enzymaktivitätsmessungen bei phagozytierenden Zellen. Diplomarbeit, Fachbereich Biologie, Ludwig-Maximilian-Universität, München

19. Bass DA, Parce JW, Dechatelet LR, Szejda P, Seeds MC, Thomas M (1983) Flow cytometric studies of oxidative product formation by neutrophils: A gradient response to membrane stimulation. J Imm 130: 1910–1917

20. Valet G, Bamberger S, Ruhenstroth-Bauer G (1979) Flow cytometric determination of the surface charge density of the erythrocyte membrane using fluorescinated polycations. J Histochem Cytochem 27: 342–349

21. Hedley DW, Friedlander ML, Taylor IW, Rugg C, Musgrove EA (1983) Method for analysis of cellular DNA content of paraffin-embedded pathological material using flow-cytometry. J Histochem Cytochem 31: 1333–1335

22. Kachel V, Glossner E, Kordwig E, Ruhenstroth-Bauer G (1977) FLUVO-METRICELL, a combined cell volume and fluorescence analyzer. J Histochem Cytochem 25: 804–812

23. Kachel V, Schneider H, Bauer J, Malin-Berdel J (1983) Application of the CYTOMIC12 flow-cytometric analyzer for automatic kinetic measurements. Cytometry 3: 244–250

24. Kachel V, Schneider H, Schedler K, Haack L (1984) CYTOMIC data system modules, modern electronic devices for flow cytometric data handling and display. Cytometry 5: 299–303

25. Kachel V, Schneider H (1986) On-line three parameter data uptake analysis and display module for flow-cytometry. Cytometry 7: 35–40

26. Valet G (1980) Graphical respresentation of three parameter flow cytometer histograms by a newly developed FORTRAN IV computer program, in: Flow Cytometry IV, Universitetsforlaget, Bergen, p 125–129

27. Valet G, Fischer B, Sundergeld A, Hanser G, Kachel V, Ruhenstroth-Bauer G (1979) Simultaneous flow cytometric DNA and volume measurement of bone marrow cells as sensitive indicator of abnormal proliferation patterns in rat leukemias. J Histochem Cytochem 27: 398–402
28. Valet G, Hofmann H, Ruhenstroth-Bauer G (1976) The computer analysis of volume distribution curves: Demonstration of two erythrocyte populations of different size in the young guinea pig, and analysis of the mechanism of immune lysis of cells by antibody and complement. J Histochem Cytochem 24: 231–246
29. Barlogie B, Raber MM, Schumann J, Johnson TS, Drevinko B, Swartzendruber DE, Göhde W, Andreeff M, Freireich EJ (1983) Flow cytometry in clinical cancer research. Cancer Res 43: 3982–3997
30. Volm M, Mattern J, Sonka J, Vogt-Schaden M, Wayss K (1985) DNA distribution in non small-cell lung carcinomas and its relationship to clinical behaviour. Cytometry 6: 348–356
31. Barrett DL, Jensen RH, King EB, Dean PhN, Mayall BH (1979) Flow cytometry of human gynecologic specimens using log chromomycin A3 fluorescence and log 90° light scatter. J Histochem Cytochem 27: 573–578
32. Habbersett MC, Shapiro M, Bunnag B, Nishiya I, Herman Ch (1979) Quantitative analysis of flow microfluorimetric data for screening of gynecologic cytology specimens. J Histochem Cytochem 27: 536–544
33. Oud PS, Henderik JBJ, Beck HLM, Veldhuizen JAM, Vooijs GP, Herman ChJ, Ramaekers FCS (1985) Flow cytometric analysis and sorting of human endometrial cells after immunocytochemical labeling for cytokeratin using a monoclonal antibody. Cytometry 6: 159–164
34. Watson JV, Stewart J, Evan GI, Ritson A, Sikora K (1986) The clinical significance of flow cytometric c-myc oncoprotein quantitation in testicular cancer. Br J Cancer 53: 331–337
35. Watson JV, Sikora K, Evan GI (1985) A simultaneous flow cytometric assay for c-myc oncoprotein and DNS in nuclei from paraffin embedded material. J Imm Meth 83: 179–192

Tumormarker, diagnostische und therapeutische Relevanz

K. Mann

Einleitung

Zondek [1] wies 1930 in seiner historisch wichtig gewordenen Arbeit erstmals darauf hin, daß das Schwangerschaftshormon auch im Harn von Patienten mit Hodentumor nachweisbar sei. Diese Beobachtung war Ausgangspunkt dafür, Hormone als sog. Tumormarker einzusetzen.

Wir verstehen hierunter Substanzen, die durch ihr Auftreten in Körperflüssigkeiten – meist im Serum – ein malignes Wachstum signalisieren.

Kriterien eines brauchbaren Tumormarkers

Hauptkriterien eines brauchbaren Tumormarkers sind seine Spezifität, d.h. die Rate falsch-positiver Ergebnisse soll möglichst gering sein, und seine Sensitivität, d.h. der Prozentsatz der falsch-negativen Befunde soll niedrig sein. Da alle Marker zumindest in kleinsten Konzentrationen auch physiologisch vorkommen, stützt sich die Diagnose mehr auf quantitative Unterschiede. Die festgelegte Normgrenze ist dabei ein Kompromiß zwischen Spezifität und Sensitivität. Sinnvoll und ökonomisch vertretbar können Marker nur eingesetzt werden, wenn sich hieraus therapeutische Konsequenzen ergeben. Dann müssen jedoch konsequente Verlaufsuntersuchungen zur Rezidivfrüherkennung durchgeführt werden.

Welche Marker sind bei endokrin-aktiven malignen Tumoren sinnvoll?

Die Tabellen 1 und 2 fassen die wichtigsten Tumormarker zusammen.

Humanes Choriongonadotropin (HCG) ist ein nahezu idealer Marker. Bestimmungsmethoden der Wahl sind heute radioimmunologische und enzym- oder immunradiometrische Methoden, die HCG oder das Hormon und die freie β-Kette erfassen, ohne daß Luteotropin (LH) in die Bestimmung miteingeht. Spezifisch gemessen sprechen erhöhte HCG-Werte beim Mann mit Sicherheit für das Vorliegen eines malignen Tumors. In Frage kommen dann vor allem Keimzelltumoren.

Endokrin-aktive maligne Tumoren
D. Engelhardt, K. Mann (Hrsg.)
Springer-Verlag Berlin Heidelberg New York 1987

Tabelle 1. Tumormarker bei endokrin-aktiven malignen Tumoren

Marker	Tumor	Nutzen
HCG	Hodenteratom	+
	Extragonadale Keimzelltumoren	+
	Chorionepitheliom	+
	Seminom	+
	Endokrine Pankreastumoren	(+)
HCG-α	Endokrine Pankreastumoren	(+)
	C-Zellkarzinom	(+)
α-Fetoprotein	Keimzelltumoren	+
Plazentare, alkal. Phosphatase	Seminom	(+)
Ferritin	Seminom	(+)
LDH	Seminom	(+)
γ-Enolase	Neuroendokrine Tumoren	+
CEA	C-Zellkarzinom	(+)

Tabelle 2. Tumormarker bei endokrin-aktiven malignen Tumoren

Marker	Tumor	Nutzen
Parathormon	Epithelkörperkarzinom	+
	MEN I (II)	+
Calcitonin	C-Zellkarzinom	+
	MEN II	+
Thyreoglobulin	Diff. Schilddrüsenkarzinom	+
Katecholamine/	Phäochromozytom	+
Metaboliten	MEN II	+
5-Hydroxyindolessigsäure	Carcinoidsyndrom	(+)
GI-Hormone	Endokrine Pankreastumoren	+
Insulin, Gastrin	MEN I	+
Glucagon, VIP, PP,	MEN II	+
Somatostatin, Serotonin		
ACTH	Ektopes ACTH-Syndrom	(+)
DHEAS, Cortisol	Nebennierenkarzinom	+

Ist bei der Frau eine Schwangerschaft ausgeschlossen, so weisen erhöhte HCG-Spiegel meist auf ein Chorionepitheliom oder einen Ovarialtumor hin. HCG besteht aus 2 Untereinheiten, der α- und der β-Kette. Tumoren können die freien Untereinheiten auch isoliert sezernieren. Bei endokrin-aktiven malignen Pankreastumoren ist häufig die α-Kette nachweisbar (Tabelle 3)[2]. Bei der auch histologisch schwierigen Entscheidung zwischen maligne und benigne kann ihr immunhistologischer Nachweis mit herangezogen werden. Im Verlauf signalisiert der serologische Nachweis der α-Kette die Aktivität der Erkrankung.

HCG und die α-Kette findet sich auch bei etwa 30% der Patienten mit C-Zellkarzinom der Schilddrüse [3].

Tabelle 3. Immunzytochemischer Nachweis von HCG-Untereinheiten bei hormonaktiven Tumoren des endokrinen Pankreas (Nachweis-/Fallzahl). (Aus [2])

Tumor	Maligne		Benigne	
	HCG-α	HCG-β	HCG-α	HCG-β
Insulinom	5/5	0/5	0/28	0/28
Glucagonom	3/9	0/9	1/5	0/5
Gastrinom	16/20	0/20	0/8	0/8
Vipom	13/16	0/16	0/5	0/5
PPom	∅	∅	0/10	0/10
Ektop. Hormon prod. Tumoren	3/6	0/6	0/2	0/2

Tabelle 4. Immunhistologischer Nachweis der γ-Enolase bei endokrinen Tumoren (Nachweis-/Fallzahl). (Aus [5])

Gastrointestinale, neuroendokrine Tumoren	10/10
Karzinoid	3/3
Medulläres Schilddrüsenkarzinom	3/5
Phäochromozytom	6/6
Epithelkörperadenom	3/3
Hypophysenadenom	5/5
Nichtendokrine Tumoren	0/20

Bei Keimzelltumoren ist der zweite, wichtige Marker das α-Fetoprotein (AFP) (Tabelle 1). HCG und AFP finden sich zusammen bei bis zu 80% der Patienten mit nichtseminomatösen Tumoren.

Differentialdiagnostisch kommt dem AFP eine wesentliche Bedeutung zu. Reine Seminome bilden kein AFP. Sein Nachweis signalisiert einen Hodentumor mit Nicht-Seminomanteilen. Die therapeutische Konsequenz ist dann die Lymphadenektomie und Chemotherapie und keine Strahlentherapie.

Leider gibt es noch keine sehr verläßlichen Marker beim Seminom. Die Angaben zur prozentualen Häufigkeit von HCG beim Seminom schwanken zwischen 7 und 48%, die Serumspiegel liegen nach eigenen Erfahrungen immer unter 1000 U/l.

Sind die HCG-Spiegel höher als 1000 mU/ml, besteht der dringende Verdacht auf einen Kombinationstumor, der unbedingt immunhistologisch abgeklärt und im Verlauf überwacht werden muß [4].

Die γ-Enolase hat als genereller Marker endokriner Tumoren eine gewisse Bedeutung erlangt, differenziert aber nicht zwischen maligne und benigne. Sie findet sich fast ausschließlich in endokrinen Tumoren, die dem neuroendokrinen System, dem APUD-System, zuzuordnen sind, nicht dagegen in anderen Tumoren (Tabelle 4) [5]. Da die γ-Enolase aber auch in Normalgeweben vorkommt, ist ihre Spezifität eingeschränkt. Serologische Untersuchungen liegen noch nicht in größerem Umfang vor.

Das CEA hat als Marker seine Hauptbedeutung beim Kolorektalkarzinom. Es kann jedoch zur Diagnostik und Verlaufskontrolle auch beim medullären Schilddrüsenkarzinom eingesetzt werden. Klinisch wichtiger ist jedoch das Calcitonin (vgl. den Beitrag von Ziegler et al.).

Bei den sog. multiplen endokrinen Neoplasien, Tumoren verschiedener endokriner Organe, kann die zuweilen auch multihormonelle Aktivität diagnostisch mit herangezogen werden.

Eine verbesserte Nachsorge des differenzierten Schilddrüsenkarzinoms ermöglicht uns das Thyreoglobulin, der quantitative Hauptbestandteil des Schilddrüsenfollikels und der Metastasen (vgl. den Beitrag von Moser u. Fritsch).

Katecholamine und Metaboliten können zwar nicht als klassische Tumormarker angesehen werden, sind jedoch in der Diagnostik des Phäochromozytoms entscheidend. Als Screeningtest hat sich der dünnschichtchromatographische Merckotest DC bewährt, der erhöhte Ausscheidungen über 8 mg/24 h im Urin halbquantitativ erfaßt. Quantitative Bestimmungen der VMS und Metanephrine sind dann Folgeverfahren. Phäochromozytome sind allerdings meist gutartig, maligne Tumoren werden als Phäochromoblastome bezeichnet. Sie kommen bei etwa 5% der Fälle, insbesondere bei Kindern vor. Die mehrfache Bestimmung von VMS, Metanephrinen und Gesamtkatecholaminen im 24-h-Urin weist nach der Literatur eine Sensitivität von 95% und eine Spezifität von 90% auf. Berücksichtigt werden müssen bestimmte Speisen und Medikamente, die methodisch interferieren können [6]. Provokationstests wie der Glucagontest gefährden den Patienten, sind nicht immer beweiskräftig und heute praktisch ausnahmslos entbehrlich. Da die Sekretion tumorbedingter Katecholamine häufig periodisch erfolgt, ist die Bestimmung von Katecholaminplasmaspiegeln der Bestimmung von Metaboliten im Urin unterlegen. Parameter der Hormonaktivität gastrointestinaler Tumoren, des Nebennierenkarzinoms und des ektopen ACTH-Syndroms sind in Tabelle 2 aufgeführt.

Indikationen für Tumormarkerbestimmungen

Ein Screening auf okkulte Tumoren ist nur indiziert bei Familienangehörigen von Patienten mit C-Zellkarzinom und bei Verdacht auf multiple endokrine Neoplasien. Eine relative Indikation zum Screening durch HCG und AFP besteht bei Risikogruppen. Hierzu gehören eineiige Zwillinge von Patienten mit Hodentumoren und Patienten mit Maldescensus testis.

Thyreoglobulin und Parathormon eignen sich nicht für die Primärdiagnostik eines Tumors, sehr wohl aber für die Verlaufskontrolle (Tabelle 5).

Therapeutische Relevanz von Tumormarkern

Aufgrund der guten Korrelation mit Tumormasse und anderen Faktoren sind die präoperativen Markerspiegel bei Keimzelltumoren und beim C-Zellkarzinom ein recht verläßlicher prognostischer Parameter.

Beim differenzierten Schilddrüsenkarzinom sind die postoperativen Thyreoglobulinspiegel ebenfalls prognostisch wichtig.

Tabelle 5. Indikationen für Tumormarkerbestimmungen bei endokrin-aktiven malignen Tumoren

Marker	Screening	Diagnostik	Verlauf	Prognose
HCG/AFP	Risikogruppen Keimzell- tumoren	Keimzell- tumoren	Keimzell- tumoren	Keimzelltumoren
Parathormon	Ø	Ø	Epithelkörper-Ca.	Ø
Calcitonin	C-Zell-Ca. MEN II	C-Zell-Ca. MEN II	C-Zell-Ca. MEN II	C-Zell-Ca. MEN II
Thyreoglobulin	Ø	Ø	Diff. Schilddrüsen-Ca.	Diff. Schilddrüsen-Ca.
Katecholamine/ Metaboliten	Ø	Phäochromo-zytom	Phäochromo-zytom	Ø
5-HIES	Ø	Karzinoid-syndrom	Karzinoid-syndrom	Ø
GI-Hormone	Ø	Endokrine Pankreas-tumoren	Endokrine Pankreas-tumoren	Ø
DHEAS, Cortisol 11-Desoxycortisol 11-Desoxycortico-steron	Ø	NN-Ca.	NN-Ca.	Ø

Wells konnte zeigen, daß die Höhe der präoperativ durch Pentagastrin stimulierten Calcitoninspiegel bei Patienten mit familiärem C-Zellkarzinom gut mit der Häufigkeit makroskopisch sichtbarer Metastasen korrelierte und Calcitoninbestimmungen eine Frühdiagnose ermöglichen [7].

Therapeutische Relevanz haben auch Verlaufsuntersuchungen von HCG nach der Kürettage von Blasenmolen. Das schraffierte Feld der Abb. 1 zeigt das Band der Regressionskurve von HCG nach erfolgreicher Kürettage von Blasenmolen. Die Kurven trennen sich eindeutig nach 6 Wochen, wenn keine Remission erzielt wird. So wird mit Sicherheit bei Verlaufsuntersuchungen restliches Tumorgewebe erkannt [8].

Wir selbst konnten nachweisen, daß im Serum und Harn von Patientinnen mit Trophoblasttumoren saure, isoelektrische HCG-Varianten vorkommen, nicht dagegen in der Schwangerschaft. Wenn diese HCG-Varianten im Serum nachweisbar sind, kann eine Mole oder ein Chorionepitheliom auch in der frühen Schwangerschaft bei noch ansteigenden HCG-Spiegeln vermutet werden [9].

Wichtigstes Anwendungsgebiet von Tumormarkern ist die Verlaufskontrolle und Therapieüberwachung. Dies sei nochmals anhand von Patienten mit malignen Hodentumoren verdeutlicht.

Im Idealfall, bei vollständiger, operativer Tumorentfernung fallen bei Patienten mit Hodentumor die HCG- und AFP-Spiegel entsprechend der physiologischen Abklingquote in den Normbereich ab. Sie beträgt für HCG ca. 24 h, für AFP 5 Tage.

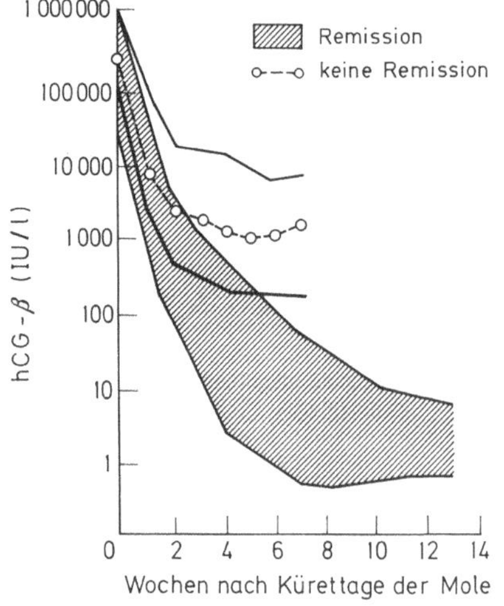

Abb. 1. Regressionskurven der Mittelwerte und des 95%-Vertrauensbereichs von HCG-β bei Patientinnen mit Blasenmole ohne und mit Remission. (Nach [8])

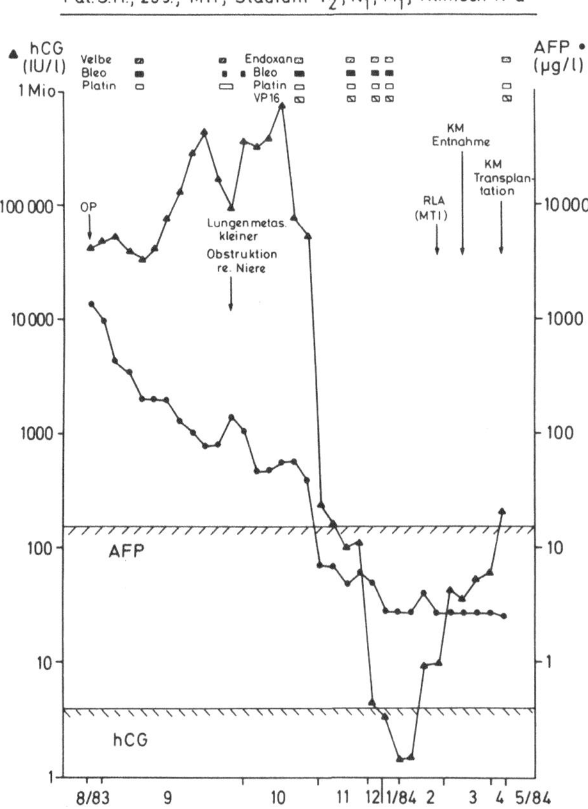

Abb. 2. Verlaufsbeobachtung von HCG und AFP bei einem Patienten mit malignem Teratom vom Intermediärtyp. Rezidivfrüherkennung durch HCG. (Aus [4])

Häufig ist dies jedoch nicht der Fall. Steigen die Marker vor der klinischen Manifestation wieder an, so ist eine Rezidivfrüherkennung möglich.

HCG und AFP können auch diskordant verlaufen. Abbildung 2 zeigt einen Anstieg von HCG unter Chemotherapie und einen Abfall von AFP. Im weiteren Verlauf normalisierte sich dann zwar auch das HCG, aber bereits nach Tagen kam es als Zeichen der Progression wieder zum HCG-Anstieg, während AFP im Normbereich blieb. Solch diskordante Verläufe fanden wir bei 20% der Patienten mit nichtseminomatösen Hodentumoren. Die Markerbildung hängt dabei von der geweblichen Zusammensetzung der Metastasen ab. Prognostisch sind bei gleichem Tumorstadium Patienten mit HCG-Sekretion schlechter zu bewerten als ohne. Die Rezidivfrüherkennung durch HCG-Bestimmungen ist heute so sicher, daß HCG bei Hodentumoren und beim Chorionepitheliom bereits als alleinige Rechtfertigung einer Chemotherapie angesehen wird.

Lokalisationsdiagnostik

Da eine Tumorlokalisation nicht immer möglich ist, werden derzeit neue Verfahren klinisch geprüft. Bei der Radioimmunodetektion werden polyklonale und monoklonale Antikörper gegen Tumorantigene radioaktiv markiert, injiziert und so der antigentragende Tumor szintigraphisch dargestellt.

Wir haben in Zusammenarbeit mit Dr. v. Specht im Institut für Chirurgische Forschung spezifische monoklonale Antikörper gegen Tumor-HCG-Varianten hergestellt. Frau Dr. Senekowitsch vom Institut für Strahlenbiologie der GSF konnte damit eine gute Tumordarstellung auf Hodentumor tragenden Nacktmäusen nachweisen. Die Anwendung beim Menschen bleibt abzuwarten [10].

Ausblick

Ein therapeutischer Ausblick ist die Beobachtung, daß bestimmte monoklonale Antikörper eine Bindung an C1q, der ersten Komplementkomponente an Zielzellen vermitteln und so auch in vivo zytotoxisch wirken können. Auf diesem Weg oder durch Kopplung von Medikamenten oder radioaktiven Substanzen an monoklonale Antikörper gegen HCG, AFP oder andere Marker wäre eine Tumortherapie denkbar. So kann die Verwendung monoklonaler Antikörper in Zukunft unsere diagnostischen und vielleicht auch therapeutischen Möglichkeiten bei endokrinen Tumoren wesentlich erweitern.

Literatur

1. Zondek B (1930) Versuch einer biologischen (hormonalen) Diagnostik beim malignen Hodentumor. Chirurg 2: 1072–1073
2. Heitz PU, Kasper M, Klöppel G, Polak JM, Vaitukaitis JL (1983) Glycoprotein-hormone alpha-chain production by pancreatic endocrine tumors: A specific marker for malignancy. Cancer 51: 277–282
3. Wurzel JM, Kourides JA, Brooks JSJ (1984) Medullary carcinomas of the thyroid contain immunoreactive human chorionic gonadotropin alpha subunit. Horm metabol Res 16: 677
4. Mann K (1985) Wertigkeit serologischer Untersuchungen von HCG und AFP bei Keimzelltumoren des Hodens. Lab med 9: 1–8
5. Simpson S, Vinik AJ, Marangos PJ, Lloyd RV (1984) Immunohistochemical localization of neuron-specific enolase in gastroenteropancreatic neuroendocrine tumors. Cancer 54: 1364–1369
6. Abdelhamid S, Thomas L (1984) Katecholamine - Katecholaminmetaboliten. In: Thomas L (Hrsg) Labor und Diagnose, Med Verlagsgesellschaft Marburg/Lahn 2. Auflage, p 737–745
7. Wells SA, Baylin SB, Leight GS, Dale JK, Dilley WG, Farndon JR (1982) The importance of early diagnosis in patients with heriditary medullary thyroid carcinoma. Ann Surg 195: 595–599
8. Schlaerth JB, Morrow CP, Kletzky AO, Nalick RH, Gerrit A (1981) Prognostic characteristics of serum human chorionic gonadotropin titer regression following molar pregnancy. Obstet Gynecol 58: 478–482
9. Mann K, Clemm C, Staehler G, Eiermann W (1986) Acidic, tumor specific, isoelectric variants of HCG in trophoblastic diseases. J Cancer Res Clin Oncol, Suppl 111, 133
10. Mann K, v. Specht BU, Frühmark G, Senekowitsch R (1986) Imaging in nude mice bearing grafts of testicular cancer by monoclonal antibodies against tumor-specific HCG-variants. Acta endocrinol 111, Suppl 274: 136–137

Endokrine paraneoplastische Syndrome

R. Arnold

Paraneoplastische Syndrome: Allgemeines

Es ist seit langem bekannt, daß maligne Tumoren neben ihrer Eigenschaft, invasiv, expansiv und metastatisch zu wachsen, humorale und hormonale Faktoren produzieren können. Ursprünglich sah man die Eigenschaft maligner, nicht endokriner Tumoren zur Hormonproduktion als ungewöhnliche Rarität an und führte sie auf die Derepression der genetischen Information zurück [19]. Odell postulierte demgegenüber, daß alle Malignome im Prinzip die Fähigkeit zur Protein- und ektopen Hormonproduktion besitzen [26]. Das Auftreten charakteristischer Syndrome ist jedoch an die Sekretion biologisch aktiver Substanzen gebunden. Der Begriff „Paraneoplastisches Syndrom" wird somit definiert als das Auftreten von Symptomen oder Symptom-Komplexen, die nicht durch das Tumorwachstum selbst oder durch tumorbedingte Obstruktion verursacht werden, sondern die sich vom Tumor oder dessen Metastasen entfernt manifestieren [12, 26]. Die am besten charakterisierten paraneoplastischen Syndrome sind auf nichtendokrine Tumoren zurückzuführen, die eine ektope endokrine Potenz besitzen und Polypeptid-Hormone synthetisieren und sezernieren (Tabelle 1). Eine paraneoplastische Endokrinopathie ist so ein Beispiel für die Multipotenz von Tumorzellen. Die Beobachtung, daß primär nichtendokrine Tumoren vorzugsweise zur Expression von Proteinen und Proteohormonen, nicht aber zur Steroidhormonsynthese befähigt sind, könnte in der Komplexität des für die Steroidbiosynthese erforderlichen enzymatischen Apparates einer Zelle begründet sein.

Tumoren sind aber nicht nur zur Synthese und Sekretion biologisch aktiver oder inaktiver Proteine (fetale Proteine, Enzyme, Polypeptidhormone) befähigt. Sie können autoimmunologische Vorgänge initiieren, zur Produktion von Immunkomplexen führen, kompetitiv die Wirkung von Hormonen durch vom Tumor produzierte, biologisch inaktive Hormone mit gleichem Rezeptor blockieren und Enzyme und andere Tumorprodukte freisetzen, die normalerweise nicht in die Zirkulation gelangen [22].

Dementsprechend gibt es ganz unterschiedliche paraneoplastische Symptome, Syndrome sowie auch nur Epiphänomene, je nachdem eine Freisetzung biologisch aktiver oder inaktiver Hormone, fetaler Proteine, Enzyme oder noch ganz unbekannter Faktoren erfolgt. So ist z.B. der für das Eaton-Lambert-Syndrom, das durch ein Myasthenia gravis ähnliches Bild charakterisiert ist, verantwortliche Faktor ebenso unbekannt wie der Pathomechanismus der viel häufigeren, jedem Kliniker bekannten Tumoranämie [22] (Tabelle 2).

Endokrin-aktive maligne Tumoren
D. Engelhardt, K. Mann (Hrsg.)
Springer-Verlag Berlin Heidelberg New York 1987

Tabelle 1. Ektope Hormonproduktion durch maligne Tumoren

Lungentumoren	ACTH	Calcitonin	GH	GH-RF	HCG
Kleinzellig	+	+	+	+	
Plattenepithel	+	+			
Adenokarzinom	+	+			
Großzellig	+	+	+		
Anaplastisch	+	+			
Medulläres Schilddrüsenkarzinom	+	+			
Thymom	+				
Mammakarzinom	+				+
Hepatoblastom					+
Magenkarzinom			+		
Pankreaskarzinom					
Kleinzellig	+				
Adenokarzinom	+				
Ovarialkarzinom	+				+
Cervixkarzinom	+				
Embryonales Hodenkarzinom					+
Prostatakarzinom	+				
Phaeochromozytom	+				
Chron. lymphat. Leukämie	+				
Myeloische Leukämie	+	+			
Karzinoidtumoren					
Bronchus			+	+	
Pankreas			+	+	
Jejunum				+	
Rektum				+	

Tabelle 2. Humorale Faktoren und Syndrome in Gegenwart nichtendokriner maligner Tumoren

1. Hormone
2. Pro-Hormone
3. Fetale Proteine
4. Enzyme
5. Myopathien
6. Myasthenie
7. Dermatologische Syndrome
    Dermatomyositis
    Acanthosis nigricans
8. Trommelschlegelfinger, Arthropathien
9. Hämatologische Syndrome
    Aplastische Anämie
    Thrombophlebitis
10. Fieber
11. Degenerative Veränderungen im ZNS

Tabelle 3. Endokrine paraneoplastische Syndrome

Syndrom	Hormon	Tumor	Inzidenz [%]
M. Cushing	ACTH	Lungentumoren	0–2
Überproduktion von ADH	ADH	Lungentumoren	0,9–2
Nicht-metastatische Hyperkalzämie	PTH	Lungentumoren	1–7,5
Gynäkomastie	HCG	Lungentumoren	0,5–0,9
Hyperthyreose		Lungentumoren	0–1,4
Calcitoninsekretion		Medulläres Schilddrüsenkarzinom	0–70
		Lungentumoren	
		Mammatumoren	

Eine in keiner Weise vollständige Auflistung von Tumoren einschließlich Erkrankungen des haematopoetischen Systems, bei denen Hormone, Prohormone und Releasing-Faktoren gebildet und freigesetzt werden und die in einem Teil der Fälle mit charakteristischen klinischen Syndromen vergesellschaftet sind, zeigt Tabelle 1. Die am häufigsten anzutreffenden, ektop gebildeten Hormone sind ACTH und Calcitonin, die dementsprechend bei manchen Tumoren wie dem kleinzelligen Bronchialkarzinom im Falle ihrer Expression als Tumormarker betrachtet und zur Verlaufsbeobachtung herangezogen werden [9, 14, 40]. Die durch diese Hormone am häufigsten verursachten Krankheitsbilder sind in Tabelle 3 zusammengefaßt und betreffen den M. Cushing infolge Überproduktion von ACTH bzw. dessen biologischen Varianten, die Sekretion von anti-diuretischem Hormon (ADH) sowie die Hyperkalzämie in Abwesenheit von Knochenmetastasen. Seltenere paraneoplastische endokrine Syndrome sind durch Überproduktion von humanem Choriogonadotropin, durch Wachstumshormon oder dessen Releasing-Faktor (GRF) bedingt.

Es fällt auf, daß der Tumor mit der häufigsten ektopen Hormonproduktion das Bronchialkarzinom ist. So konnte gezeigt werden, daß Bronchialkarzinome ungeachtet ihres Subtyps verschiedene Peptidhormone synthetisieren und sezernieren. Hierzu gehören ACTH, Calcitonin, Bombesin, Neurotensin, Substanz P, Endorphin, Parathormon und andere Proteohormone [9, 10, 14]. Der Nachweis dieser Hormone wurde sowohl durch Extraktion und nachfolgende radioimmunologische Analyse wie auch immunzytochemisch erbracht. Auch ultrastrukturell finden sich bei genauer Überprüfung in allen Bronchialkarzinomen ebenso wie in anderen epithelialen Tumoren mit ektoper Hormonproduktion endokrine Anteile [20]. Diese Tumorzellen sind durch ein ausladendes, rauhes endoplasmatisches Retikulum, einen aktiven Golgi-Apparat und elektronen-dichte, sekretorische Granula gekennzeichnet. Charakteristisch für das großzellige Karzinom ist weiter ein ausgeprägtes Netzwerk aus intermediären Filamenten. In den letzten Jahren gelang es mehreren Arbeitsgruppen, Bronchialkarzinome als permanente Zell-Linien in Kultur zu züchten [7, 10, 20, 35]. Tumorzellinien behalten wesentliche morphologische und funktionelle Eigenschaften des Primärtumors und so auch die Hormonproduktion. Bronchialkarzinomzellinien sezernieren z. B. ACTH, Bombesin und Calcitonin. Dies gilt für das kleinzellige, großzellige und Adenokarzinom. Die Kinetik der Hormonsekretion in das Tumormedium ist für ACTH und Calcitonin unterschiedlich.

Die ACTH-Sekretion nimmt mit zunehmender Zellproliferation zu und wird durch die Konfluenz der zunächst isolierten Tumorzellen limitiert [10]. Dagegen erreicht die Calcitoninsekretion bereits einige Tage vor Beendigung der Zellproliferation ihr Maximum [10].

Die Bedeutung der Hormonsynthese und -sekretion des Primärtumors, die nicht selten klinisch inapparent ist, ist gegenwärtig unklar. Besonderes Interesse verdienen Beobachtungen, wonach einige der von kleinzelligen Bronchialkarzinomen produzierten Polypeptidhormone deren eigenes Wachstum beeinflussen. Sowohl für ACTH als auch für Bombesin konnte nach Zugabe zum Kulturmedium ein wachstumsstimulierender Effekt, gemessen an der Größe der im Agar wachsenden Kolonien wie auch am Einbau von markiertem Thymidin in die Tumorzell-DNS, gezeigt werden [10]. Dies könnte bedeuten, daß die Hormonproduktion des Tumors über einen autokrinen oder parakrinen Mechanismus dessen eigenes Wachstum beeinflußt. Wachstumshemmende hormonale Faktoren sind demgegenüber nicht bekannt.

Die Herkunft der endokrinen Anteile in Bronchialkarzinomen wie die in anderen Tumoren mit ektoper Hormonproduktion ist nicht geklärt. Man geht heute davon aus, daß die Stammzelle eines Tumors prinzipiell auch zur Expression endokriner Funktionen befähigt ist.

Derepression des entsprechenden Gens durch den Tumor, Onkogene und andere das Tumorwachstum fördernde Faktoren würden so das Auftreten hormonproduzierender Zellen erklären können. Im Falle des Bronchialkarzinoms ist das Auftreten endokriner Zellelemente insofern nicht überraschend, als endokrine Zellen sowohl in der fetalen als auch in der Erwachsenenlunge vorkommen.

Endokrin-paraneoplastische Syndrome: Klinik

Klinik der Proopiocortinsekretion

Der M. Cushing zählt zu den häufigsten endokrinen paraneoplastischen Syndromen. Außer durch eine primäre Erkrankung der Nebennieren oder durch einen Hypophysentumor kann ein Cushing-Syndrom paraneoplastisch bei kleinzelligen Karzinomen, Tumoren des Magen-Darm-Traktes, Karzinoiden und Tumoren, die sich unter dem histologischen Bild eines Phaeochromozytom-Neuroblastom manifestieren, vorkommen [15, 16]. In seltenen Fällen können selbst myeloblastische Leukämien [29] Ursache eines Cushing-Syndroms sein.

Verantwortlich für die klinische Symptomatik ist vom Tumor gebildetes ACTH, dessen Prohormone oder Spaltprodukte. Auch Fragmente des Proopiocortins, worunter das gesamte Prohormon des ACTH mit einer Sequenz von 245 Aminosäuren verstanden wird, besitzen nebennierenstimulierende (= ACTH-vermittelt), melanozytenstimulierende (= MSH-vermittelt) sowie Opiataktivität (= Lipotropin, Endorphin, Enkephalin). Viele Tumoren produzieren aber Produkte wie Betalipotropin, die keine biologische Aktivität besitzen, jedoch als Tumormarker dienen, wenn sie in das Blut sezerniert werden [27].

Die Klinik der ektopen Proopiocortinsekretion zeigt Tabelle 4. Im Unterschied zum hypophysären und adrenalen M. Cushing sind beim ektopen Syndrom Striae,

Tabelle 4. Klinik der ektopen Proopiocortinsekretion

Klinische Zeichen
Hypokaliämie
Hyperglykämie
Ödeme
Muskelschwäche, -atrophie
Hypertension
Gewichtsverlust
Persönlichkeitsveränderungen
Hirsutismus (Frauen)
Selten: Striae, Mondgesicht, Büffelnacken

Verantwortliche Tumoren	*Häufigkeit [%]*
Hypophyse	70
Primäre Nebennierenerkrankung	
Kleinzellige Tumoren	15
Carcinoide	
Phäochromozytom-/neuroblastom-like	15
Tumoren	

Lokalisation der ektopen hormonproduzierenden Tumoren
                    Häufigkeit [%]
Lunge (kleinzelliges Bronchialkarzinom) 1–5
Thymus (Carcinoide)
Schilddrüse (medulläres Karzinom)
Carcinoide des Ösophagus   Ovar
            Magen   Hoden
            Pankreas   Cervix uteri
            Dünndarm   Prostata
            Appendix
            Speicheldrüse
Myeloblastische Leukämie

Verantwortliche Hormone
ACTH, Vorstufen, CRF

Mondgesicht und Büffelnacken weniger stark ausgeprägt. In der Regel handelt es sich um einen älteren, männlichen Patienten mit kleinzelligem Bronchialkarzinom, bei dem eine zunächst ungeklärte Hypokaliämie, Ödeme, Muskelschwäche, eine diabetische Stoffwechsellage und Wesensveränderungen auffallen, Symptome, die nicht sofort die dahinterstehende ektope ACTH-Sekretion vermuten lassen. Hohes Plasma-ACTH und eine aufgehobene Cortisol-Tagesrhythmik stützen die Diagnose. Differentialdiagnostisch sollte eine ektope CRF-Produktion erwogen werden, beweisen läßt sich diese jedoch infolge einer in der Regel fehlenden Nachweismöglichkeit nur in wenigen Laboratorien. In der Literatur wird darauf hingewiesen, daß das ektope ACTH durch hohe Dosen von Dexamethason nicht supprimiert werden kann und damit eine Unterscheidung von einem autonomen Nebennierentumor nicht möglich ist [17, 22]. Therapeutisch läßt sich die ektope ACTH-Sekretion durch tumoradäquate Behandlungsstrategien beeinflussen. Hierzu zählen beim kleinzelligen Bronchialkarzinom die Chemotherapie, bei Tumoren und Carcinoiden die Operation. Symptomatisch können Metyrapon, o,p,-DDD und Aminoglutethimid hilfreich sein.

Klinik der „inappropriaten" Sekretion von antidiuretischem Hormon (ADH),
Schwartz-Bartter-Syndrom

Das Syndrom ist gekennzeichnet durch das klinische Bild der Wasserintoxikation, hervorgerufen durch eine Überproduktion von ADH [4, 32, 40]. Hierdurch kommt es zu einer vermehrten Wasserresorption und einer gesteigerten Natriumabgabe in den Urin. Diese ist Folge einer gesteigerten Natriumsekretion, einer verminderten Natriumabsorption und einer verminderten Aldosteronsekretion. Daraus resultiert eine Hyponatriämie, eine hohe Urin- und eine erniedrigte Plasmaosmolalität. Weitere klinische Symptome sind Verwirrtheitszustände bis zur Lethargie und Koma. Gelegentlich führt die niedrige Plasma- und Gewebsosmolalität zu cerebralen Krampfzuständen. Häufig findet sich eine Hyperglykämie. Verursacht wird das Krankheitsbild durch eine vermehrte Produktion von ADH, gleichzeitig werden vermehrt Oxytocin und Neurophysin freigesetzt. Neurophysin wird im Hypophysenhinterlappen simultan mit ADH und Oxytocin sezerniert [13] und scheint als Bindungsprotein zu fungieren. Charakteristisch sind weiter eine Serumosmolalität kleiner als 280 mOsmol/kg, eine Urinosmolalität größer als 500 mOsmol/kg, eine Urinnatriumkonzentration größer als 20 mmol/l und eine normale Nierenfunktion.

Das insgesamt sicher seltene Syndrom findet sich überwiegend beim kleinzelligen Bronchialkarzinom. Fallbeschreibungen liegen bei Karzinomen der Prostata, Nebennierenrinde, Oesophagus, Pankreas, Duodenum, Thymom, M. Hodgkin und Non-Hodgkin-Lymphomen vor. Häufigkeitsangaben für das kleinzellige Bronchialkarzinom schwanken zwischen 8 und 10% [22], wobei darauf hingewiesen wird, daß in 50% der Fälle das Syndrom nicht erkannt oder subklinisch verläuft. Differentialdiagnostisch kommen Hyponatriämien anderer Ursache, wie sie bei pulmonalen Erkrankungen, insbesondere Infektionen (Tuberkulose, Abszesse), Erkrankungen des ZNS (Tumor, Infektion) und nach Medikamenten (Chlorpropamid, Morphin, Nikotin, Aethanol, Cyclophosphamid), beobachtet werden, in Betracht und können von dem eigentlichen ektopen Syndrom durch den Nachweis des oben dargestellten Verhaltens der Plasma- und Urinosmolalität unterschieden werden.

Die Therapie des Syndroms sollte kausal die Entfernung oder die Chemotherapie des Tumors zum Ziel haben und symptomatisch den Ausgleich der hypotonen Hyperhydratation anstreben. Letzteres ist durch Flüssigkeitsrestriktion, Elektrolytsubstitution sowie vorsichtige Furosemidgabe möglich. Zu beachten ist, daß Chemotherapeutika wie das Cyclosphosphamid das Syndrom verstärken können, in dem sie am renalen Tubulus die Exkretion von freiem Wasser erschweren.

Paraneoplastische Hyperkalzämie

Die Hyperkalzämie ist ein häufiges Symptom bei Malignomen unterschiedlichster Ätiologie, nicht immer jedoch Ausdruck einer paraneoplastischen Hormonproduktion. Mögliche Ursachen der Hyperkalzämie bei malignen Erkrankungen sind in Tabelle 5 dargestellt. Die für den Knochenabbau in Gegenwart von Metastasen verantwortlichen lokal wirkenden Faktoren wie der „lymphokine-osteoclast-activating factor" [24] oder Prostaglandine vom Typ E2 [38] können nicht als paraneoplastischer Vorgang bezeichnet werden. Dies trifft für Erkrankungen des haematopoetischen und lymphatischen Systems zu. Von einer paraneoplastischen Hyperkalz-

Tabelle 5. Mögliche Ursachen der Hyperkalzämie bei malignen Erkrankungen

	Steigerung von	
	Knochen-resorption	Calcium-absorption
1. *In Anwesenheit osteolytischer Metastasen* (= lokal wirkend)		
„Lymphokine osteoclastactivating factor" (z. B. Myelom, Leukämien, M. Hodgkin)	+	
Prostaglandinproduktion	+	
2. *In Abwesenheit osteolytischer Metastasen* (= paraneoplastisch)		
Gleichzeitiger HPT	+	+
Ektope PTH-Produktion	+	+
„tumor-derived transforming growth factor"	+	
1,25-Dihydroxycholecalciferol-Produktion (via erhöhte 1-α-Hydroxylase-Aktivität HPT)		+
Unbekannte Faktoren („Pseudo-HPT")	+	+

ämie kann nur dann gesprochen werden, wenn ein gleichzeitiger Hyperparathyreoidismus vorliegt, also eine ektope Parathormonsekretion [3, 33] nachzuweisen ist, ein „tumor-derived transforming growth factor" [30] gebildet wird, der Knochensubstanz resorbierende Eigenschaften aufweist oder wenn vom Tumor 1,25-Dihydroxycholecalciferol gebildet wird [41], welches zu einer gesteigerten Calciumabsorption aus dem Dünndarm führt. In vielen Fällen ist das paraneoplastische, zur Hyperkalzämie führende Prinzip unbekannt, bei entsprechender Laborkonstellation spricht man dann gerne vom Pseudo-Hyperparathyreoidismus. Simpson und Mitarbeiter [34] wiesen kürzlich darauf hin, daß die ektope Produktion von Parathormon (PTH) offenbar eher ein sehr seltenes Ereignis ist und daß der Nachweis erhöhter PTH-Spiegel oder inappropriat in Anbetracht der Hyperkalzämie zu hoher PTH-Plasmaspiegel möglicherweise auf einer fehlerhaften PTH-Bestimmungsmethode beruht. Sie konnten mit Hilfe der Hybridisierungstechnik unter Verwendung klonierter radioaktiver DNA zur Hybridisierung mit Parathormon-Messenger RNA in keinem ihrer untersuchten 16 Tumoren Parathormon-RNA-Transkripte nachweisen. Sie schlossen aus ihren Befunden, daß eine ektope Parathormonsekretion wahrscheinlich sehr selten ist und andere, noch unbekannte Faktoren für die Hyperkalzämie verantwortlich sein müssen [34]. Nicht ausgeschlossen ist aber die Möglichkeit, daß veränderte Formen, also ein atypisches Parathormon an den Parathormonrezeptoren bindet, das durch die verfügbaren Antiseren oder mittels molekularbiologischer Methoden nicht nachgewiesen werden kann. In diesem Zusammenhang ist von Interesse, daß kürzlich bei einem Patienten mit maligner Hyperkalzämie und subperiostaler Knochenresorption bei M. Hodgkin hohe Serumspiegel von 1,25-Dihydroxycholecalciferol [41] nachgewiesen wurden. Sowohl die Hyperkalzämie als auch die hohen 1,25-Dihydroxycholecalciferolspiegel blieben durch eine Parathyreoidektomie unbeeinflußt und besserten sich erst unter Chemotherapie.

Eine gesicherte endokrine paraneoplastische Hyperkalzämie wurde beim kleinzelligen Bronchialkarzinom, beim sehr seltenen kleinzelligen Pankreaskarzinom sowie beim M. Hodgkin (1,25-Cholecalciferolbildung) nachgewiesen. Die Klinik ist abhängig vom Ausmaß der Hyperkalzämie und dann gekennzeichnet durch gravierende Symptome wie Gewichtsverlust, Durst, Ostipation, Anorexie und Nausea. In den meisten Fällen weniger stark erhöhter Calciumspiegel ist die klinische Symptomatik jedoch nur blande.

Das therapeutische Vorgehen beinhaltet eine ausreichende Hydration, die Gabe von Diuretika, Steroiden sowie in schweren Fällen von Mithramycin.

Paraneoplastische Choriongonadotropinsekretion

Die gonadotropen Hormone des Menschen umfassen das follikelstimulierende Hormon (FSH), das luteinisierende Hormon (LH) und das humane Choriongonadotropin (HCG). Beim Menschen wird HCG normalerweise nur in der Placenta gebildet und somit vor allem bei der schwangeren Frau nachgewiesen. Eine pathologische ektope HCG-Sekretion in Non-Trophoblast-Tumoren wird als seltenes Ereignis beim Ovarialkarzinom [23], in Hepatoblastomen, mediastinalen Teratomen, intrakraniellen Teratomen mit Anteilen von Choriokarzinomen, bei praesakralen Teratomen, retroperitonealen Karzinomen sowie beim großzelligen und Adenokarzinom der Lunge beobachtet [25]. Beim Kind (bislang weniger als 40 Fälle) führen solche Tumoren zu einer Pubertas praecox mit vorzeitiger Reifung sekundärer Geschlechtsmerkmale (Penis, Behaarung) und zu einer Hyperplasie der Leydigschen Zellen ohne Beeinflussung der Spermatogenese [25]. Beim Erwachsenen ist die Ursache einer paraneoplastischen HCG-Produktion vor allem in Bronchialkarzinomen zu suchen [5, 6]. Klinisch können beim Mann eine Gynäkomastie und Hodenatrophie, bei der prämenopausalen Frau eine Oligomenorrhoe und ein Hirsutismus Symptome ektoper HCG-Sekretion sein.

Paraneoplastische Akromegalie

Die Akromegalie ist in der Regel Folge einer Überproduktion von Wachstumshormon (GH, STH) bei einem Hypophysenadenom. Darüber hinaus kann sie auf einer Hyperplasie somatotrophen Gewebes im Bereich der Hypophyse als Ausdruck einer hypothalamischen Dysfunktion mit Bildung von „growth hormone releasing factor" (GH-RF) beruhen. Eine auf einer paraneoplastischen Hormonproduktion beruhende Akromegalie ist zweifellos eine Rarität. Sie wird bei einer ektopen Produktion von Wachstumshormon in Bronchial- [2, 8, 36] und Ovarialkarzinomen [18], endokrinen Pankreastumoren [Lit. bei 21] und – wie bislang an etwa 16 Fällen nachgewiesen – bei einer ektopen Sekretion von GH-RF gesehen. Dieses normalerweise im Hypothalamus lokalisierte Peptid wurde erstmals in einem endokrinen Pankreastumor nachgewiesen [39]. Die Charakterisierung dieses als „human pancreatic growth hormone releasing factor" (hp GH-RF) bezeichneten Peptids gelang zwei Arbeitsgruppen. Es besteht aus 40 [37] bzw. 44 Aminosäuren [11]. Die Primärstruktur zeigt eine bemerkenswerte Homologie zu Peptiden der „Glucagonfamilie" und hier besonders zu dem ausschließlich in Nerven als Neurotransmitter vorkommenden „peptide histidine isoleucine" (PHI). Bisher lassen sich in der Literatur weniger als 20 Kasuistiken ermitteln, bei denen eine ektope Produktion von GH-RF angenommen werden darf [Lit. bei 31]. Obgleich die Bestimmung von GH-RF erst jetzt wenigen Laboratorien zur Verfügung steht, darf auch bei früheren, in der Literatur beschriebenen Fällen von einer GH-RF-Produktion ausgegangen werden. Eine ektope GH-RF-Produktion ist anzunehmen, wenn sich Wachstumshormon in diesen Tumoren im Bio- oder Radioimmunoassay nicht nachweisen ließ oder ein Hypophysentumor nach Entfernung eines peripheren, in der Lunge, im Dünn- oder Dickdarm oder im Pankreas gelegenen Tumors rückbildungsfähig ist. Bemerkenswerterweise handelt es sich bei all diesen Tumoren um Carcinoide.

Die Therapie dieser ektopen Hormonproduktion ist chirurgisch mit dem Ziel, den hierfür verantwortlichen Tumor zu entfernen.

Zusammenfassung

Der Begriff „Paraneoplastisches Syndrom" ist definiert als das Auftreten von Symptomen oder Symptomkomplexen, die nicht durch das Tumorwachstum selbst oder durch tumorbedingte Obstruktion verursacht werden, sondern die sich vom Tumor oder dessen Metastasen entfernt manifestieren. Die am besten charakterisierten paraneoplastischen Syndrome sind auf nicht endokrine Tumoren zurückzuführen, die eine ektope endokrine Potenz besitzen und Polypeptidhormone sezernieren. Die am häufigsten ektop gebildeten Hormone sind ACTH und Calcitonin. Seltener werden antidiuretisches Hormon, Choriogonadotropine, Wachstumshormon oder hypothalamische Releasingfaktoren ektop gebildet. Die ektope Hormonproduktion geht nicht immer mit einem entsprechenden klinischen Syndrom einher. Das kleinzellige Bronchialkarzinom ist die häufigste mit einer ektopen Hormonproduktion einhergehende klinische Entität.

Literatur

1. Amatruda ThT, Mulrow P, Gallagher JC, Sawyer W (1963) Carcinoma of the lung with inappropriate antidiuresis. N Engl J Med 269: 544–549
2. Cameron DP, Burger HG, De Kretzer DM, Catt KJ, Best JB (1969) On the presence of immunoreactive growth hormone in a bronchogenic carcinoma. Australas Ann Med 18: 143–146
3. Case records of the Massachusetts General Hospital (Case 39061) (1941) N Engl J Med 91: 782–785
4. Comis RL, Miller M, Ginsberg SJ (1980) Abnormalities in water homeostasis in small cell anaplastic lung cancer. Cancer 45: 2414–2421
5. Fairman C, Colwell JA, Ryan RJ, Hershman M, Shields TW (1967) Gonadotropin secretion from a bronchogenic carcinoma. N Engl J Med 277: 1395–1399
6. Fusco FD, Rosen SW (1966) Gonadotropin-producing anaplastic large-cell carcinomas of the lung. N Engl J Med 275: 507–515
7. Gazdar AF, Carney DN, Russell EK (1980) Establishment of continuous clonable cultures of small cell carcinoma of the lung which have amine precursor uptake and decarboxylation properties. Cancer Res 50: 3502–3507

8. Greenberg PB, Beck C, Martin TJ, Burger HG (1972) Synthesis and release of human growth hormone from lung carcinoma in cell culture. Lancet 1: 350-352
9. Gropp C, Havemann K, Scheuer A (1980) Ectopic hormones in lung cancer patients at diagnosis and during therapy. Cancer 46: 347-354
10. Gropp C, Luster W, Havemann K (1984) Ectopic hormones in lung cancer. Erg Inn Med Kinderh 53: 133-164
11. Guillemin R, Brazeau P, Böhlen P, Esch F, Ling N, Wehrenberg WB (1982) Growth Hormone - Releasing Factor from a human pancreatic tumor that caused acromegaly. Science 218: 585-587
12. Hall TC (ed) (1974) Paraneoplastic Syndromes. Ann NY Acad Sci 230: 1-577
13. Hamilton BPM, Upton GV, Amatruda TT (1972) Evidence for the presence of neurophysin in tumors producing the syndrome of inappropriate antidiuresis. J Clin Endocrinol Metab 35: 764-767
14. Hansen M, Hansen HH, Hirsch FR, Arends J, Christensen JD, Christensen JM, Hummer L, Kühl L (1980) Hormonal polypeptides and amine metabolites in small cell carcinoma of the lung, with special reference to stage and subtypes. Cancer 45: 1432-1437
15. Imura H, Matsura S, Yamamoto H, Hirata Y, Nakai Y, Endo J, Tanaka A, Nakamura M (1975) Studies on ectopic ACTH-producing tumors. II. Clinical and Biochemical features of 39 cases. Cancer: 1430-1437
16. Jeffcoate WJ, Rees LH (1978) Adrenocorticotropin and related peptides in nonendocrine tumors. Curr Top Exp Endocrinol 3: 57-74
17. Jex RK, van Heerden JA, Carpenter PC, Grant CS (1985) Ectopic ACTH syndrome. Diagnostic and therapeutic aspects. Am J Surg 149: 276-282
18. Kaganowicz A, Farkouh NH, Frantz AG, Blaustein AU (1979) Ectopic human growth hormone in ovaries and breast cancer. J Clin Endocrinol Metab 48: 5-8
19. Lipsett MB, Odell WD, Rosenberg LE, Waldmann TA (1964) Humoral syndromes associated with nonendocrine tumors. Ann Intern, Med 61: 733-761
20. Luster W, Gropp C, Kern HF, Havemann K (1985) Lung tumor cell lines synthesizing peptide hormones established from tumors of four histological types: characterization of the cell lines and analysis of their peptide hormone production. BR J Cancer 51: 865-875
21. Melmed S, Ezrin C, Kovacs K, Goodman RS, Frohamn LA (1985) Acromegaly due to secretion of growth hormone by an ectopic pancreatic islet-cell tumot. N Engl J Med 312: 9-17
22. Minna JD, Bunn PA (1982) Paraneoplastic Syndromes. In: De Vita VT Jr, Hellman S, Rosenberg SA (eds) Cancer: Principles and Practise of Oncology. JB Lippincott Company, Philadelphia-Toronto, pp 1476-1517
23. Monteiro JCMP, Barker G, Ferguson KM, Wiltshaw E, Munro Neville A (1983) Ectopic production of human chorionic gonadotropin (hCG) and human placental Lactogen (hPL) by ovarian carcinoma. Eur J Cancer Clin Oncol 19: 173-178
24. Mundy GR, Raisz LG, Cooper RA, Schechter GP, Salmon SE (1974) Evidence for the secretion of an osteoclast stimulating factor in myeloma. N Engl J Med 291: 1041-1046
25. Navarro C, Corretger JM, Sancho A, Roviro J, Morales L (1985) Paraneoplastic precocious puberty. Report of a new case with hepatoblastomas and review of the literature. Cancer 56: 1725-1729
26. Odell WD, Wolfsen AR (1975) Ectopic hormone secretion by tumors. In: Becker F (ed) Cancer. A comprehensive treatise. New York: Plenum Pub Co, p 81
27. Odell WED, Wolfsen AR, Bachelot I, Hirose FM (1979) Ectopic production of lipotropin by cancer. Am J Med 66: 631-638
28. Odell WD, Wolfsen AR (1980) Hormones from tumors: Are they ubiquitous? Am J Med 68: 317-318
29. Pflüger KH, Gramse M, Gropp C, Havemann K (1981) Ectopic ACTH production with autoantibody formation in a patient with acute myeloplastic leukemia. N Engl J Med 27: 1632-1636
30. Raisz LG, Simmons HA, Sandberg AL, Canalis E (1980) Direct stimulation of bone resorption by epidermal growth factor. Endocrinology 107: 270-273
31. Scheithauer BW, Carpenter PC, Bloch B, Brazeau P (1984) Ectopic secretion of a growth hormone-releasing factor. Report of a case of acromegaly with bronchial carcinoid tumor. Am J Med 76: 605-616
32. Schwartz WB, Bennett W, Curelop S, Bartter FC (1957) A syndrome of renal sodium loss and

hyponatremia probably resulting from inappropriate secretion of antidiuretic hormone. Am J Med 23: 529–542
33. Sherwood LM, O'Riordan JCH, Aurbach GD, Potts JT Jr (1967) Production of parathyroid hormone by nonparathyroid tumors. J Clin Endocrinol Metab 27: 140–146
34. Simpson E, Mundy GR, D'Souza S, Ibbotson KJ, Bockman R, Jacobs JW (1983) Absence of parathyroid hormone messenger RNA in nonparathyroid tumors associated with hypercalcemia. N Engl J Med 309: 325–330
35. Sorenson GD, Pettengill OS, Brinck-Johnson T, Cate CC, Maurer LH (1981) Hormone production by cultures of small cell carcinoma of the lung. Cancer 47: 1289–1293
36. Sparagana M, Phillips G, Hoffman C, Kucera L (1971) Ectopic growth hormone syndrome associated with lung cancer. Metabolism 20: 730–736
37. Spiess J, Rivier J, Thorner M, Vale W (1982) Sequence analysis of a growth hormone releasing factor from a human pancreatic islet tumor. Biochemistry 21: 6037–6040
38. Tashjian AH Jr, Voelkel EF, Levine L, Goldhaber P (1972) Evidence that the bone resorption-stimulating factor produced by mouse fibrosarcoma cells is prostaglandin E_2: a new model for the hypercalcemia of cancer. J Exp Med 136: 1329–1343
39. Thorner MO, Perryman RL, Cronin MJ, Rogol AD, Draznin M, Johanson A, Vale W, Horvath E, Kovacs K (1982) Somatotroph hyperplasia: successful treatment of acromegaly by removal of a pancreatic islet tumor secreting a growth hormone-releasing factor. J Clin Invest 70: 965–977
40. Winkelmann W, Deuss U, Allolio B, Hummerich W, Kaulen D, Brosch H, Guyot A, Arnold C (1984) Adrenocorticotropin, calcitonin and antidiuretic hormone as tumor markers in patients with bronchogenic carcinoma of various histological types. Klin Wochenschr 62: 1018–1024
41. Zaloga GP, Eil Ch, Medberg CA (1985) Humoral hypercalcemia in Hodgkin's disease. Association with elevated 1,25-dihyroxycholecalciferol levels and subperiosteal bóne resorption. Arch Intern Med 145: 155–157

Imaging of Endocrine-Active Malignant Tumors

J. L. Doppman

Diagnosis of Endocrine Tumors

The diagnosis of malignant endocrine-active tumors is a biochemical, not a radiological responsibility. As in the case of benign endocrine tumors, the role of the radiologist is largely one of localization. The distinction between benign and malignant endocrine-active tumors cannot be based on radiological findings unless there is evidence of metastatic disease. Aside from size, arteriographic, ultrasonic, and CT findings cannot reliably distinguish between benign and malignant endocrine tumors. This is not surprising, since the histologic diagnosis often must be based on the presence of metastases and not on histologic criteria of malignancy.

Since it is impossible to discuss all malignant tumors with endocrine activity, this presentation will be limited to adrenal, parathyroid, and islet cell tumors, because recent advances in imaging have facilitated localization of these tumors.

Adrenal Tumors

Computed tomography (CT) of adrenal glands, with its exquisite spatial resolution, can image cortical and medullary tumors as small as 5 mm. The principal disadvantage of CT is its lack of specificity. Nonfunctioning adrenal adenomas cannot be differentiated from metastases, from pheochromocytomas or from primary malignant adrenal tumors on the basis of CT appearances [1–3]. Only size provides some specificity, lesions larger than 5 cm more often being malignant [4]. In addition, adrenal adenomas, both nonfunctioning and functioning, rarely undergo necrosis, so that an adrenal mass with CT evidence of central necrosis more probably represents a pheochromocytoma, a malignant cortical tumor, or a metastasis. In view of the poor specificity of CT, fine needle aspiration cytology of adrenal masses under CT or ultrasound control is now commonly performed [2, 4]. With this method benign adrenal tumors can not be distinguished from malign ones, but metastases from other tumors can be detected.

Magnetic resonance imaging (MRI) can depict adrenal anatomy with a resolution equal to CT. In addition, MRI has the potential for distinguishing between various adrenal masses [5, 6, 7]. Unlike other functioning endocrine tumors, such as islet cell or parathyroid adenomas, that show increased signal intensity on

Endokrin-aktive maligne Tumoren
D. Engelhardt, K. Mann (Hrsg.)
Springer-Verlag Berlin Heidelberg New York 1987

T2-weighted images, functioning adrenal adenomas as well as hyperplastic glands have low signal intensity on both T1- and T2-weighted images.

Although the basis for the unusual imaging characteristics of adrenal adenomas remains unknown, hyperfunctioning adrenal tissue maintains a low signal intensity on T2-weighted images. Since benign adrenal adenomas, or so-called incidentalomas, are not hyperfunctioning but represent a focal adenomatous transformation of normal adrenal cortical cells, these tumors are also of low signal intensity (black) on T2-weighted images. Since most malignant disease displays high signal intensity on T2-weighted images, metastases to the adrenal can be distinguished from an incidental adrenal adenoma. This forms the basis for distinguishing between nonfunctioning adenomas and metastases when an adrenal mass is detected incidentally in a patient with primary extra-adrenal malignancy, particularly of the lung. Although most metastases to the adrenal gland are bright on T2-weighted images, melanomas, because of the paramagnetic effect of melanin, often resemble benign adenomas. However, they can usually be distinguished by their larger size, their rapid growth, and their tendency to hemorrhage.

In contradistinction to nonfunctioning and functioning adrenal adenomas, benign as well as malignant pheochromocytomas have a very high signal intensity on T2-weighted images [8]. In fact, pheochromocytomas can generally be distinguished from metastases by virtue of their much higher signal intensity. Unfortunately, since benign pheochromocytomas have a very high signal intensity, they cannot be distinguished from malignant pheochromocytomas except by the detection of metastatic disease.

In attempting the differential diagnosis of adrenal masses, we have found it convenient to measure the ratio between the signal intensity of the adrenal mass and the liver [5]. Since the liver is invariably present on scans through the adrenal gland, and since its signal intensity increases only slightly on T2-weighted images, it can be used as a baseline for quantitating the relative increase of signal intensity of adrenal

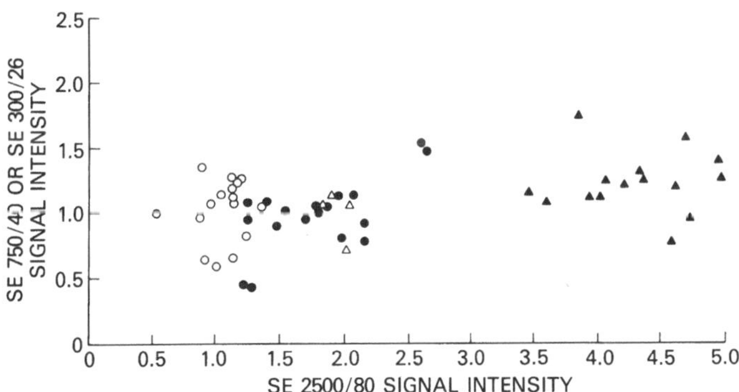

Fig. 1. Ratio of the signal intensity of the adrenal mass to the signal intensity of the liver on T1 *(vertical axis)* and T2 *(horizontal axis)* MR images. Note that although no distinction can be made on the basis of T1 weighting, the lesions fall into three separate groups on the basis of T2 ratios. The *clear circles* represent nonfunctioning or functioning adenomas, which had ratios of 1.2 or less. Metastases *(solid circles)* and functioning adrenal carcinomas *(clear triangles)* had ratios between 1.4 and 2.5. All the pheochromocytomas *(solid triangles)*, both benign and malignant, had ratios above 3.5. The only overlap occurred between adenomas and metastases with ratios of 1.2–1.4

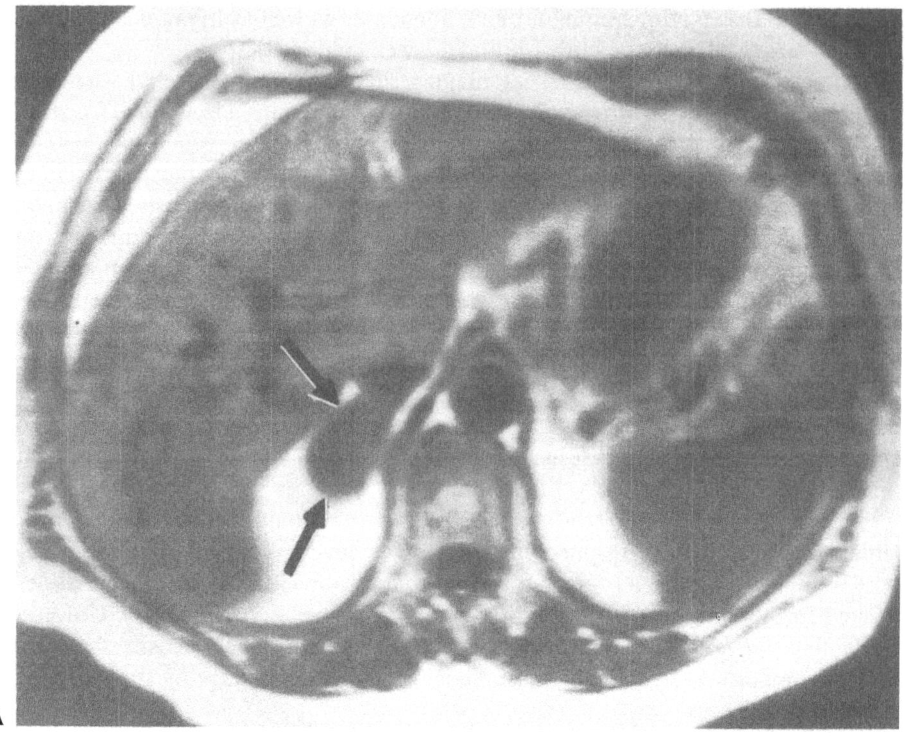

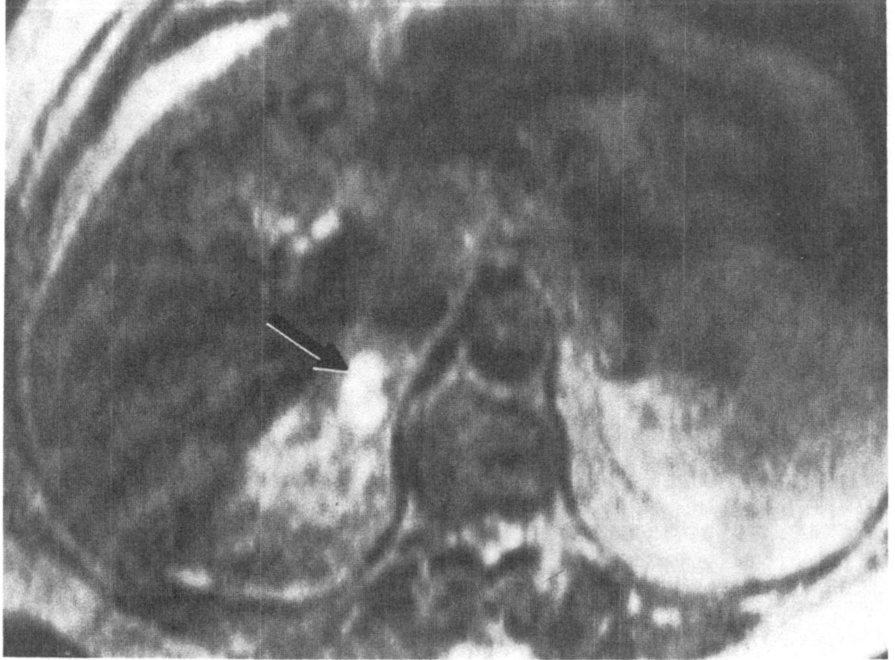

Fig. 2 A, B

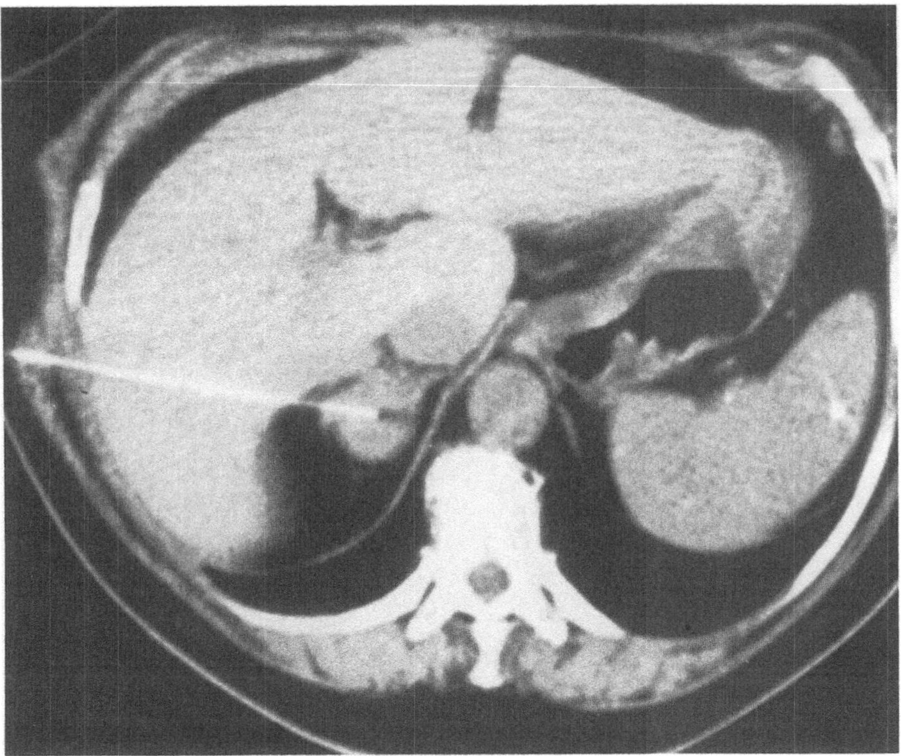

C

Fig.2A–C. Right adrenal mass in this mildly hypertensive elderly woman was felt to be a non-functioning adenoma. T1-weighted images demonstrated a mass of low signal intensity (*arrows* **A**) which, however, became very bright on T2-weighted images. Aspiration (**C**) and subsequent surgery established the diagnosis of pheochromocytoma

masses on T2-weighting images. We have recently reviewed a series of adrenal masses that included 15 incidental adrenal adenomas, four adrenal carcinomas, 16 adrenal metastases, and 15 pheochromocytomas (8 benign and 7 malignant) (Fig.1) [7]. The adrenal/liver ratio for pheochromocytomas was always above 3.5, and these lesions could always be distinguished on MRI. All adrenal masses with an adrenal/liver ratio less than 1.2 were nonfunctioning or hyperfunctioning adrenal adenomas. The distinction between functioning and nonfunctioning adenomas can easily be made endocrinologically. The signal intensity of metastases to the adrenal gland was intermediate (1.4–2.5), never overlapping with pheochromocytomas but, in a small percentage of cases, being indistinguishable from benign adenomas. If the primary tumor can be imaged and is of low signal intensity on T2-weighted images (such as melanomas) a histological differentiation of the adrenal mass cannot be based upon MR characteristics. However, in a large series of adrenal masses (50), only 4 (8%) fell in this intermediate range between adenomas and metastases [7].

Several examples are presented to illustrate the usefulness of MRI in the differential diagnosis of adrenal masses. A 64-year-old mildly hypertensive female patient was admitted because a 4-cm mass in the left adrenal gland had been detected on CT (Fig.2). The tentative diagnosis was benign adrenal adenoma. On T2-weighting

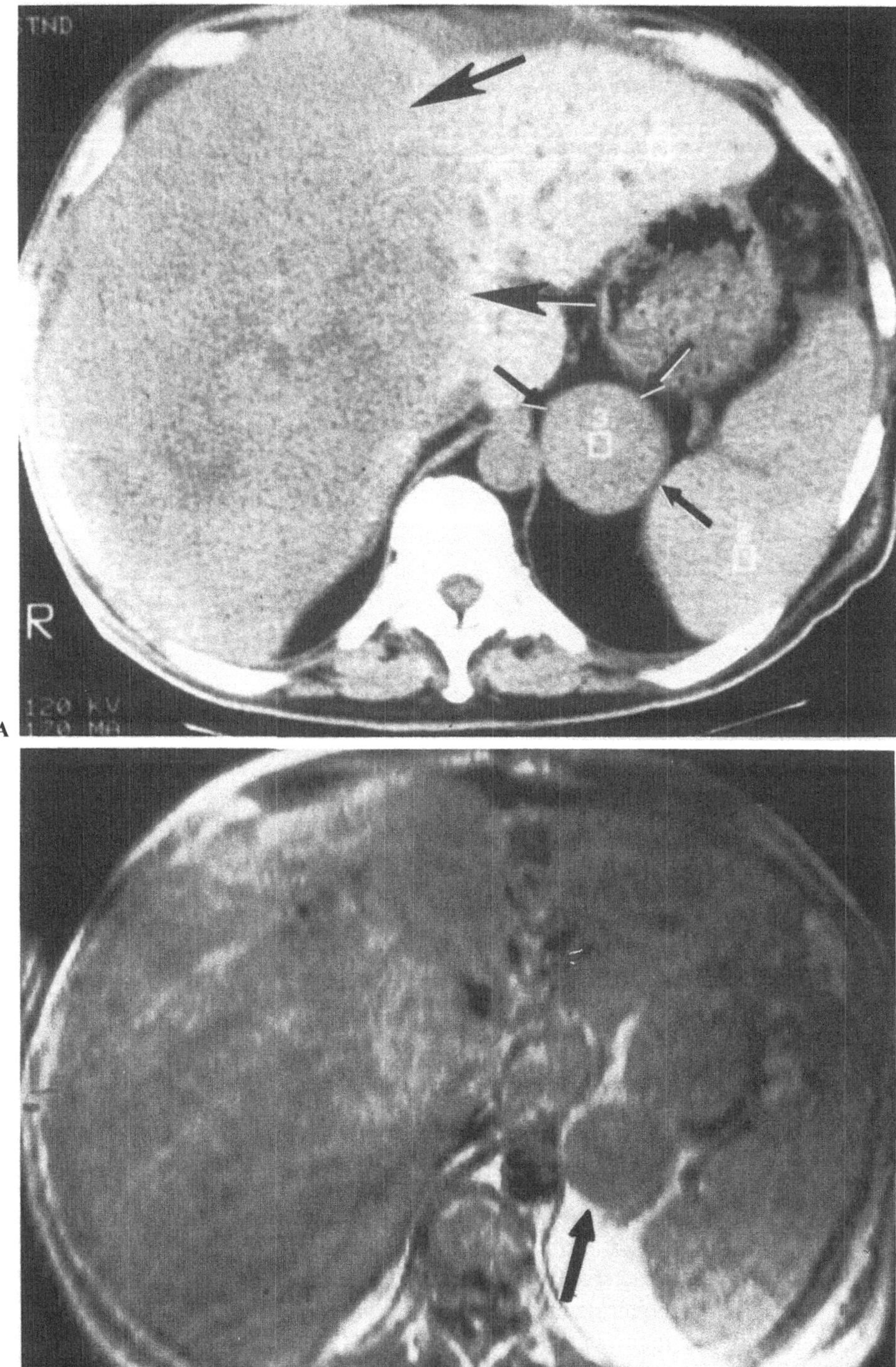

Fig. 3 A, B

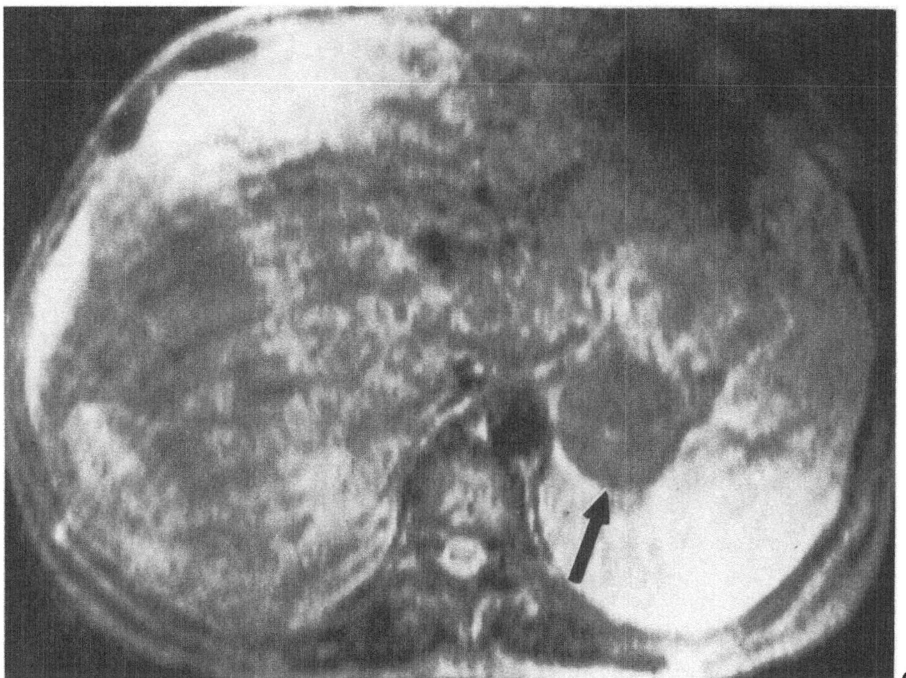

Fig. 3 A–C. Hepatoma involving entire right lobe of liver (*large arrow,* **A**) and a large (5 cm) mass in the left adrenal gland (*small arrows,* **A**), presumed to be a metastasis, in a 65-year-old man. On T1- (*arrow,* **B**) and T2- (*arrow,* **C**) weighted images the tumor remained of low signal intensity, and biopsy at the time of right hepatectomy revealed a benign nonfunctioning adrenal adenoma

MR imaging, the adrenal mass was of high signal intensity. This, in the light of our past experience, established the diagnosis of pheochromocytoma, and further endocrinologic work-up revealed elevated catecholamine excretion. Surgery confirmed the diagnosis. Figures 3 and 4 are MR images recorded in two patients with hepatoma and adrenal masses. In the first patient, the large left adrenal mass was an incidental adenoma (Fig. 3), and in the second patient the small left adrenal mass was a metastasis from the hepatoma (Fig. 4). MRI clearly distinguished these lesions.

In summary, MR imaging for the first time promises to provide some specificity, in addition to anatomic definition, of adrenal masses and to decrease the need for more invasive aspirations or biopsy.

Ectopic ACTH Syndrome

The ectopic ACTH syndrome remains a major problem as far as localization is concerned. When due to a malignant tumor, such as an oat cell carcinoma of the lung, the tumor is either apparent at the time of diagnosis of Cushing's disease or presents

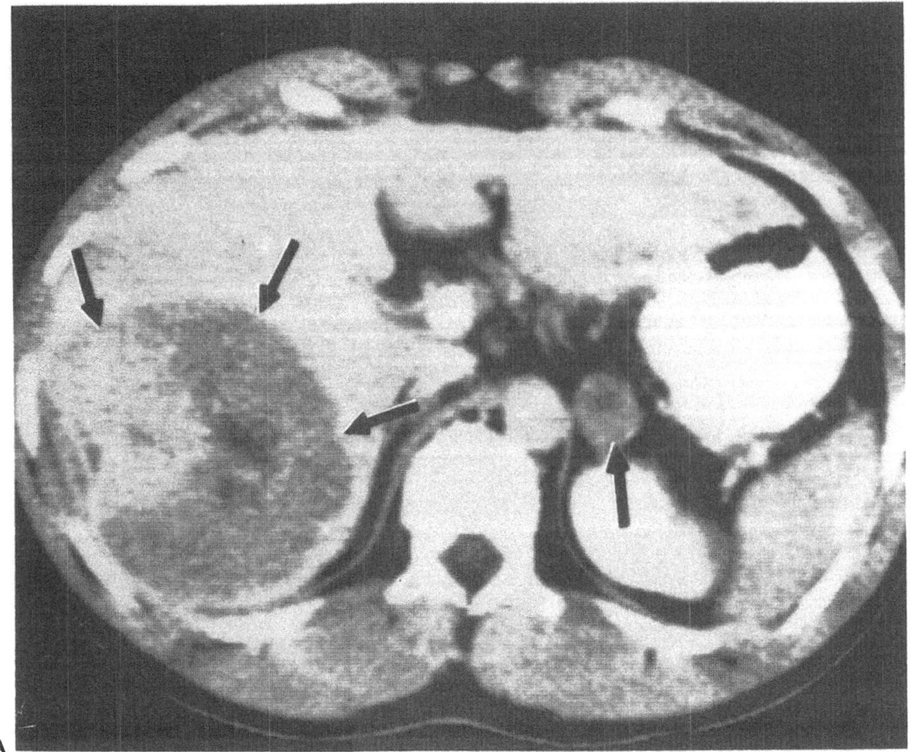

A

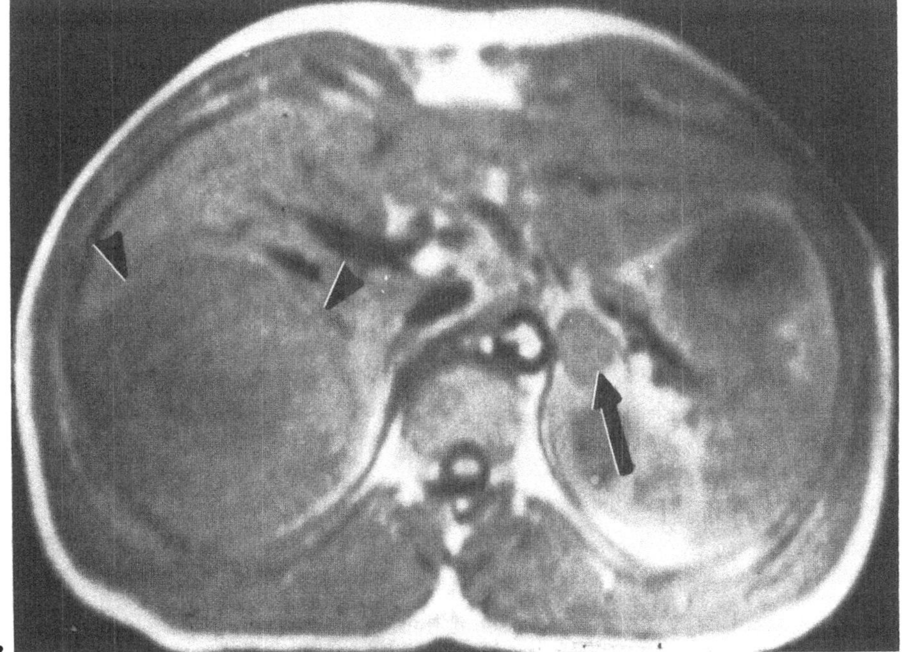

B

Fig. 4A, B

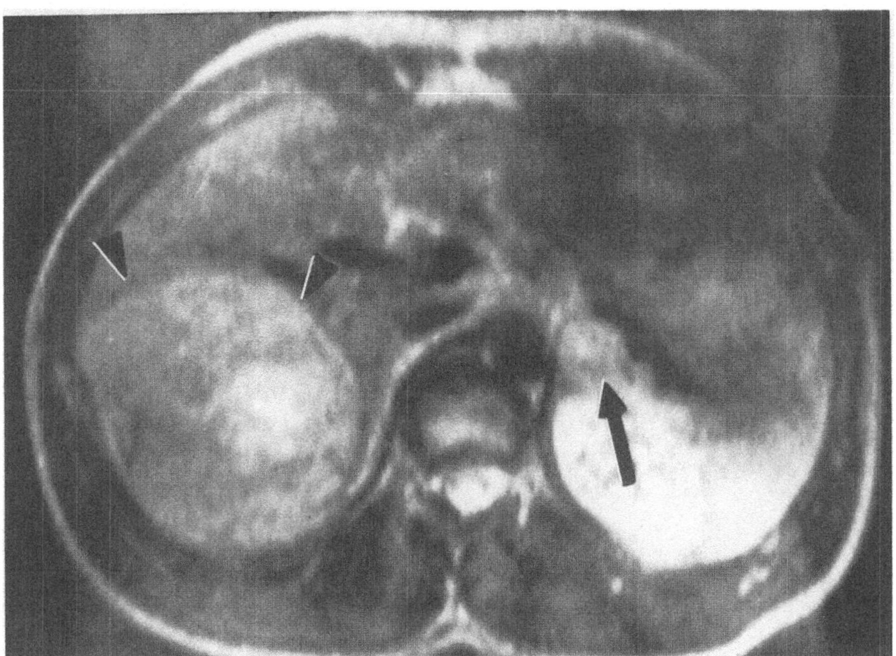

Fig. 4A-C. Large hepatoma in posterior right hepatic lobe and left adrenal mass (*arrow*, **A**) in a 39-year-old man. Adrenal mass, because of its small size and the infrequency of metastasis from hepatoma to the contralateral adrenal, was considered to be an incidental adenoma. However, T1- (**B**) and T2- (**C**) weighted images showed increased intensity on the T2-weighted SE images, and biopsy revealed metastatic hepatoma to the left adrenal. In **B** and **C**, *arrowheads* indicate hepatoma and *arrow* indicates adrenal mass

shortly thereafter. However, when the ectopic ACTH syndrome is due to a small, benign, slow-growing tumor, such as a bronchial or thymic carcinoid or an islet cell tumor, localization may be especially difficult [9]. Occult sources of ectopic ACTH generally arise in cells of the APUD system: Tumors of glomus jugulare origin, carotid body tumors, medullary thyroid carcinomas, bronchial and thymic carcinoids, pheochromocytomas, and islet cell tumors must all be considered. The lack of suppressibility with high-dose dexamethasone, unusually high ACTH levels, and the failure to respond to stimulation with corticotropin-releasing hormone all suggest the diagnosis of ectopic ACTH syndrome. Absolute proof is provided by the absence of ACTH gradients in the inferior petrosal sinuses in the presence of elevated peripheral ACTH levels [10]. In our experience, the most rewarding imaging study in the search for an ectopic ACTH source is total-body CT. Bronchial and thymic carcinoids are generally revealed by this study. An example of a successful demonstration is illustrated in Fig. 5. Widespread venous sampling is generally not rewarding when CT fails to demonstrate the ACTH source, but the most likely sites for occult tumors producing ACTH, the lungs and the pancreas, cannot be sampled. In our recent experience with eight patients with ectopic ACTH production, four were cured by resecting bronchial carcinoids (2), or pheochromocytomas (2).

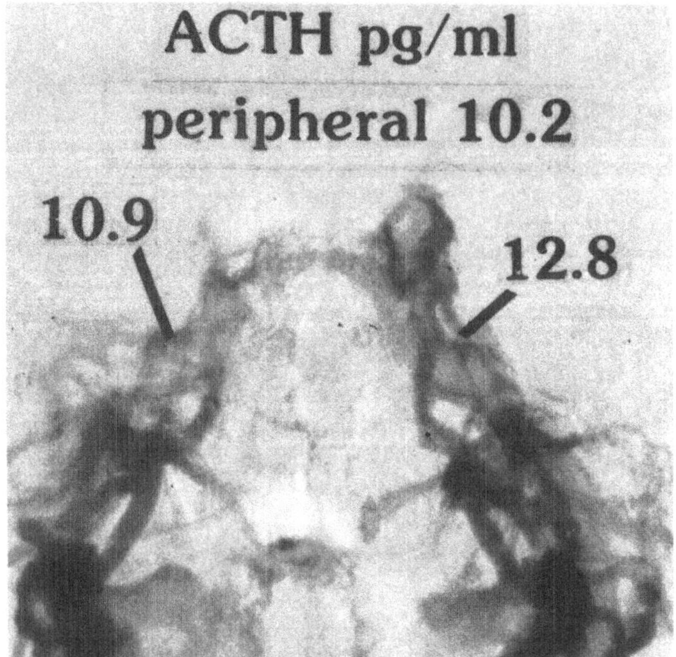

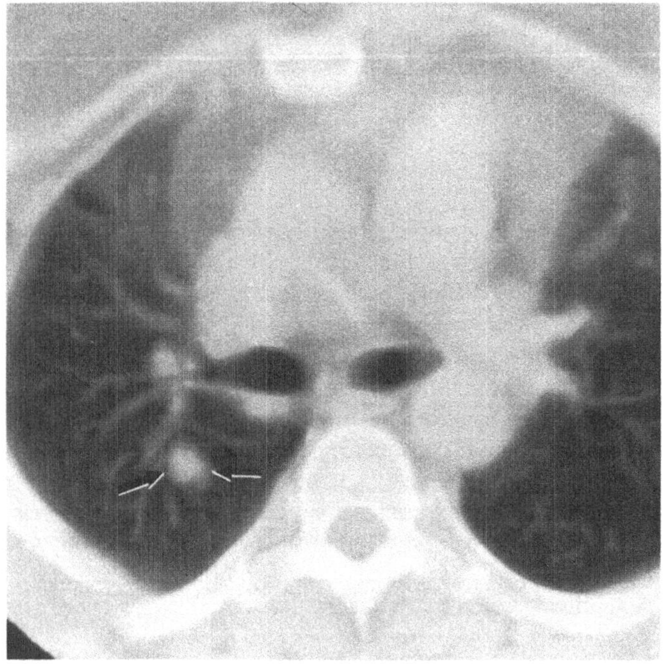

Fig. 5A, B. Absence of elevated ACTH levels in both petrosal sinuses in presence of elevated peripheral levels (**A**) indicated ectopic ACTH production. CT demonstrated bronchial carcinoid (*arrow* **B**) in right lower lobe. Resected tumor contained high levels of ACTH and Cushing's syndrome disappeared

However, in four patients the source of ectopic ACTH remains undetected. These patients have responded to a peripheral cortisol antagonist RU 486. Two of the patients with undetected ACTH source developed pneumocystic pneumonia, which proved fatal in one. Pneumocystis can be an overwhelming opportunistic infection in patients with Cushing's disease [11].

Malignant Parathyroid Tumors

The diagnosis of parathyroid carcinoma can only be made at the time of surgery unless distant metastases are present. A recent review [12] of our experience at NIH (7 parathyroid carcinomas) demonstrated the inability of the radiologist to distinguish benign from malignant parathyroid tumors. Size, central necrosis, and calcification are all inadequate as evidence of malignancy, since all can be seen in benign parathyroid adenomas. However, the presence of a palpable neck mass and spontaneous vocal cord paralysis should suggest the diagnosis of malignant parathyroid tumor. Irregular margins or lymph node metastases might indicate malignancy but are rarely demonstrable. The only suggestive radiographic sign is the demonstration of multiple discrete foci either by ultrasound or arteriography, especially in a patient with recurrent severe hypercalcemia. Since benign parathyroid adenomas, because of their intense metabolic activity, have high signal intensity on T2-weighted images, MR imaging will probably not distinguish malignant from benign parathyroid masses.

Islet Cell Tumors

Malignant insulin-secreting tumors are characterized radiographically by their large size (> 5 cm) and by the frequent presence of dense apparently benign calcification. However, the demonstration of metastases to regional lymph nodes or liver is the only reliable radiographic sign of malignancy. Benign tumors cannot be routinely distinguished from malignant ones by the ultrasonic, CT, or arteriographic appearance of an intrapancreatic hypervascular insulinoma. Since malignant insulinomas constitute less than 10% of insulin-secreting islet cell tumors, no individual series is very large. Between 1957 and 1982, 17 patients with metastatic insulin-secreting carcinomas of the pancreas were seen at our institution [13]. Only cases with proven metastases were included, the diagnosis never being based on histologic findings of an intrapancreatic lesion. There were eight female and nine male patients, and the liver was the most common site (47%) of metastatic disease. The liver and abdominal lymph nodes accounted for all metastases. The average tumor size was 4.7 cm, and tumors were located predominantly in the pancreatic head or body. Six patients underwent curative resection, with a median survival of 7 years 6 months. However, one patient survived for 22 years with known hepatic metastases, and because of the extremely slow progress of many of these tumors survival data are very difficult to evaluate.

Unlike insulinomas, gastrin-secreting islet cell tumors are frequently malignant, and the detection of hepatic metastasis at the time of presentation is not unusual. Again, the ultrasonic, CT, and angiographic appearances of these hypervascular tumors all fail to allow distinction of benign from malignant ones. One group of patients with gastrinoma have extreme hypergastrinemia, widespread hepatic metastases, and a rapidly fatal course [14]. In these patients, the tumors are large and always visualized by CT and angiography. Because of the lack of local invasiveness of malignant gastrinomas we have recently pursued an aggressive surgical approach based on complete demonstration of all intra-abdominal disease followed by total resection [15]. In spite of lymph node and liver metastases, three out of five patients are clinically and biochemically cured following resection of what initially appeared to be widespread metastatic disease. An aggressive approach to metastatic islet cell tumor appears worthwhile when imaging demonstrates no absolute contraindication to resection.

References

1. Hussain S, Belldegrun A, Seltzer SE, Richie JB, Gittes RF, Abrams HL (1985) Differentiation of malignant from benign adrenal masses; predictive indices on computed tomography. AJR 144: 61–65
2. Glazer HS, Weyman PJ, Sagel SS, Levitt RG, McClennan BL (1982) Nonfunctioning adrenal masses; incidental discovery on computed tomography. AJR 139: 81–85
3. Copeland PM (1983) Incidentally discovered adrenal mass. An Intern Med 98: 940–945
4. Oliver TW, Bernadino ME, Miller JI, Mansour K, Greene D, Davis WA (1984) Isolated adrenal masses in nonsmall cell bronchogenic carcinoma. Radiology 153: 217–218
5. Reinig JW, Doppman JL, Dwyer AJ, Johnson AR, Knop RH (1985) Distinction between adrenal adenomas and metastases using MR imaging. J Comput Assist Tomogr 9 (5): 898–901
6. Reinig JW, Doppman JL, Dwyer AJ, Johnson AR, Knop RH (1985) Adrenal masses differentiated by MR. Radiology 158: 81–84
7. Reinig JW, Doppman JL, Dwyer AJ, Frank JA (1986) MRI of the indeterminate adrenal mass. AJR (in press)
8. Fink IJ, Reinig JW, Dwyer AJ, Doppman JL, Linehan WM, Keiser HR (1985) MR imaging of pheochromocytomas. J Comput Assist Tomogr 9 (3): 454–458
9. Findling JW, Tyrrell JB (1986) Occult ectopic secretion of corticotropin. Arch Int Med 146: 929–933
10. Oldfield EH, Chrousos GP, Schulte HL, Schaaf M, McKeever PE, Krudy AG, Cutter GB Jr, Loriaux DL, Doppman JL (1985) Preoperative lateralization of ACTH-secreting pituitary microadenomas by bilateral and simultaneous inferior petrosal venous sinus sampling. N Engl J Med 312 (2): 100–103
11. Fulkerson WJ, Newman JH (1984) Endogenous Cushing's syndrome complicated by pneumocystis carinii pneumonia. Am Rev Respir Di 129: 188–189
12. Krudy AG, Doppman JL, Marx SJ, Brennan MF, Spiegel A, Aurbach GD (1982) Radiographic findings in recurrent parathyroid carcinoma. Radiology 142: 625–629
13. Danforth DN Jr, Gorden P, Brennan MF (1984) Metastatic insulin-secreting carcinoma of the pancreas; clinical course and the role of surgery. Surgery 96: 1027–1036
14. Jensen RT, Gardner JD, Raufman JP, Pandol SJ, Doppman JL, Collen MJ (1983) Zollinger-Ellison syndrome: current concepts and management. Ann Intern Med 98: 59–75
15. Norton JA, Sugarbaker PH, Doppman JL, Wesley RA, Maton PN, Gardner JD, Jensen RT (1986) Aggressive resection of metastatic disease in selected patients with malignant gastrinomas. Ann Surg 203 (4): 352–359

Maligne Tumoren des endokrinen Pankreas

W. Creutzfeldt, F. Stöckmann

Allgemeines

Ein „Adenom der Langerhans'schen Inseln" wurde 1902 erstmals durch Nicholls [1] beschrieben, 1927 beobachteten Wilder et al. [2] einen metastasierenden Inselzelltumor, der klinisch mit einer Hypoglykämie einherging. Die erste Operation eines Insulinoms erfolgte 1929 in Toronto [3]. Whipple stellte 1935 [4] 8 Fallbeschreibungen eines Insulinoms zusammen und entwickelte daraus die nach ihm benannte Trias zur klinischen Charakterisierung von Insulinomen.

1955 beschrieben Zollinger und Ellison [5] einen ulzerogenen endokrinen Pankreastumor. 1958 konnten Verner und Morrison [6] das WDHA-Syndrom (watery diarrhea, hypokalemia, achlorhydria) einem Pankreastumor zuordnen, als auslösendes Agens wurde später das Hormon VIP (vasoactive intestinal polypeptid) nachgewiesen. Erst 1974 veröffentlichten Mallinson et al. [7] das Krankheitsbild des Glukagonom-Syndroms. In jüngster Zeit wurde auch versucht, klinische Symptome mit endokrinen Pankreastumoren zu korrelieren, die pankreatisches Polypeptid (PP) [8, 9], Somatostatin [10, 11] und Neurotensin [12–16] produzieren, dieses ist aber noch nicht eindeutig gelungen.

Biologisch sind die endokrinen Pankreastumoren durch die Unfähigkeit zur Hormonspeicherung und kontrollierten Hormonsekretion gekennzeichnet [17, 18]. Dadurch bedingte unphysiologisch hohe Hormonspiegel induzieren charakteristische metabolische und klinische Veränderungen, die in Tabelle 1 zusammengefaßt sind. Kommen gleichzeitig mehrere Tumoren vor, die unterschiedliche Hormone bilden, so spricht man von einer „Multiplen Endokrinen Neoplasie" (MEN) [19].

Diagnose und Lokalisation

Das klinische Bild wird geprägt durch die Wirkung des sezernierten Hormons, laborchemisch kann die Diagnose gesichert werden durch die Bestimmung der entsprechenden Hormone im Serum mit Hilfe eines spezifischen Radioimmunoassays. Allgemeine Tumormarker für endokrine Pankreastumoren sind nicht sicher bekannt, anfänglich wurde dem Pankreatischen Polypeptid (PP) eine Bedeutung beigemessen, die sich aber nicht bestätigt hat [20, 21].

Zur Lokalisation eines Tumors sowie zum Nachweis oder Ausschluß von Metastasen können Ultraschall, Computertomographie und NMR sowie die Angiogra-

Endokrin-aktive maligne Tumoren
D. Engelhardt, K. Mann (Hrsg.)
Springer-Verlag Berlin Heidelberg New York 1987

phie eingesetzt werden [22–25], wobei aber die Nachweisgrenze dieser Verfahren für endokrine Pankreastumoren bei 10–15 mm liegt.

Nahezu immer kann ein Tumor intraoperativ von einem erfahrenen Chirurgen lokalisiert werden, so daß ein präoperativer Nachweis zunächst nicht unbedingt notwendig erscheint, wenn auf Grund der Klinik und der biochemischen Untersuchungen eindeutig das Krankheitsbild eines endokrinen Pankreastumors nachgewiesen ist [26–28]. Liegen Metastasen bereits vor, so ist die Entfernung des Primärtumors nicht indiziert. Eine palliative Resektion unter der Vorstellung einer Tumorverkleinerung mit konsekutiver Verringerung der wirksamen Serum-Hormonspiegel ist jedoch gelegentlich berechtigt.

Insulinom

Insulinome sind die häufigsten endokrinen Pankreastumoren (etwa 70–80% aller Fälle), in über 90% handelt es sich um gutartige Adenome, in weniger als 10% liegen metastasierende Karzinome vor. In den meisten Fällen liegen solitäre Tumoren vor, in etwa 10% können diese auch multipel, gelegentlich sogar ektopisch lokalisiert sein [19].

Insulinomzellen enthalten weniger Insulin als normale Beta-Zellen sowie weniger sekretorische Granula, demgegenüber ist jedoch der Proinsulingehalt prozentual höher [27, 29]. Diese Befunde lassen sich erklären mit einer verminderten Speicherfähigkeit der Tumorzellen. Diese führt zu einer unkontrollierten Insulinsekretion auch bei normalen Blutzuckerspiegeln, so daß als Konsequenz eine Hypoglykämie auftritt.

Klinisch sind die Symptome der Hypoglykämie eher unspezifisch, zunächst stehen neurovegetative Symptome wie Zittern, Schweißausbruch, Schwächegefühl und Heißhunger im Vordergrund, zentralnervöse Störungen als Folge der Neuroglukopenie treten erst bei länger anhaltenden Hypoglykämien auf. Zum Teil können diese Symptome bereits mehrere Jahre in unterschiedlicher Ausprägung bekannt sein, bevor die exakte Diagnose gestellt wurde [30].

Von besonderer Bedeutung ist bei Verdacht auf ein Insulinom die Durchführung eines Hungerversuches. Innerhalb von 24 h ist der Serumglukosespiegel bei 75% der Insulinompatienten auf 40 mg/dl abgesunken, nach 48 h bei etwa 98% der Patienten, verbunden mit einer entsprechenden klinischen Symptomatik [30]. Die Bestimmung der Glukoseinfusionsrate im Blutglukose-Clamp-Versuch mit Hilfe des Biostators zur Erhaltung einer Normoglykämie ist eine einfache, sichere und aussagekräftige Maßnahme zur Diagnose eines Insulinoms [31, 32].

Die endgültige Bestätigung erfolgt durch den Nachweis hoher Seruminsulinspiegel bei gleichzeitig bestehender Hypoglykämie, da diese Konstellation nur bei einer autonomen Insulinsekretion auftritt. Sowohl beim Erwachsenen als auch beim Neugeborenen kann als Ursache einer autonomen Insulinsekretion auch eine sogenannte Nesidioblastose oder eine fokale Adenomatose als Ursache vorliegen [33].

Differentialdiagnostisch sind Hypoglykämien auszuschließen, die durch exogene Insulinapplikation, orale Antidiabetika, Alkohol, Leberinsuffizienz, Hypophysen- und Nebenniereninsuffizienz oder große Fibrosarkome mit oder ohne Produktion von insulinähnlichen Peptiden hervorgerufen werden. Von diesen Zuständen ist am schwierigsten auszuschließen die Hypoglykämia factitia (durch Sulfonylharnstoffe oder Insulin), weil sie klinisch und laborchemisch als hyperinsulinämische Hypoglykämie imponiert [28].

Gastrinom

Dieses Krankheitsbild ist charakterisiert durch therapieresistente Magen- und Duodenalulcera, die zum Teil bis in das distale Duodenum reichen. Ursache hierfür ist eine excessive Hypersekretion von Magensäure, bedingt durch den gastrinproduzierenden Tumor. Diese sind zu 70–80% im Pankreas lokalisiert, zu 10–25% im Duodenum und in weniger als 5% im Magen oder außerhalb des Gastrointestinaltraktes [34, 35]. Im Gegensatz zum Insulinom finden sich beim Zollinger-Ellison-Syndrom in 10–70% der Fälle multiple Tumoren im Pankreas. Meist bestehen bereits bei Diagnosestellung Lymphknoten- und Lebermetastasen, duodenale Gastrinome scheinen später zu metastasieren.

Ursache für die Hypergastrinämie und die damit verbundene Hypersekretion von Magensäure ist wie beim Insulinom die Unfähigkeit der Tumorzellen, Gastrin zu speichern. Hierfür sprechen die hohen Serum-Gastrinspiegel sowie der zum Teil sehr niedrige Gastringehalt in den Tumoren [34]. Eine Stimulation der Gastrinsekretion aus den Tumoren ist möglich durch Sekretin, Kalzium, Glukagon und, weniger sicher, durch Nahrungsaufnahme.

Klinisch stehen im Vordergrund Oberbauchschmerzen, rezidivierende Ulcera, Erbrechen sowie häufig Durchfälle. In etwa 10% der Patienten mit einem nachgewiesenen gastrinproduzierenden Tumor waren keine Ulcera, sondern Diarrhoen das Leitsymptom. Häufig (ca. 25%) finden sich zusätzliche endokrine Störungen bei Gastrinom-Patienten [35], besonders charakteristisch ist eine ektope ACTH-Produktion mit konsekutivem Cushing-Syndrom.

An ein Zollinger-Ellison-Syndrom muß gedacht werden, wenn Ulcera rezidivierend auftreten trotz adäquater Behandlung oder nach Vagotomie oder Antrektomie. Die Sicherung der Diagnose erfolgt durch Bestimmung der Nüchternsekretion des Magensaftes sowie dem Nachweis erhöhter Serumgastrinspiegel. Als Provokationstest zur Klärung der Diagnose eines Gastrinoms kommt dem Sekretintest die größte Bedeutung zu [36, 37], wobei ein Anstieg der Serumgastrinspiegel über 100% des Ausgangswertes 2–10 min nach intravenöser Gabe von Sekretin hochverdächtig für ein Gastrinom ist.

Differentialdiagnostisch können erhöhte Gastrinspiegel vorliegen im Rahmen einer G-Zellüberfunktion oder einer antralen G-Zellhyperplasie, was mißverständlich als Pseudo-Zollinger-Ellison-Syndrom bezeichnet wurde [38]. Eine G-Zellhyperplasie läßt sich immunhistologisch an der Antrumschleimhaut nachweisen. Da eine antrale Hypergastrinämie ohne G-Zellhyperplasie jedoch das häufigere Ereignis zu sein scheint, muß dieses Krankheitsbild anders charakterisiert werden. Die sicherste Methode ist die konsekutive Durchführung eines Sekretin- und eines Nahrungstestes: Ein Sekretintest ist negativ bei der antralen G-Zellhyperfunktion (oder -hyperplasie) bei positivem Nahrungstest (d. h. deutlich erhöhtem postprandialem Gastrinanstieg). Die Therapie der Hypergastrinämie ist konservativ (H$_2$-Rezeptor-Blocker) oder operativ im Falle einer Antrektomie.

VIPom (WDHA-Syndrom; pankreatische Cholera)

Ursache der therapierefraktären Diarrhoen mit Hypokaliämie in Verbindung mit einem endokrinen Pankreastumor ist die verstärkte Sekretion des „vasoactive intestinal polypeptide" (VIP) aus den Tumorzellen [13, 40, 41]. Weitere Hormone wurden für die Symptome verantwortlich gemacht wie PP und Neurotensin, ohne daß der Beweis für einen Zusammenhang bis heute erbracht werden konnte, weil in den bislang bekannten Fällen gleichzeitig auch andere diarrhögene Hormone gefunden wurden.

Etwa 50% der Tumoren sind bei Diagnosestellung bereits metastasiert. Etwa 80% haben ihren Ursprung im Pankreas, 20% sind im Bereich des Gastrointestinaltraktes oder in anderen Organen lokalisiert, auch Ganglioneuroblastome sind beschrieben [42]. Dieses ist verständlich, da VIP physiologischerweise nicht als Hormon in Epithelzellen, sondern ausschließlich als Neuropeptid ubiquitär im Organismus vorkommt.

Vorherrschendes klinisches Bild sind wäßrige Diarrhoen bis zu 6–8 l pro 24 h mit einem hochgradigen Verlust von Kalium. Die im ursprünglichen Namen mitverankerte Hypo- oder Achlorhydrie (Watery – Diarrhea – Hypocalemia – Achlorhydria syndrome) ist kein sehr sicheres diagnostisches Kriterium. Weiterhin wurden häufig Hypercalcämien und ein Diabetes mellitus beobachtet.

Neben der klinischen Symptomatik wird die Diagnose gesichert durch die Messung erhöhter VIP-Spiegel im Serum mit einem spezifischen Radioimmunoassay sowie durch den Nachweis von VIP im Tumor auf immunhistochemischem Wege.

Differentialdiagnostisch muß vor allem die häufigste Form der sekretorischen Diarrhoe ausgeschlossen werden: der heimliche Laxantienabusus, eine bekannte Form des Münchhausen-Syndroms.

Glukagonom

Als Leitsymptom des Glukagonoms (Glukagonomsyndrom) gilt heute die Kombination von Diabetes und nekrolytischer Dermatose. Nach Entwicklung eines Radioimmunoassays für Glukagon konnte das Krankheitsbild exakter definiert werden, bis heute sind etwa 130 Fälle veröffentlicht worden [43–46].

Glukagonome sind selten und entwickeln sich aus den A-Zellen der Langerhans-Inseln. Im Schrifttum wird ihre Größe mit 1,5 bis 35 cm angegeben, die Metastasierungsrate ist hoch (50–62%) [46, 47]. Die Diagnose wird bei entsprechendem klinischen Verdacht durch den Nachweis eines auf das mehrfache der Norm erhöhten Nüchtern-Plasmaglukagonspiegels gesichert.

Das Entstehen eines Erythema necrolyticans migrans, der für das Glukagonom spezifischen Hautveränderung [48], wird auf die Hyperglukagonämie zurückgeführt, da fast immer nach Entfernung eines Tumors oder nach einer zytostatischen Therapie eine Besserung der Hautveränderungen zu beobachten ist [49, 50].

Somatostatinom

Somatostatin, ein Tetradekapeptid mit einem Molekulargewicht von 1450, konnte immunhistochemisch im Gastrointestinaltrakt in Magen und Pankreas nachgewiesen werden [51, 52]. Nach Isolierung und Synthese des Peptids wurden seine Effekte auf den Gastrointestinaltrakt untersucht. Sie bestehen in einer Sekretionshemmung aller gastrointestinalen und pankreatischen Hormone, einer direkten Hemmung der Magen- und Pankreassekretion und der Gallenblasenkontraktion sowie einer Resorptionshemmung von Nahrungsstoffen im Dünndarm. Aus diesem Wirkspektrum lassen sich die Symptome ableiten, die zur Diagnose eines Somatostatin produzierenden endokrinen Tumors führen können, nämlich Diabetes mellitus, Steatorrhoe, Diarrhoe, Achlorhydrie und Cholelithiasis.

Bislang sind nur 15 Patienten mit einem Somatostatinom beschrieben [10, 11, 53, 54]. In den meisten Fällen handelte es sich um nachträgliche Diagnosen bei Patienten, die wegen Cholezystopathien oder Oberbauchtumoren operiert wurden. Die Tumoren waren im Pankreas und im Duodenum lokalisiert, die Metastasierungsrate ist hoch (60–70%). Die endgültige Diagnose wird durch die Bestimmung erhöhter Somatostatinspiegel im Plasma sowie durch den immunhistochemischen Nachweis von somatostatinhaltigen Tumorzellen gestellt.

Pankreatisches Polypeptid und Neurotensin produzierender Tumor

Obwohl PP in geringer Menge von vielen endokrinen gastrointestinalen Tumoren gebildet wird, sind vorwiegend Pankreatisches Polypeptid und Neurotensin produzierende Tumoren sehr selten und bisher nur als Einzelfälle beschrieben [8, 9, 12, 13, 15, 16]. Aufgrund der geringen bisher bekannten Fallzahl kann über die Metastasierungsrate keine genaue Aussage gemacht werden. Es ist außerdem bis heute nicht gesichert, daß sie ein bestimmtes Krankheitsbild verursachen.

Multiple endokrine Neoplasie (MEN Typ I; Wermer-Syndrom)

Als multiple endokrine Neoplasie bezeichnet man das Auftreten mehrerer endokriner Tumoren in verschiedenen Organen, die Erstbeschreibung erfolgte durch Erdheim 1903 [55]. Bei der sog. MEN Typ I sind am häufigsten endokrine Tumoren der Nebenschilddrüsen, der Hypophyse (besonders Prolaktinome) und des Pankreas kombiniert. Im Zusammenhang mit den endokrinen Tumoren des Pankreas ist bedeutsam, daß im Rahmen einer MEN insbesondere Gastrinome [56, 57], Glukagonome [45, 46] und PPome [9], seltener Insulinome [17] auftreten. Eine MEN ist häufig familiär, kann aber auch sporadisch auftreten. Bei Patienten mit endokrinen Pankreastumoren sollte daher immer an eine zusätzliche Endokrinopathie gedacht werden.

Therapie

Prinzipiell sollte bei allen oben genannten Krankheitsbildern eine kausale Therapie im Sinne einer chirurgischen Exstirpation des Tumors angestrebt werden. Wie jedoch in Tabelle 1 dargestellt, ist die Metastasierungsrate der einzelnen Tumoren sehr unterschiedlich, so daß bei Diagnosestellung eine erfolgreiche chirurgische Intervention häufig nicht mehr möglich ist.

Tabelle 1. Einteilung und klinisches Bild endokriner Pankreastumoren. (Nach [17])

	Insulinom	Gastrinom	VIPom	Glukagonom	Somato-statinom	PPom Neuro-tensinom
Klinische Symptome	Nüchternhy-poglykämie	Magensäure-hypersekretion Rezidivie-rende Ulcera Steatorrhoe Diarrhoe	Wäßrige Diarrhoe Hypokaliämie	Erythema necrolyticans migrans Diabetes Anämie	Diabetes Steatorrhoe Cholelithiasis Verminderte Magensäure-sekretion	Keine spezi-fische klini-sche Sym-ptomatik
Hormon	Insulin	Gastrin	VIP PP? Neurotensin?	Glukagon	Somatostatin	PP Neuro-tensin
Metastasie-rungsrate	< 10%	> 90%	> 75%	> 50%	> 50%	> 20-30%
Extrapankrea-tische Lokali-sation	Äußerst selten	Häufig	Häufig	Selten	Häufig	?

Eine Resektion des Primärtumors ist bei Vorliegen von Metastasen nicht immer indiziert [7, 28, 58], kann jedoch im Sinne einer palliativen Tumorverkleinerung bei unzureichendem Ansprechen auf eine medikamentöse Therapie von Nutzen sein [28, 59], dies gilt besonders für maligne Insulinome.

Eine medikamentöse Therapie kann bei endokrinen Tumoren

1. gegen die Hormonsekretion,
2. gegen die Hormoneffekte am Erfolgsorgan,
3. gegen das Tumorwachstum
   gerichtet sein.

Hemmung der Hormonsekretion

Somatostatin, eine allgemein sekretionshemmend wirkende Substanz [60], konnte bisher wegen seiner kurzen Halbwertszeit nur unzureichend eingesetzt werden [61], die Entwicklung eines langwirkenden, subkutan applizierbaren Somatostatinana-logs scheint hier aber neue therapeutische Möglichkeiten zu bieten [62–68]. Dieses Prinzip ist illustriert auf Abb. 1. Durch subkutane Injektion von 50 µg des Somato-statinanalogs SMS 201-995 wird der Serumgastrinspiegel von zwei Patienten mit Gastrinom normalisiert und steigt weder nach Sekretininjektion noch im Laufe eines 12-h-Profils im Vergleich zu einer Kontrollperiode an. Beim Gastrinom kommt dieser Therapie keine praktische Bedeutung zu, weil sich die Symptomatik durch Medikamente nach dem Prinzip 2 (Hemmung am Erfolgsorgan) ausreichend beherrschen läßt. Beim ausbehandelten VIPom sind unter Dauermedikation mit SMS 201-995 jedoch dramatische und langanhaltende Remissionen beschrieben worden [63–65]. Auch beim nicht operablen Glukagonom ist eine SMS-Therapie erfolgversprechend [67]. Widersprechende Ergebnisse wurden bei malignen und anderweitig austherapierten Insulinomen erzielt [66]. In einer eigenen Beobachtung verstärkte sich die Hypoglykämie, weil die Glukagon- und STH-Sekretion, nicht jedoch die Insulinsekretion supprimiert wurden.

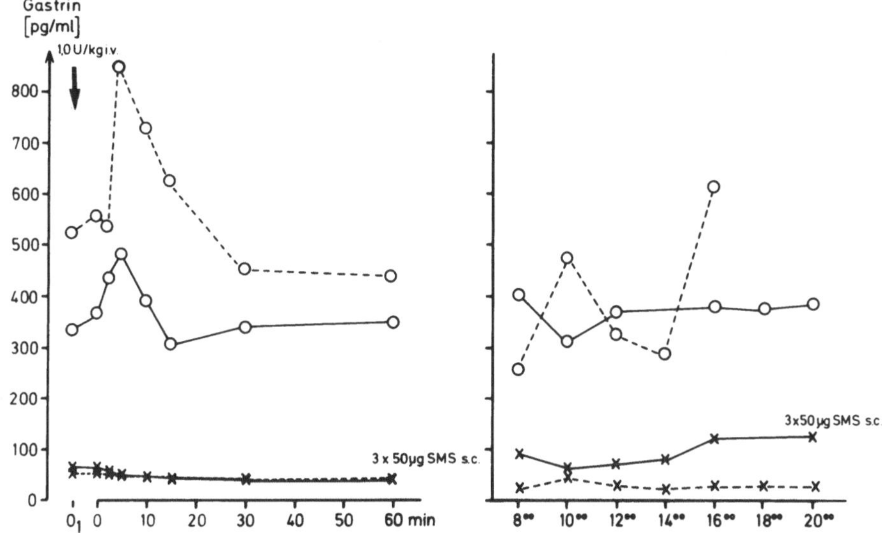

Abb. 1. Gastrinspiegel bei 2 Patienten mit einem Gastrinom vor und nach subkutaner Gabe des Somatostatinanalogs SMS 201-995. *Links* signifikanter Anstieg der Gastrinwerte nach i. v.-Injektion von 1 U/kg KG Sekretin *(Pfeil)* vor SMS-Therapie; *rechts* ein Tagesprofil (8 Uhr = Nüchternwert). Unter SMS 201-995 konnte eine nahezu vollständige Normalisierung der Gastrinwerte erzielt werden. O——O und O - - - - O: Gastrinwerte vor SMS-Therapie; ×——× und × - - - - ×: Gastrinwerte unter 3mal 50 µg SMS subkutan

Eine spezifische antisekretorische Therapie ist beim Insulinom mit Diazoxid möglich, das direkt die emiozytotische Freisetzung von Insulin aus der Tumorzelle hemmt. Diese Wirkung, ebenso wie die des Somatostatins, ist bei entdifferenzierten, d. h. degranulierten Tumoren schwächer und nimmt mit zunehmender Entdifferenzierung ab [28].

Therapie am Zielorgan

Eine Beeinflussung am Erfolgsorgan eines endokrinen Tumors ist beim Insulinom durch Glukose, Glukagon oder Cortisongaben bedingt möglich, wirklich erfolgreich aber nur beim Gastrinom durch die Hemmung der Magensäuresekretion mit H_2-Rezeptor-Antagonisten mit oder ohne Vagotomie oder, bei unzureichender Wirkung, durch Hemmung der Na^+-K^+-ATPase mit Omeprazol, einem substituierten Benzimidazol [69, 70]. Tabelle 2 demonstriert das Verhalten der Magensekretion eines unserer Gastrinompatienten mit intaktem Magen unter der kombinierten Therapie mit Ranitidin und Pirenzepin sowie den alleinigen Effekt der Vagotomie beim gleichen Patienten. Tabelle 3 demonstriert die Wirkung von Omeprazol bei einer Patientin mit metastasierendem Gastrinom und bereits zweimal durchgeführter Magenresektion sowie Rezidivulcera unter 3mal 300 mg Ranitidin. Tabelle 4 zeigt einen ähnlichen Verlauf bei einem antrektomierten Gastrinompatienten. Die früher übliche sowieso nur palliative Maßnahme der totalen Gastrektomie ist unseres Erachtens nicht mehr notwendig, seitdem mit den modernen Magensäuresekre-

Tabelle 2. Basalvolumen und basale Säuresekretion bei einem Patienten mit Gastrinom unter Behandlung mit Ranitidin, Pirenzepin und nach Vagotomie: Gastrinspiegel 250 pg/ml

Therapie	Basalvolumen [ml/60 min]	BAO [mmol/60 min]
Keine	555	52,7
Ranitidin 750 mg + Pirenzepin 50 mg	76	4,0
Vagotomie	186	22,0

Tabelle 3. Omeprazolbehandlung bei einer Patientin mit Gastrinom bei Zustand nach B-II-Resektion: Gastrinspiegel 64700 pg/ml

Behandlung	Basalvolumen [ml/60 min]	BAO [mmol/60 min]
Keine	168	16,5
Omeprazol 60 mg		
2. Tag morgens	47	1,5
8. Tag morgens	57	2,6
45. Tag morgens	62	1,7
Vollständige Abheilung der Ulcera		

Tabelle 4. Behandlung eines Patienten mit Gastrinom und Zustand nach B-II-Resektion mit Omeprazol: Gastrinspiegel 442 pg/ml

Behandlung	Basalvolumen [ml/60 min]	BAO [mmol/60 min]
Keine	330	23,1
Omeprazol 60 mg		
2. Tag morgens	38	0,8
8. Tag morgens	140	3,1
Omeprazol 80 mg		
22. Tag morgens	74	1,9

Tabelle 5. Zytostatikaschemata bei Patienten mit endokrinen gastrointestinalen Tumoren

I.	Streptozotocin (Zanosar)	$500\ mg/m^2$
	5-Fluorouracil	$400\ mg/m^2$

Intravenöse Gabe an 5 aufeinanderfolgenden Tagen, Wiederholung alle 6 Wochen (Nach Moertel et al. [73])

II. Tag 1:	Streptozotocin	$1,5\ g/m^2$
	5-Fluorouracil	$600\ mg/m^2$
	Doxorubicin	$40\ mg/m^2$
Tag 8:	Streptozotocin	$1,5\ g/m^2$
	5-Fluorouracil	$600\ mg/m^2$

Wiederholung alle 4 Wochen (Nach Jensen et al. [74])

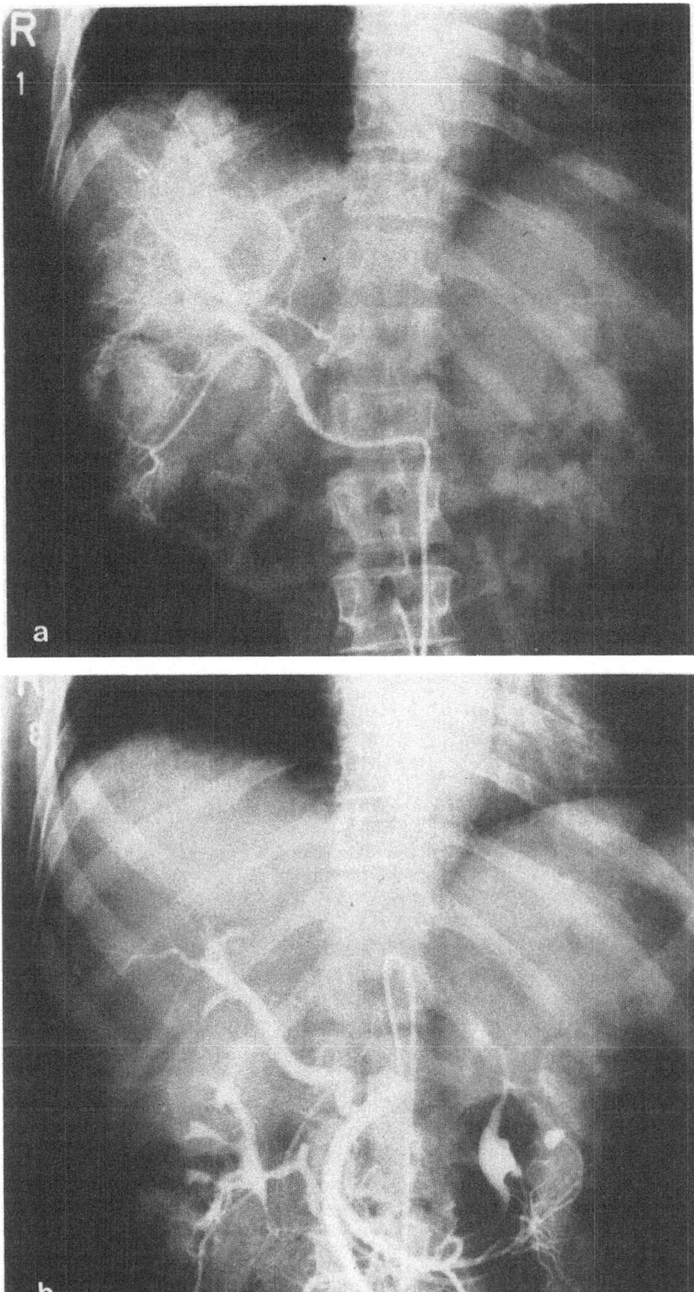

Abb. 2a, b. Leberarterienembolisierung einer Patientin mit metastasierendem Insulinom. **a** Selektive Darstellung der rechten Leberarterie mit Anfärbung multipler vaskularisierter Bezirke im Sinne von Metastasen. **b** Zöliakographie nach 2maliger Injektion von Ethibloc (Prolamin) im Abstand von 14 Tagen. Kein Nachweis von Metastasen nach Embolisation der rechten Leberarterie

tionshemmern eine pharmakologische Gastrektomie möglich geworden ist. Die Diskussion hierüber ist jedoch nicht abgeschlossen [71].

Beeinflussung des Tumorwachstums

Eine wirksame zytostatische Therapie ist mit Streptozotocin möglich und führt häufig zu Tumorregression und langanhaltenden Remissionen [72]. Die Kombination mit 5-FU ergab nach einer Multicenterstudie mit 84 Patienten noch bessere Ergebnisse [73]. Gelegentlich werden auch andere Zytostatika als Mittel erster Wahl eingesetzt, so wird z. B. beim Glukagonom zunächst DTIC empfohlen [50]. Von den endokrinen Tumoren des Pankreas spricht am besten das VIPom auf eine zytostatische Therapie an, an zweiter Stelle das Insulinom, deutlich schlechter das Gastrinom und Glukagonom [28].

Wir richteten uns in den letzten Jahren nach den Therapieschemata von Moertel et al. [73] und Jensen et al. [74]. Die Dosierung ist in Tabelle 5 angegeben. Nebenwirkungen bestehen vor allem in der tagelang anhaltenden Übelkeit nach jedem Therapiezyklus sowie in seltenen Fällen einer Nierenschädigung.

Aufgrund ihrer fast ausschließlichen Metastasierung in die Leber bietet sich bei nicht mehr effektiver medikamentöser Therapie als weitere Möglichkeit die Leberarterienembolisierung an [75–78]. Durch den Verschluß einzelner Äste der Arteria hepatica kommt es zu einer Nekrose der Metastasen ohne wesentliche Schädigung des Leberparenchyms, da die Leber vorwiegend über die Pfortader versorgt wird [75]. Tumorwachstum und Hormonproduktion können auf diese Weise deutlich verringert werden mit einer zum Teil lang anhaltenden Remission. Die Angiogra-

Tabelle 6. Therapeutische Möglichkeiten bei der Behandlung endokriner Pankreastumoren

	Insulinom	Gastrinom	VIPom	Glukagonom	Somatostatinom PPom Neurotensinom
a) Chirurgisch	– Kurative Tumorresektion – Palliative Tumorresektion zur Verkleinerung der Tumormasse und damit Verringerung der aktiven Hormonkonzentration				
b) Medikamentös	– Diazoxid – Propanolol – Chlorpromazin – Somatostatin? (SMS 201-995)	– Cimetidin – Ranitidin – Omeprazol – Somatostatin? (SMS 201-995)	– Corticosteroide – Somatostatin (SMS 201-995)	– Somatostatin (SMS 201-995)	
	– Streptozotocin + 5-FU – L-Asparaginase[+] – Mithramycin[+]	– Streptozotocin + 5-FU	– Streptozotocin + 5-FU	– DTIC – Streptozotocin + 5-FU – Tubericidin + 5-FU – 5-FU oral[+] – Cyclophosphamid[+] – Vincristin[+]	– Streptozotocin + 5-FU – Adriblastin – Dacarbazin
c) Radiologisch	– Embolisation der Arteria hepatica bei vaskularisierten Lebermetastasen				

phiebilder einer Patientin mit einem metastasierenden Insulinom nach 1. und 2. Leberarterienembolisierung sind in Abb. 2 dargestellt.

Eine Zusammenstellung der besprochenen therapeutischen Möglichkeiten bei endokrinen Pankreastumoren ist in Tabelle 6 gegeben, die mit einem $^+$ bezeichneten Medikamente wurden nur in Einzelfällen angewandt.

Literatur

1. Nicholls AG (1902) Single adenoma of the pancreas arising from an island of Langerhans. J Med Res 3: 385
2. Wilder RM, Allan FN, Power MH, Robertson HE (1927) Carcinoma of the islands of the pancreas. Hyperinsulinism and hypoglycemia. JAMA 89: 348
3. Howland G, Campbell WR, Maltby EJ (1929) Dysinsulinism: Convulsions and coma due to islet cell tumor of the pancreas with operation and cure. JAMA 93: 674
4. Whipple AO, Frantz VK (1935) Adenoma of the islet cell with hyperinsulinism. Ann Surg 101: 1299
5. Zollinger RM, Ellison EH (1955) Primary peptic ulcerations of the jejunum associated with islet cell tumors of the pancreas. Ann Surg 142: 709
6. Verner JV, Morrison AB (1958) Islet-cell tumor and a syndrome of refractory watery diarrhea and hypokalemia. Amer J Med 25: 374
7. Mallinson CN, Bloom SR, Warin AP, Salmon PR, Cox B (1974) A glucagonoma syndrome. Lancet II: 1
8. Tomita T, Friesen SR, Kimmel JR, Douli V, Pollock HG (1983) Pancreatic polypeptide secreting islet-cell tumors. Amer J Pathol 113: 134
9. Strodel WE, Vinik AI, Lloyd RV, Glaser B, Eckhauser FE, Fiddian-Green RG, Turcotte JG, Thompson NW (1984) Pancreatic polypeptide producing tumors. Arch Surg 119: 508
10. Pipeleers D, Couturier E, Gepts W, Reynders J, Somers G (1983) Five cases of somatostatinoma: Clinical heterogeneity and diagnostic usefulness of basal and tolbutamide-induced hypersomatostatinemia. J Clin Endocrinol Metab 56: 1236
11. Schusdziarra V, Grube D, Seifert H, Galle J, Etzrodt H, Beischer W, Haferkamp O, Pfeiffer EF (1983) Somatostatinoma syndrome. Clinical, morphological and metabolic features and therapeutic aspects. Klin Wochensch 61: 681
12. Feurle GE, Helmstaedter V, Tischbirek K, Carraway R, Forssmann WG, Grube D, Röher HD (1981) A multihormonal tumor of the pancreas producing neurotensin. Digest Dis Sci 26: 1125
13. Bloom SR, Lee YC, Lacroute JM, Sondag D, Baumann R, Weill JP (1983) Two patients with pancreatic apudomas secreting neurotensin and VIP. Gut 24: 448
14. Grube D (1984) Verner-Morison syndrome due to a pancreatic neurotensinoma. Front Horm Res 12: 168
15. Gutniak M, Rosenqvist U, Grimelius L, Lundberg JM, Hökfelt T, Rökaeus A, Rosell S, Lundqvist G, Fahrenkrug J, Sundblad R, Gutniak E (1980) Report on a patient with watery diarrhea syndrome caused by a pancreatic tumor containing neurotensin, enkephalin and calcitonin. Acta Med Scand 208: 95
16. Shulkes A, Boden R, Cook I, Gallagher N, Furness JB (1984) Characterization of a pancreatic tumor containing vasoactive intestinal peptide, neurotensin, and pancreatic polypeptide. J Clin Endocrinol Metab 58: 41
17. Creutzfeldt W (1985) Endocrine tumors of the pancreas. In: Arquilla E, Volk BW (eds) The diabetic pancreas. 2nd ed, Plenum Publishing Corporation, New York
18. Creutzfeldt W (1975) Pancreatic endocrine tumors - the riddle of their origin and hormone secretion. Isr J Med Sci 11: 762
19. Stefanini P, Carboni H, Patrassi N, Basoli A (1974) Beta islet-cell tumors of the pancreas: Results of a statistical study on 1067 cases collected. Surgery 75: 597
20. Friesen SR, Kimmel JR, Tomita T (1980) Pancreatic polypeptide as screening marker for pancreatic polypeptide apudomas in multiple endocrinopathies. Amer J Surg 139: 61

21. Friesen SR (1982) Tumors of the endocrine pancreas. N Engl J Med 306: 580
22. Kolmannskog F, Schrumpf E, Valnes K (1982) Computed tomography and angiography in pancreatic apudomas and cystadenomas. Acta Radiol Diagn 23: 365
23. Roche A, Capeau J, Halimi P (1983) Methodes radiologiques de localisation des tumeurs endocrines du pancreas. Gastroenterol Clin Biol 7: 49
24. Stark DD, Moss AA, Goldberg HI, Deveney CW, Way L (1983) Computed tomography and nuclear magnetic resonance imaging of pancreatic islet cell tumors. Surgery 94: 1024
25. Krudy AG, Doppman JL, Jensen RT, Norton JA, Collen MJ, Shawker TH, Gardner JD, McArthur K, Gordon P (1984) Localization of islet cell tumors by dynamic CT: Comparison with plain CT, arteriography, sonography, and venous sampling. Amer J Roentgenol 143: 585
26. Peiper H-J, Creutzfeldt W (1975) Endokrine Tumoren des Gastrointestinaltraktes. Chirurg 46: 194
27. Creutzfeldt W, Arnold R, Creutzfeldt C, Deuticke U, Frerichs H, Track NS (1973) Biochemical and morphological investigations of 30 human insulinomas. Diabetologia 9: 217
28. Creutzfeldt W, Arnold R (1985) Endocrine tumors of the pancreas. In: Bockus HL (ed) Gastroenterology, Vol 3. Saunders Ltd, Philadelphia
29. Hayachi M, Floyd JC, Pek S, Fajans SS (1977) Insulin, proinsulin, glucagon and gastrin in pancreatic tumors and in plasma of patients with organic hyperinsulinism. J Clin Endocrinol Metab 44: 681
30. Frerichs H, Creutzfeldt W (1976) Hypoglycemia 1. Insulin secreting tumors. Clin Endocrinol Metab 5: 747
31. Trovati M, Pagano G, Cartia Q, Lorenzati R, Cavalot F, Vitali S, Caselle MT, Lenti G (1982) Dextrose infusion by artificial pancreas in diagnosis of insulinomas. Lancet I: 631
32. Stöckmann F, Ebert R, Nauck M, Siegel EG, Creutzfeldt W (1981) Diagnosis of insulinomas: Quantification of glucose consumption and assessment of suppressibility of insulin secretion. Digestion 28: 66
33. Weinstock G, Margulies P, Kahn E, Susin M, Abrams G (1986) Islet-cell hyperplasia: An unusual cause of hypoglycemia in an adult. Metabolism 35: 110
34. Creutzfeldt W, Arnold R, Creutzfeldt C, Track NS (1975) Pathomorphologic, biochemical, and diagnostic aspects of gastrinomas (Zollinger-Ellison Syndrome). Human Pathol 6: 47
35. Jensen RT, Gardner JD, Raufman J-P, Pandol SJ, Doppman JL, Collen MJ (1983) Zollinger-Ellison Syndrome: Current concepts and management. Annals Int Med 98: 59
36. Lamers CBH, van Tongeren JHM (1977) Comparative study of the value of the calcium, secretin, and meal stimulated increase in serum gastrin to the diagnosis of the Zollinger-Ellison syndrome. Gut 18: 128
37. Deveney LW, Deveney KS, Jaffe BM, Jones RS, Wag LW (1977) Use of calcium and secretin in the diagnosis of gastrinoma (Zollinger-Ellison syndrome). Annals Int Med 87: 680
38. Friesen SR, Tomita T (1981) Pseudo-Zollinger-Ellison syndrome. Annals Surg 194: 481
39. Arnold R, Hülst MV, Neuhof CH, Schwarting H, Becker HD, Creutzfeldt W (1982) Antral gastrin-producing G-cells and somatostatin-producing D-cells in different states of gastric acid secretion. Gut 23: 285
40. Rigaud D, Cerf M, Ou-Yan C, Arrago J-P, Accary J-P, Chayvialle J-A, Rene E, Bonfils S (1982) Tumeur endocrine mixte revelée par un syndrome de Verner-Morrison atypique: Responses dissociées à la perfusion de somatostatine et à l'exerèse tumorale. Gastroenterol Clin Biol 6: 563
41. Lacroute J-M, Sondag D, Baumann R, Abbas A, Schutz J-F, Wolff J-L, Weill-Bousson M, Weill J-P (1983) Vipomes et traitement par la streptozotocine: Deux cas. Gastroenterol Clin Biol 7: 14
42. Said SI, Faloona GR (1975) Elevated plasma and tissue levels of vasoactive intestinal polypeptide in the watery diarrhea syndrome due to pancreatic, bronchogenic and other tumors. N Engl J Med 293: 155
43. McGavran MH, Unger RH, Recant L, Polk HC, Kilo C, Levin ME (1966) A glucagon-secreting alpha-cell carcinoma of the pancreas. N Engl J Med 274: 1408
44. Leichter SB (1980) Clinical and metabolic aspects of glucagonomas. Medicine 59: 100
45. Guillausseau PJ, Guillausseau C, Villet R, Kaloustian E, Valleur P, Hautefeuille P, Lubetzki J (1982) Les glucagonomes. Gastroenterol Clin Biol 6: 1029
46. Stacpoole PW (1981) The glucagonoma syndrome: Clinical features, diagnosis and treatment. Endocrine Reviews 2: 347

47. Ruttman E, Klöppel G, Bommer G, Kiehn M, Heitz PU (1980) Pancreatic glucagonoma with and without syndrome. Virch Arch A Path Anat Hist 388: 51
48. Wilkinson DS (1973) Necrolytic migratory erythema with carcinoma of the pancreas. Trans St Johns Hosp Dermatol Soc 59: 244
49. Montenegro F, Lawrence GD, Macon W, Pass C (1980) Metastatic glucagonomas: Improvement after surgical debulking. Amer J Surg 139: 424
50. Prinz RA, Badrinath K, Banerji M, Sparagana M, Dorsch TR, Lawrence AM (1981) Operative and chemotherapeutic management on malignant glucagon-producing tumors. Surgery 90: 713
51. Polak JM, Pearse AGE, Grimelius L, Bloom SR, Arimura A (1975) Groth hormone release inhibitory peptide hormone in gastrointestinal and pancreatic D-cell. Lancet I: 1220
52. Orci L, Baetens D, Ravazzola M, Malaisse-Lagae F, Amherdt M, Rufener C (1976) Somatostatin in the pancreas and the gastrointestinal tract. In: Fujita T (ed) Endocrine gut and pancreas. Elsevier North Holland, Amsterdam, p 73
53. Stacpoole PW, Kasselber AG, Berelowitz M, Chey WY (1983) Somatostatinoma syndrome: Does a clinical entity exist? Acta Endocrinol 102: 80
54. Kaneko H, Toshima M, Kobayashi H, Kitazawa M, Ito S, Iwanaga T, Kusomoto Y, Fujita T, Nitta H (1983) Duodenal somatostatinoma. Immunohistopathology and review of the literature. Acta Pathol Japon 33: 153
55. Erdheim H (1903) Zur normalen und pethologischen Histologie der Glandula thyreoidea, parathyreoidea und Hypophysis. Beitr Path Anat und Allg Path 33: 158
56. Duggan M, Anderson C (1984) Mixed type Zollinger-Ellison syndrome in a florid case of multiple endocrine neoplasia Type I. Amer J Clin Pathol 82: 481
57. Öberg K, Wälinder O, Boström H, Lundqvist G, Wide L (1982) Peptide hormone markers in screening for endocrine tumors in multiple endocrine adenomatosis Type I. Amer J Med 73: 619
58. Harmon JW, Norton JA, Collin MJ, Krudy AG, Shawker TH, Doppman JL, d'Avis J, Jensen RT (1984) Removal of gastrinomas for control of Zollinger-Ellison Syndrome. Ann Surg 200: 396
59. Landor JH (1984) Control of the Zollinger-Ellison syndrome by excision of primary and metastatic tumor. Amer J Surg 147: 406
60. Fenoglio CM, King DW (1983) Somatostatin: An update. Human Pathol 14: 475
61. Kahn CR, Bhathena SJ, Recant L, Rivier J (1981) Use of somatostatin and somatostatin analogs in a patient with glucagonoma. J Clin Endocrinol Metab 53: 543
62. Bauer W, Briner U, Doepfner W, Haller R, Huguenin R, Marbacg P, Petcher TJ, Pless J (1982) SMS 201-995: A very potent and selective octapeptide analogue of somatostatin with prolonged action. Life Sciences 31: 1133
63. Wood SM, Kraenzlin ME, Adrian TE, Bloom SR (1985) Treatment of patients with pancreatic endocrine tumours using a new long-acting somatostatin analogue: symptomatic and peptide responses. Gut 26: 438
64. Kraenzlin ME, Ch'ng JLC, Wood SM, Carr DH, Bloom SR (1985) Long-term treatment of a VIPoma with somatostatin analogue resulting in remission of symptoms and possible shrinkage of metastases. Gastroenterology 88: 185
65. Maton PN, O'Dorisio TM, Howe BA, McArthur KE, Howard JM, Cherner JA, Malarkey TB, Cullen MJ, Gardner JD, Jensen RT (1985) Effect of a long-acting somatostatin analogue (SMS 201-995) in a patient with pancreatic cholera. N Engl J Med 312: 17
66. Osei K, O'Dorisio TM (1985) Malignant insulinoma: Effects of a somatostatin analog (Compound 201-995) on serum glucose, growth and gastro-entero-pancreatic hormones. Annals Int Med 103: 223
67. Elsborg L, Glenthoj A (1985) Effect of somatostatin in necrolytic migratory erythema of glucagonoma. Acta Med Scand 218: 245
68. Bonfils S (1985) New somatostatin molecule for management of endocrine tumours. Gut 26: 433
69. Lamers CBHW, Lind T, Moberg S, Jansen JBMJ, Olbe L (1984) Omeprazole in Zollinger-Ellison syndrome. New Engl J Med 310: 758
70. McArthur KE, Collen MJ, Maton PN, Cherner JA, Howard JM, Ciarleglio CA, Cornelius MJ, Jensen RT, Gardner JD (1985) Omeprazole: Effective, convenient therapy for Zollinger-Ellison syndrome. Gastroenterology 88: 939

71. Panel Discussion: Is total gastrectomy still acceptable in the treatment of the Zollinger-Ellison Syndrome? (1986) Langenbecks Arch Chir 367: 215–221
72. Broder LE, Carter SK (1973) Pancreatic islet cell carcinoma. II: Results of therapy with streptozotocin in 52 patients. Ann Intern Med 79: 108
73. Moertel CG, Hanley JA, Johnson LA (1980) Streptozocin alone compared with streptozocin plus fluorouracil in the treatment of advanced islet-cell carcinoma. New Engl J Med 303: 1189
74. Jensen RT, Gardner JD, Raufman JP, Pandol SJ, Doppman JL, Collen MJ (1983) Zollinger-Ellison-Syndrome: Current concepts and management. Ann Intern Med 98: 59
75. Allison DJ (1978) Therapeutic embolization. British J Hosp Med 20: 707
76. Carrasco CH, Chuang VP, Wallace S (1983) Apudomas metastatic to the liver: Treatment by hepatic artery embolization. Radiology 149: 79
77. Schuster R, von Romatowski H-J, Creutzfeldt W, Stöckmann F (1983) Transluminale Okklusionsbehandlung von Lebermetastasen hormonbildender Geschwülste. Röntgenpraxis 11: 368
78. Stöckmann F, von Romatowski H-J, Reimold WV, Schuster R, Creutzfeldt W (1984) Hepatic artery embolization for treatment of endocrine gastrointestinal tumors with liver metastases. Z Gastroenterol 22: 652

Operative Strategie bei malignen endokrinen Pankreastumoren

R. K. Teichmann

Die erste Operation wegen eines hormonaktiven Pankreastumors führte W. J. Mayo 1926 durch [31]. Es handelte sich um ein in die Leber metastasiertes Insulinom, an dem der Patient 4 Wochen nach dem Eingriff verstarb. Innerhalb der Vielzahl bis heute beschriebener endokriner Pankreastumoren [2, 7, 12, 29, 32], ist die Metastasierung zum Zeitpunkt der Diagnosestellung unterschiedlich (Tabelle 1), am häufigsten bei Gastrinom sowie dem sehr seltenen EC-Zelltumor und Corticotropinom. Konträr dazu ist der am häufigsten vorkommende endokrine Pankreastumor, das Insulinom, nur in 10–15% metastasiert. Trotz der verschiedenen, oft multiplen Hormonproduktion und deren klinischen Syndrome ist das biologische Verhalten der Tumoren durch ein ähnliches langsames Wachstum gekennzeichnet [7, 12, 29]. Die Metastasierung erfolgt meist in regionale Lymphknoten und Leber. Sie stellt wegen der schwierigen makroskopischen und mikroskopischen Beurteilung der Dignität des Tumors das entscheidende Kriterium der Malignität dar.

Tabelle 1. Häufigkeit von Metastasen zum Zeitpunkt der Diagnose bei malignen endokrinen Pankreastumoren (Nach [2, 7, 12, 29, 32])

	[%]
Insulinom	10– 15
Gastrinom	60–100
VIPom	50
PPom	50
Glukagonom	60– 70
Somatostatinom	50
EC-Zelltumor (Karzinoid)	bis 100
Corticotropinom (ACTH)	bis 100
Neurotensinom	?
hpGRFom („human pancreatic growth hormone releasing factor")	?
ADH-sezernierender Tumor	?
Tumor mit unbekannter Hormonproduktion	?

Endokrin-aktive maligne Tumoren
D. Engelhardt, K. Mann (Hrsg.)
Springer-Verlag Berlin Heidelberg New York 1987

Indikation zur Operation

Die Indikation zum chirurgischen Vorgehen insbesondere auch zu einem palliativen sollte stets gestellt werden, da auch im Falle einer Metastasierung durch Tumorresektion in Kombination mit chemotherapeutischen Maßnahmen durch verminderte Hormonproduktion eine Besserung der Symptomatik erzielt werden kann [7, 12, 29].

Operatives Vorgehen

Intraoperativ ergeben sich folgende chirurgische Aufgaben:
- Tumorlokalisation (solitär, multipel) und
- Klassifizierung des Tumorstadiums (Lymphknoten-, Lebermetastasen),
- Kurative oder palliative Tumorexstirpation bzw. -resektion,
- Umgehungsanastomosen bei Obstruktion von Duodenum oder Gallengang.

Methoden zur intraoperativen Identifizierung von endokrinen Pankreastumoren

Das Auffinden kleiner Tumoren kann intraoperativ schwierig sein, vor allem wenn präoperativ keine Lokalisation möglich war. Dies gilt insbesondere für Insulinome und Gastrinome.

Inspektion und bidigitale Palpation: Nach sorgfältigem Freilegen des Pankreas stehen Inspektion und bidigitale Palpation an erster Stelle [7, 12]. So können 85% der Insulinome entdeckt werden [12]. Im Krankengut der Chirurgischen Klinik der Universität München von 56 Patienten mit Insulinom, ließen sich 82% primär palpieren. Die palpatorische Differenzierung der Gastrinome ist wegen der geringen Tumorgröße wesentlich schwieriger als beim Insulinom [12].

Biopsie und Schnellschnittuntersuchung, Feinnadelpunktion und Schnellcytologie: Suspekte Befunde können biopsiert und im Schnellschnitt untersucht werden. Die Probeexzision ist jedoch im Pankreaskopfbereich wegen benachbarter Strukturen (Gefäße, Gallen- und Pankreasgang) risikoreich [12]. Komplikationslos ist die Feinnadelpunktion, deren weiterer Vorteil die multiple Anwendung darstellt. Hierzu gibt es jedoch bei endokrinen Tumoren noch keine ausreichende Erfahrung.

Ultraschall: Die bisher vorliegenden Erfahrungen zur Lokalisation von Insulinomen und Gastrinomen durch intraoperativen Ultraschall sind in Tabelle 2 zusammengefaßt [3, 9, 14, 18, 26]. Bis auf einen Tumor waren alle anderen intraoperativ bekannt. Hier korrelierte Ultraschallbefund mit Tastbefund. Problematisch erscheint die Untersuchung bei duodenalwandnahen Tumoren. Ferner zeigen nicht alle Tumoren die charakteristischen echoarmen Strukturen im sonst reflexreichen normalen Pankreasgewebe (Grant C. in [26]). Die Methode eignet sich auch nicht zur Verifizierung einer kompletten Entfernung eines Tumors oder hormonaktiven Gewebes.

Tabelle 2. Ergebnisse der Lokalisationsdiagnostik (Insulinom, Gastrinom) mit intraoperativem Ultraschall

Autor	Jahr	n	Tumor bekannt, Korrelation	Okkultes Insulinom lokalisiert
Lane and Coupland [14]	1982	2	2	
Chapuis et al. [3]	1983	2	2	(1mal suspekter Palpationsbefund verifiziert)
Sigel et al. [26]	1984	4	4	
McIlrath et al. (in [26])	1984	10	10	
Norton et al. [18]	1984	1		1
Günther et al. [9]	1985	9	9	
		28	27	1

Selektive Blutentnahme aus Portalvenensystem und Hormonschnellbestimmung (Insulin, Gastrin): Bei diesem Verfahren kann über einen kleinen Seitenast einer Mesenterial- oder Milzvene ein Katheter in das Portalvenensystem vorgeschoben werden und beim Zurückziehen in Zentimeterabständen Blutproben zur Analyse entnommen werden [28, 30]. Abbildung 1 gibt ein Beispiel. Nach Daten der Literatur [8, 13, 30, 33, 34] und eigenen (Tabelle 3) war es möglich, von 27 Insulinomen 5 okkulte Tumoren zu lokalisieren. Eine Hormonschnellbestimmung ist nach eigenen Untersuchungen für Insulin in 20 min möglich. Gastrin läßt sich radioimmunologisch in 45 min bestimmen. Hier liegen erste eigene Erfahrungen bei 4 Patienten vor, bei einem konnte ein okkultes Gastrinom mit dieser Methode lokalisiert werden. Vorteile dieser Methode bestehen in der Erkennung multipler Tumoren, Überprüfung der kompletten Tumorentfernung bzw. der Verifizierung der Entfernung hormonaktiver Tumormasse und der Vermeidung einer „blinden" Pankreasteilresektion.

Glucosebestimmung bei Insulinom: Bei Insulinom kann eine intraoperative Glucosebestimmung zur Überwachung des Patienten und zur Kontrolle der Entfernung des Insulinoms gegebenenfalls mit dem „künstlichen Pankreas" dienen [7, 12]. Der Nachteil dieser Methode ist jedoch, daß Hyperglykämien trotz zurückbelassenem Tumor sowie verzögerte Glucoseanstiege nach Tumorentfernung auftreten können [7, 12, 33]. Nur 39% der Patienten zeigten in einer Studie von Muir et al. [17] einen Anstieg von > 20 mg% in den ersten 30 min nach Tumorentfernung.

In einer Zusammenstellung der Französischen Gesellschaft für Chirurgie [2] von 387 Patienten mit organischem Hyperinsulinismus wurden bei 31 Patienten perioperativ Glucosebestimmungen mit Hilfe des „künstlichen Pankreas" durchgeführt. Die Methode erwies sich bei 18 Patienten als nicht präzise genug.

Operative Verfahren bei hormonaktiven Pankreastumoren

Die Enukleation wird bei benignen Tumoren, insbesondere Insulinomen durchgeführt [7, 12]. In einer Umfrage von Kümmerle und Rückert [12] (Tabelle 4) ergab

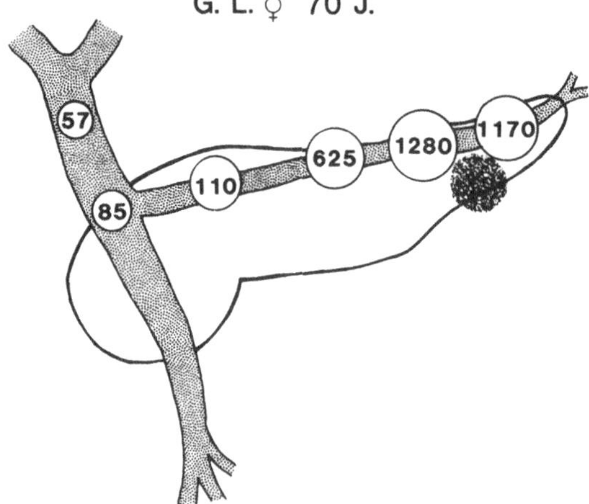

Abb. 1. Insulinkonzentrationen im Portalvenensystem bei einer Patientin mit malignem Insulinom im Pankreasschwanz

Tabelle 3. Ergebnisse der Lokalisation und Verifizierung hormonaktiven Gewebes (Insulinom) mit intraoperativer Hormonschnellbestimmung

Autor	Jahr	n	Tumor bekannt	Okkultes Insulinom lokalisiert	Kontrolle nach Tumor-entfernung	Insulin-bestimmung (min)
Turner et al. [30]	1978	8	8			50
Zick et al. [34]	1982	2		2	+	45
Yao Chong-zheng et al. [33]	1984	5			+	45
Lalau et al. [13]	1984	1		1	+	50
Gerbitz et al. [8]	1984	2	2		+	
Eigene Untersuchungen		9	7	2	+	20
		27		5		

Tabelle 4. Operative Verfahren bei Insulinomen an 14 Universitätskliniken der Bundesrepublik Deutschland (1967–1976) (Modifiziert nach [12])

	n	Letalität [%]
Lokale Exzision	94	0–13
Pankreasschwanzresektion	60	0
Subtotale Pankreaslinksresektion	34	0
Partielle Duodenopankreatektomie	2	?
Totale Duodenopankreatektomie	8	?
Probelaparotomie	9	?
Gesamt	207	6,2

sich dabei eine Letalität von 0–13%. Pankreasschwanz- und subtotale Pankreaslinksresektion sind ebenfalls sichere Verfahren. Bei malignen Tumoren sollte eine Resektion unter Mitnahme regionaler Lymphknoten erfolgen. Eine partielle oder totale Duodenopankreatektomie bei endokrinen Pankreastumoren wurde in der Umfrage in der Bundesrepublik nur bei 10 Patienten mit Insulinom angewandt.

Eine blinde Pankreasteilresektion sollte für endokrine Tumoren nicht mehr durchgeführt werden, da immer die Möglichkeit besteht, intraoperativ Blut aus dem Portalvenensystem zu entnehmen und falls keine Schnellbestimmung möglich ist, diese Bestimmung postoperativ durchzuführen, um dann in einer erneuten Operation gezielt den Tumor zu suchen.

Als palliative Maßnahmen sind Umgehungsanastomosen bei inoperablem Pankreaskopftumor als biliodigestive Anastomose und/oder als eine Gastroenterostomie mit Braun'scher Enteroanastomose anzuführen.

Langzeitergebnisse

Daten über operative Spätergebnisse größerer Patientenkollektive liegen für das Insulinom und Gastrinom vor. Verläufe der anderen malignen Tumoren sind nur durch kleine Patientenzahlen oder Einzelfallpublikationen belegt und erlauben noch keine Wertung.

Malignes Insulinom

Das insgesamt seltene maligne Insulinom zeigt eine sehr gute Prognose [5, 7, 12, 29]. So war nach Danforth et al. [5] mit kurativer Resektion eine mediane Überlebenszeit von 5 Jahren zu erzielen, bei palliativer Resektion in Kombination mit unterschiedlicher Chemotherapie noch von 4 Jahren (Tabelle 5). Bemerkenswert ist, daß selbst bei inoperablem malignem Insulinom mit Chemotherapie eine Überlebenszeit bis zu 4 Jahren beobachtet wurde. Ergebnisse des eigenen Krankengutes bestätigen die günstigen Verläufe.

Malignes Gastrinom

Die Prognose des malignen Gastrinoms ist gut [6, 7, 10, 12, 27, 29]. Nach einer Übersicht von Stabile und Passaro [27] zeigt sich, daß selbst ohne Tumorresektion bei

Tabelle 5. Malignes Insulinom

Analyse	Operation	n	Letalität n	Überlebenszeit in Jahren		Chemo-therapie	Rezi-dive
				Median	(Streuung)		
Literatur [5]	Kurative Resektion	17	1	5	(0,3–8)		10
	Palliative Resektion	7	2	4	(1,7–6)	+	
	Probelaparotomie	32	9	0,9	(0,1–4)	+	
Eigene	Kurative Resektion	3		5,6/8,7/20			
Patienten	Palliative Resektion	1		verstorben 8 J.pop.		+	
	Probelaparotomie	2		verstorben 2,7/8,6 J.pop.		+	

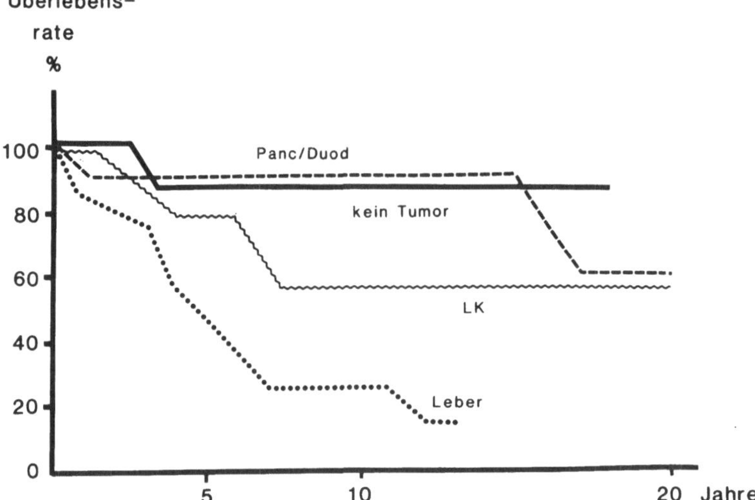

Abb. 2. Überlebensraten bei Gastrinom. *Panc/Duod* = Pankreas/Duodenum, *LK* = Lymphknotenmetastasen. *Kein Tumor* bedeutet, daß intraoperativ für die Hypergastrinämie kein Korrelat gefunden werden konnte (Modifiziert nach [27])

Patienten mit Pankreas- oder Duodenalwandtumoren eine Überlebensrate > 60% nach 20 Jahren besteht (Abb. 2). Bei Patienten mit Lymphknotenmetastasen ergab sich eine Überlebensrate von 60% nach 20 Jahren. Selbst bei Patienten mit Lebermetastasen konnten Verläufe bis über 10 Jahre beschrieben werden. Die Mehrzahl dieser Patienten wurde zur Kontrolle der Säuresekretion gastrektomiert. Durch die Einführung der H_2-Rezeptorenblocker ist ein Wandel in der Therapie der Gastrinome, insbesondere der malignen Gastrinome, eingetreten [6, 7, 15, 20]. Von der Gastrektomie wird heute Abstand genommen zugunsten einer organerhaltenden Therapie. Es sollte jedoch bei jedem Patienten mit Zollinger-Ellison-Syndrom die Tumorentfernung in Betracht gezogen werden. Damit kann bei 10–25% der Patienten eine Heilung erzielt werden [10]. Es ist auch immer zu empfehlen, so viel wie möglich Tumor zu entfernen [29, 35]. Dies gilt auch für die Lymphknotenmetastasen. Eine Normogastrinämie durch radikale Operation kann über 10 Jahre bestehen bleiben [6]. Auch sollten oberflächliche Lebermetastasen durch atypische Resektion entfernt werden [29]. Bei Vorliegen von multiplen Tumoren sowie zurückbelassenen Tumorresten oder Metastasen ist die weitere Säureblockade durch Medikamente erforderlich. Eine Säurereduktion und damit Einsparung antisekretorischer Medikamente scheint durch eine proximal-selektive Vagotomie gewährleistet zu sein [21]. Das Hinzufügen einer proximal-selektiven Vagotomie bei der Tumoroperation des Zollinger-Ellison-Syndroms ist gerade auch bei Vorliegen einer multiplen endokrinen Neoplasie Typ I indiziert, da meist multiple Gastrinome vorliegen und eine komplette chirurgische Entfernung schwierig ist [15].

Eine Indikation zur Gastrektomie ist noch gegeben, wenn die antisekretorische Therapie fehlschlägt oder Nebenwirkungen auftreten.

Behandlung von Lebermetastasen maligner endokriner Pankreastumoren

Isolierte Lebermetastasen

Isolierte Metastasen sollten im Sinne der Entfernung von möglichst allem hormonaktivem Gewebe durch eine atypische Resektion bzw. Lobektomie entfernt werden [29]. Dies erscheint gerechtfertigt, da die Letalität dieser Verfahren unter 1% liegt [16].

Multiple Lebermetastasen

Sind multiple Metastasen vorhanden, sollte bei medikamentös nicht beherrschter Hormonproduktion zuerst die Embolisierung in Betracht gezogen werden [4, 11, 23, 24]. In der Göttinger Arbeitsgruppe [24] ergab sich bei 6 Patienten ein Ansprechen auf die Embolisierung. In jedem Fall bewirkte die Drosselung der arteriellen Durchblutung zumindest eine temporäre Verminderung der Hormonproduktion. Allerdings erwies sich das verwendete Prolamin nicht in jedem Fall als permanentes Embolisat; es wurden Revaskularisationen bis zum ursprünglichen Gefäßkaliber beobachtet. Inwieweit eine Chemoembolisation die Ergebnisse zu verbessern vermag, sollte untersucht werden. Ist mit Embolisation kein therapeutischer Effekt zu erzielen, besteht die Möglichkeit der Implantation eines A.-hepatica-Katheters bzw. einer Infusionspumpe [1, 25] zur kontinuierlichen Applikation von Zytostatika. Mit der lokalen Zytostatikatherapie sind bisher bei 10 Patienten Erfahrungen publiziert worden. Ajani et al. [1] berichtet, daß bei 6 von 9 Patienten eine Tumorregression nachweisbar war. Als Zytostatika wurde Doxorubicin, DTIC (Dimethyltriazenoimidazolcarboximid) und Streptozotocin eingesetzt. 1984 zeigte Schwartz et al. [25] bei einem Patienten mit implantierter Infusionspumpe und Applikation von FUDR (2'Deoxy-5-Fluorouridin), daß die Tumormasse im Beobachtungszeitraum von 27 Wochen konstant blieb.

Neue Aspekte in der Behandlung von Metastasen endokriner Pankreastumoren ergeben sich möglicherweise durch eine Arbeit von Öberg et al. [19]. Sie berichten über zwei Patienten mit pankreatischer Cholera und Leber- und Lungenmetastasen, deren Symptome erfolgreich mit menschlichem Leukozyteninterferon behandelt wurden. Bei dem Patienten mit Lebermetastasen besteht seit 15 Monaten klinische Beschwerdefreiheit. Die Metastasen waren um mehr als 50% zurückgegangen.

Kombinationstherapien - chirurgische Tumorreduktion und lokale bzw. systemische Chemotherapie stellen das interdisziplinäre Therapiekonzept bei nicht kurativ operablen Patienten dar.

Zusammenfassung

Maligne endokrine Pankreastumoren weisen unterschiedliche Häufigkeiten der Metastasierung auf. Sie zeigen jedoch ein langsames Wachstum, so daß selbst bei palliativer Tumorreduktion, gegebenenfalls in Kombination mit Chemotherapie, ein günstiger Effekt auf die Hormonproduktion und damit die Symptomatik erzielt werden kann.

Zur intraoperativen Identifizierung kleiner Tumoren stehen als Methoden Inspektion und bidigitale Palpation, Biopsie und Schnellschnittuntersuchung, Feinnadelpunktion und Schnellzytologie, Ultraschall, selektive Blutentnahme aus Portalvenensystem und Hormonschnellbestimmung (Insulin, Gastrin) und Glucosebestimmung bei Insulinom zur Verfügung. Eine „blinde" Pankreasteilresektion sollte nicht mehr durchgeführt werden. Sichere Operationsverfahren sind die Enukleation für benigne Tumoren und Pankreasresektionen für benigne und maligne Tumoren. Bei malignen Tumoren sollte die Resektion stets unter Mitnahme regionaler Lymphknoten erfolgen. Operative Spätergebnisse bei malignem Insulinom und Gastrinom zeigen Verläufe von über 10 Jahren. Beim Gastrinom wird die Gastrektomie als palliativer Eingriff zunehmend durch medikamentöse Säureblokkade und Hinzufügen einer proximal-selektiven Vagotomie abgelöst. Isolierte Lebermetastasen sollten reseziert werden. Bei Vorliegen von multiplen Lebermetastasen ist zunächst eine Embolisation zu empfehlen. Führt sie zu keinem Effekt, besteht die Möglichkeit der Implantation eines A.-hepatica-Katheters bzw. einer Infusionspumpe zur Applikation von Zytostatika.

Literatur

1. Ajani J, Carrasco C, Charnsangavej C, McClure R, Ratt Y, Benjamin R, Samaan N, Wallace S (1985) Regional therapy of endocrine tumors metastatic to the liver. In: Abstracts, II International Conference on Advances in regional cancer therapy. Giessen, West Germany, p 92
2. Boissel P, Proye CH (eds) (1985) Les tumeurs endocrines du pancréas. Masson, Paris New York Barcelone Milan Mexico Sao Paulo
3. Chapuis Y, Hernigou A, Poirier A, Luton JP, Benali H (1983) Détection échographique en temps réel per-opératoire d'un insulinome pancréatique. La Presse Médicale 12: 2535–2536
4. Clouse ME, Lee RGL, Duszlak EJ, Lokich JJ, Alday MT (1983) Hepatic artery embolization for metastatic endocrine-secreting tumors of the pancreas. Gastroenterology 85: 1183–1186
5. Danforth DN, Gorden P, Brennan MF (1984) Metastatic insulin-secreting carcinoma of the pancreas: Clinical course and the role of surgery. Surgery 96: 1027–1036
6. Deveney CW, Deveney KE, Stark D, Moss A, Stein S, Way LM (1983) Resection of gastrinomas. Ann Surg 198: 546–553
7. Edis AJ, Grant CS, Egdahl RM (1984) Manual of endocrine surgery. 2nd edn. Springer, New York Berlin Heidelberg Tokyo
8. Gerbitz K-D, Spelsberg F, Bach S, Schumacher I, Boenke B (1985) Pancreatic B-cell peptides as parameters for diagnosis and localisation of hormone secreting tumours. J Clin Chem Clin Biochem 23: 377–380
9. Günther RW, Klose KJ, Rückert K, Beyer J, Kuhn FP, Klotter HJ (1985) Localization of small islet-cell tumors. Preoperative and intraoperative ultrasound, computed tomography, arteriography, digital subtraction angiography and pancreatic venous sampling. Gastrointest Radiol 10: 145–152
10. Harmon JW, Norton JA, Collin MJ, Krudy AG, Shawker TH, Doppman JL, A'Avis J, Jensen RT (1984) Removal of gastrinomas for control of Zollinger-Ellison syndrome. Ann Surg 200: 396–404
11. Jian R, Seyring Ja, Roche A, Modigliani R, Lenormand Y, Hautefeuille M (1984) Improvement of metastatic glucagonoma by hepatic artery embolization. Gastroenterology 87: 481–482
12. Kümmerle F, Rückert K (eds) (1983) Chirurgie des endokrinen Pankreas. Thieme, Stuttgart New York

13. Lalau JD, Verhaeghe P, Moullart V, Maurel G, Berthezene F, Gheerbrand JD, Arlot S, Quichaud J (1984) Insulinomes: diagnostic de localisation pré- ou per-opératoire? La Presse Médicale 13: 944–945
14. Lane RJ, Coupland GAE (1982) Operative ultrasonic features of insulinomas. Am J Surg 144: 585–587
15. Malagelada JR (1985) Vagotomy in the management of patients with Zollinger-Ellison syndrome. Pros and Cons. Gastroenterology 89: 435–437
16. Malt RA (1985) Surgery for hepatic neoplasms. New Engl J Med 313: 1591–1596
17. Muir JJ, Endres SM, Offortd K, van Heerden JA, Tinker JH (1983) Glucose management in patients undergoing operation for insulinoma removal. Anesthesiology 59: 371–375
18. Norton JA, Sigel B, Baker AR, Ettinghausen SE, Shawker TH, Krudy AG, Doppman JL, Taylor SI, Gordon P (1985) Localization of an occult insulinoma by intraoperative ultrasonography. Surgery 97: 381–384
19. Öberg K, Lindström H, Alm G, Lundquist G (1985) Successful treatment of therapy-resistant pancreatic cholera with human leucocyte interferon. Lancet I: 725–727
20. Peiper H-J (1980) Pankreatische APUDome. Chirurg 51: 380–388
21. Richardson CT, Peters MN, Feldman M, McClelland RN, Walsh JH, Cooper KA, Willeford G, Dickerman RM, Fordtran JS (1985) Treatment of Zollinger-Ellison syndrome with exploratory laparotomy, proximal gastric vagotomy, and H_2-receptor antagonists. Gastroenterology 89: 357–367
22. Rückert KF, Klotter HJ, Kümmerle F (1984) Intraoperative ultrasonic localization of endocrine tumors of the pancreas. Surgery 96: 1045–1047
23. Schultheiss KM (1985) Embolisation – Chemoembolisation. Beitr. Onkol 21: 201–228
24. Schuster R, Romatowski H-J, Creutzfeldt W, Stöckmann F (1983) Transluminale Okklusionsbehandlung von Lebermetastasen hormonbildender Geschwülste. Röntgenpraxis 36: 368–373
25. Schwartz SI, Jones LS, McCune CS (1985) Assessment of treatment of intrahepatic malignancies using chemotherapy via an implantable pump. Ann Surg 201: 560–567
26. Sigel B, Machi J, Ramos JR, Duarte B, Donahue PE (1984) The role of imaging ultrasound during pancreatic surgery. Ann Surg 200: 486–493
27. Stabile BE, Passaro E (1985) Benign and malignant gastrinoma. Am J Surg 149: 144–150
28. Teichmann RK, Spelsberg F, Heberer G (1982) Intraoperative biochemical localization of insulinomas by quick radioimmunoassay. Am J Surg 143: 113–115
29. Thompson NW, Eckhauser FE (1984) Malignant islet-cell tumors of the pancreas. World J Surg 8: 940–951
30. Turner RC, Morris PJ, Lee ECG, Harris EA, Dick R (1978) Localisation of insulinomas. Lancet II: 515–518
31. Wilder RM, Allan FH, Power MH, Robertson HE (1927) Carcinoma of the islands of the pancreas. Hyperinsulinism and hypoglycemia. JAMA 89: 348–355
32. Wilson DM, Ceda GP, Bostwick DG, Webber RJ, Minkoff JR, Pont A, Hintz RL, Bensch KG, Kraemer FB, Rosenfeld RG, Hoffmann AR (1984) Acromegaly and Zollinger-Ellison syndrome secondary to an islet cell tumor: Characterization and quantification of plasma and tumor human growth hormone-releasing factor. JCE & M 59: 1002–1005
33. Yao Chong-zheng, Zeng Xian-jiu, Niu Zhan-po (1984) Rapid assay of insulin in portosplenic blood for insulinoma. Chinese Medical Journal 97 (1): 57–60
34. Zick R, Hammer A, Otten G, Mitzkat HJ (1982) Rapid radioimmunoassay for insulin and its application in localizing occult insulinomas by intraoperative pancreatic vein catheterization. Eur J Nucl Med 7: 85–87
35. Zollinger RM, Ellison EC, O'Dorisio TM, Sparks J (1984) Thirty years' experience with gastrinoma. World J Surg 8: 427–435

Ektopes ACTH-Syndrom –
Diagnostische und therapeutische Aspekte

O. A. Müller

Bereits 1952 beschrieb Thorne das gemeinsame Vorkommen eines Bronchialkarzinoms mit einem Cushing-Syndrom [21]. 1961 konnte Christy ACTH-Aktivität im Plasma von Patienten mit Bronchialkarzinomen nachweisen [3]. Meador und Mitarbeiter [14] wiesen 1962 bei 5 Patienten als Ursache ihres Cushing-Syndroms extrahypophysäre Tumoren nach, 1965 wurde von Liddle der Begriff „ektopes ACTH-Syndrom" geprägt [13]. Dieses Syndrom gehört sicherlich zu den am besten untersuchten paraneoplastischen Syndromen (Übersicht bei [8, 19]). Diese Tumoren gehören zu den sog. APUDomen. Am häufigsten wurde eine ektope ACTH-Produktion für das kleinzellige Bronchialkarzinom nachgewiesen [7, 8], eine paraneoplastische ACTH-Sekretion wurde aber auch bei Pankreastumoren, Thymomen, Karzinoiden, medullären Schilddrüsenkarzinomen und Phäochromozytomen nachgewiesen [11].

Im folgenden werden einige wichtige diagnostische und therapeutische Aspekte dieser Erkrankung zusammengestellt.

Diagnostik der ektopen ACTH-Produktion

Unter den verschiedenen Formen des Cushing-Syndroms (hypothalamisch-hypophysäres, zentrales Cushing-Syndrom; Nebennierenadenom bzw. -karzinom mit autonomer Cortisolproduktion; paraneoplastische ACTH-Sekretion) ist das ektope ACTH-Syndrom mit etwa 10% der Fälle relativ selten [11, 17, 23]. Sehr viel häufiger findet sich z. B. bei kleinzelligen Bronchialkarzinomen eine radioimmunologisch nachweisbare ACTH-Sekretion ohne Zeichen der biologischen Aktivität, d. h. ohne Cushing-Syndrom, bzw. mit Nachweis von ACTH bzw. anderen Peptiden aus der ACTH-LPH-Familie lediglich im Tumorgewebe selbst ohne Sekretionsnachweis [7, 8]. Auch konnte von mehreren Autoren gezeigt werden, daß es bei ektoper Produktion zu ganz unterschiedlichen Sekretionsmustern der Peptide aus der ACTH-LPH-Familie kommt [9, 10, 12]. So wurde eine veränderte Genexpression des Proopiomelanocortions in nicht hypophysären, ACTHproduzierenden Tumoren nachgewiesen [10, 12]. Als Tumormarker haben sich ACTH, seine Vorstufen und die übrigen Peptide aus der ACTH-LPH-Familie nicht bewährt, da ein klinisch relevanter Nutzen bei der Erfassung dieser Peptide relativ selten resultiert. Dieses wird auch in der Abb. 1 dokumentiert, die unsere Ergebnisse mit einem allerdings vorwiegend N-terminalen ACTH Radioimmunoassay, mit dem also im wesentlichen biologisch aktives ACTH erfaßt wird, dokumentiert. Wir fanden nur bei 5 von 50

Endokrin-aktive maligne Tumoren
D. Engelhardt, K. Mann (Hrsg.)
Springer-Verlag Berlin Heidelberg New York 1987

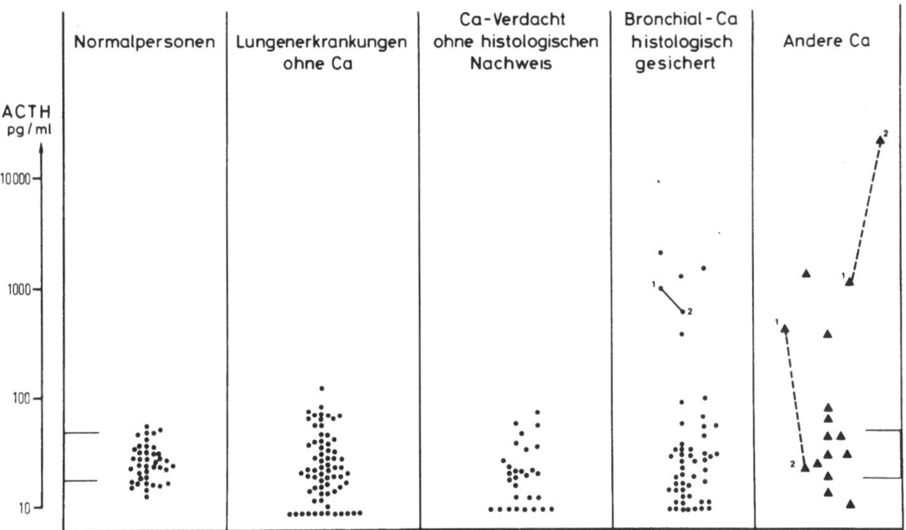

Abb. 1. ACTH-Plasmaspiegel bei Karzinompatienten bzw. bei Kontrollgruppen. Die durch eine Linie verbundenen, mit *1* und *2* bezeichneten ACTH-Spiegel stammen jeweils von demselben Patienten zu verschiedenen Zeitpunkten. Einzelheiten im Text. (Aus [15])

gesicherten Bronchialkarzinomen und bei 4 von 14 Patienten mit gesicherten anderen Karzinomen eine eindeutig pathologisch hohe ACTH-Sekretion im Sinne einer ektopen Produktion. Bei allen diesen Patienten fanden sich – zumindest retrospektiv – klinische Zeichen für das Vorliegen einer ektopen ACTH-Produktion mit Cushing-Syndrom (Einzelheiten in [15]). Im Einzelfall können bei Nachweis einer paraneoplastischen ACTH-Funktion ACTH-Spiegel als „Marker" für den weiteren Verlauf eingesetzt werden. Das ist ebenfalls in der Abbildung 1 für 2 Patienten vor und nach einer Operation mit einem deutlichen Abfall des ACTH-Spiegels dokumentiert, während bei einem weiteren Patienten mit einem metastasierenden medullären Schilddrüsenkarzinom mit ektoper ACTH-Produktion der Wert von 1000 pg/ml auf ca. 20 000 pg/ml ansteigt (Abb. 1, Einzelheiten in [15]). Bezüglich der nur hormonanalytisch faßbaren paraneoplastischen ACTH-Produktion bei Tumorpatienten ohne Hypercortizismus sei auch auf den Beitrag von R. Arnold (s. S. 29) verwiesen.

Die klinische Verdachtsdiagnose eines Cushing-Syndroms bei Tumorpatienten aufgrund einer paraneoplastischen ACTH-Produktion kann im Einzelfall schwierig sein, weil die typischen Symptome eines Cushing-Syndroms [16] nur sehr gering ausgeprägt sind oder gar nicht nachweisbar sind. Klinisches Leitsymptom ist die hypokaliämische Alkalose und in zweiter Linie eine Hyperpigmentierung. Für die Hyperpigmentierung ist die dem ACTH innenwohnende melanozytenstimulierende Wirkung verantwortlich, da im ACTH-Molekül die Aminosäuresequenz des MSH vollständig vorhanden ist. Die hypokaliämische Alkalose erklärt sich aus der ausgeprägten Mehrsekretion von Nebennierenrindensteroiden mit Mineralokortikoidwirkung, wie Corticosteron und Desoxycorticosteron, bedingt durch die Mehrproduktion von ACTH [17, 20]. Die hormonanalytische Diagnostik umfaßt die

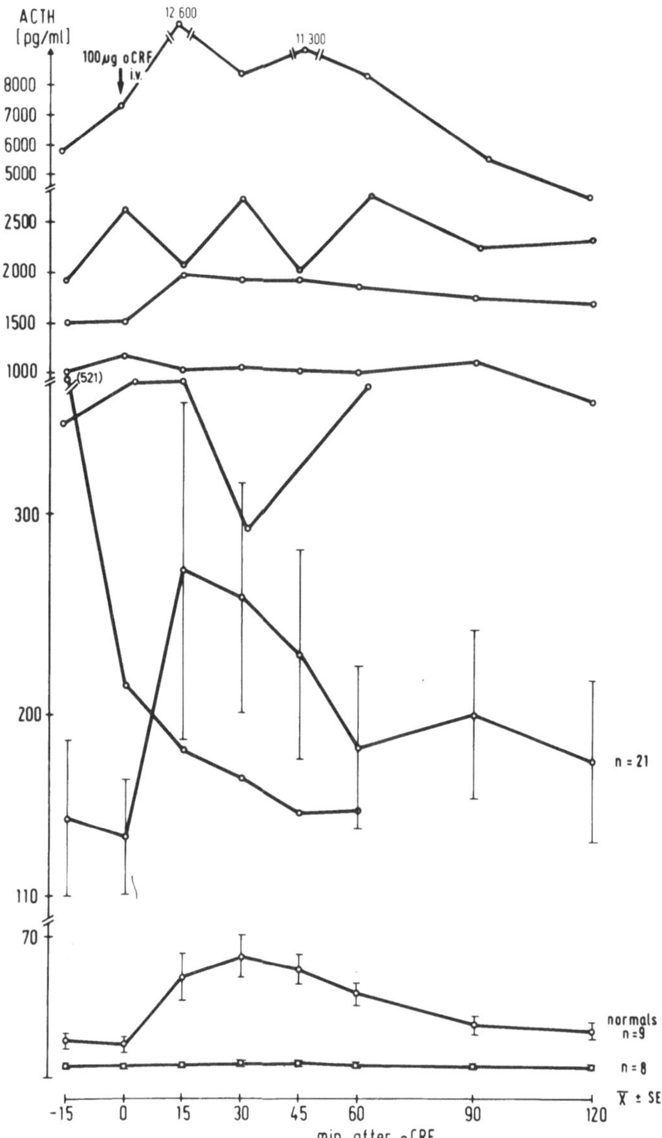

Abb. 2. CRF-Stimulationtest zur Differentialdiagnose des Cushing-Syndroms. Bei Patienten mit zentralem Cushing-Syndrom (n = 21) steigt der ACTH-Spiegel deutlicher als bei Normalpersonen (n = 9) an, während bei Patienten mit einem cortisolproduzierenden Nebennierentumor (n = 8) die supprimierten ACTH-Spiegel durch CRF nicht zu stimulieren sind. Die ACTH-Spiegel vor und nach Stimulation mit CRF bei 6 Patienten mit gesicherter paraneoplastischer ACTH-Sekretion sind einzeln aufgeführt (weitere Einzelheiten im Text)

Tests zur Sicherung eines Cushing-Syndroms, insbesondere die fehlende Hemm-
barkeit im Dexamethasonhemmtest in der Kurzform sowie die Ausscheidung vom
freien Cortisol im 24-h-Urin [17]. Die endgültige Sicherung der paraneoplastischen
ACTH-Sekretion gelingt häufig schon durch die radioimmunologische Messung
des bereits basal massiv erhöhten ACTH-Spiegels [15, 17], wobei allerdings Über-
schneidungen mit relativ hohen ACTH-Spiegeln bei zentralem Cushing-Syndrom
möglich sind [16]. Im Zweifelsfall müssen weitere Funktionsteste (hochdosierte
Dexamethasongabe, CRF-Stimulationstest) eingesetzt werden [17]. In der Abb. 2
sind unsere Ergebnisse mit dem CRF-Stimulationstest zusammengefaßt. Bei 6 Patienten mit einer ektopen ACTH-Produktion, die u. a. durch die fehlende Hemm-
barkeit von ACTH und Cortisol unter hohen Dexamethason-Dosierungen dokumentiert war, fand sich zweimal ein überraschender ACTH-Anstieg nach CRF-Stimulation, während in den übrigen Fällen die ACTH-Spiegel in gleicher Höhe lagen
wie CRF-Gabe bzw. sogar abfielen. Die Möglichkeit einer gleichzeitigen paraneoplastischen Sekretion von CRF oder CRF-ähnlichen Substanzen [11, 15, 22] wurde
durch nicht meßbar niedrige, radioimmunologisch gemessene CRF-Spiegel [18]

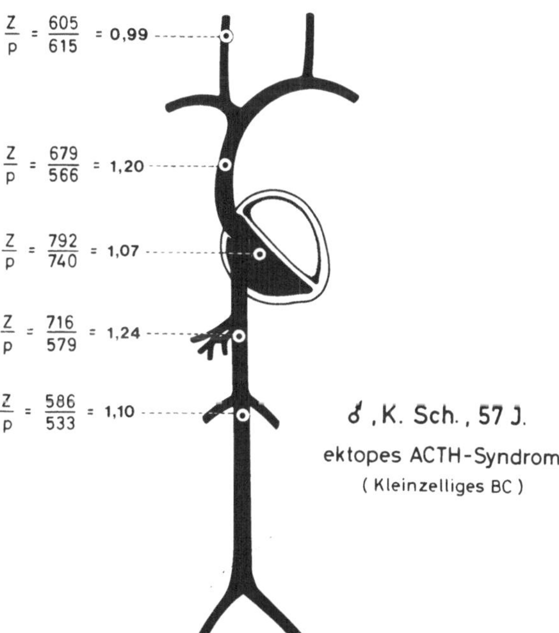

Abb. 3. Differentialdiagnose zwischen zentralem Cushing-Syndrom und ektoper ACTH-Produktion. Die auch in Höhe des Bulbus cranialis venae jugularis gegenüber der Peripherie etwa gleich
hohen zentralen ACTH-Spiegel sprechen für das Vorliegen eines ektopen ACTH-Syndroms und
gegen ein zentrales Cushing-Syndrom. (Aus [15])

ausgeschlossen. Somit handelt es sich bei den beiden Patienten mit ACTH-Anstieg nach CRF-Stimulation um eine partielle Regulierbarkeit der ektopen ACTH-Produktion durch CRF. Diese Ausnahmen schränken die Bedeutung des CRF-Stimulationstests bei der Diagnose eines Cushing-Syndroms [17, 18] aber nur unwesentlich ein. Von der Norm abweichende Testausfälle sind für alle Funktionstests, die bei der Differentialdiagnose des Cushing-Syndroms eingesetzt werden, beschrieben [11, 16, 17]. Bei nicht eindeutig durch die Funktionstests gesicherter ektoper bzw. hypophysärer ACTH-Sekretion muß eine venöse Etagenblutentnahme durchgeführt werden [4, 9, 11, 15, 16, 20]. Hierbei werden zentral-venös an verschiedenen Stellen Blutproben genommen. Gleichzeitig zu jeder zentralen Entnahme wird aus einer Cubitalvene eine periphere Blutprobe entnommen. Der Quotient aus zentralen und peripheren ACTH-Spiegeln schwankt normalerweise um den Faktor 1, im Falle eines zentralen Cushing-Syndroms findet sich in der Höhe des Bulbus cranialis venae jugularis – also hypophysennah – ein höherer zentraler Spiegel, so daß der Quotient auf 2 oder mehr ansteigt. Bei einer ektopen ACTH-Produktion findet sich dieser Anstieg des Quotienten hypophysennah nicht (s. Beispiel in Abb. 3). Manchmal gelingt auch der positive Nachweis einer ektopen ACTH-Produktion durch einen deutlichen Gradienten der ACTH-Sekretion an den übrigen nicht hypophysennahen Entnahmenstellen, z. B. im Bereich von Mediastinalvenen bei einem mediastinalen Karzinoid mit ektoper ACTH-Produktion [9].

Die Diagnose einer ektopen ACTH-Produktion kann erschwert sein, wenn man zusätzlich zu einer gewissen Regulierbarkeit der ACTH-Sekretion (Stimulierbarkeit durch CRF, partielle Supprimierbarkeit durch hohe Dexamethasondosen) ein relativ langsamer Verlauf des Cushing-Syndroms über Jahre dokumentiert ist. Hier wird dann in der Regel ein zentrales Cushing-Syndrom diagnostiziert [2, 9, 15, 16] und eine entsprechende Therapie eingeleitet und erst im weiteren Verlauf die richtige Diagnose gestellt [2, 9, 15].

Therapie des Cushing-Syndroms bei ektoper ACTH-Produktion

Die einzige kausale Therapie dieser Form des Cushing-Syndroms besteht in der vollständigen Beseitigung des Tumors mit ektoper ACTH-Produktion [9, 11, 17, 23]. Dieses ist aber häufig nicht mehr möglich, da die Diagnose einer paraneoplastischen ACTH-Produktion in der Regel erst zu einem Zeitpunkt gestellt wird, wenn bereits eine Metastasierung, z. B. des kleinzelligen Bronchialkarzinoms, nachweisbar ist. In diesen Fällen kann eine Zytostatikatherapie als kausaler therapeutischer Ansatz (Tabelle 1) versucht werden, wenn auch eine vollständige Remission des Tumorleidens und damit der ektopen ACTH-Produktion in der Regel nicht erzielt wird. Insofern kommt der symptomatischen Therapie (Tabelle 1) große Bedeutung zu. Die alleinige Substitution von Kalium ist nicht ausreichend, u.a. auch wegen des hohen Kaliumbedarfs [20], so daß eine symptomatische Therapie des Cortisolexzesses in der Regel erforderlich ist. Hier wurde früher die bilaterale Adrenalektomie durchgeführt [2, 11, 23], die heutzutage nur dann in Erwägung gezogen werden sollte, wenn eine symptomatische medikamentöse adrenolytische Therapie (Tabelle 1) nicht erfolgreich ist. Bewährt hat sich hierbei die Therapie mit o,p'-DDD

Tabelle 1. Therapie des ektopen ACTH-Syndroms

A. Kausal
Tumorexstirpation
e. v. Zytostatika

B. Symptomatisch
Operativ:
    Beidseitige Adrenalektomie
Medikamentös:
    Adrenolytika z. B. o,p'-DDD, Metopiron, Aminoglutethimid
    Ketokonazol?
    Etomidate?
    Somatostatin (-Analoga)?

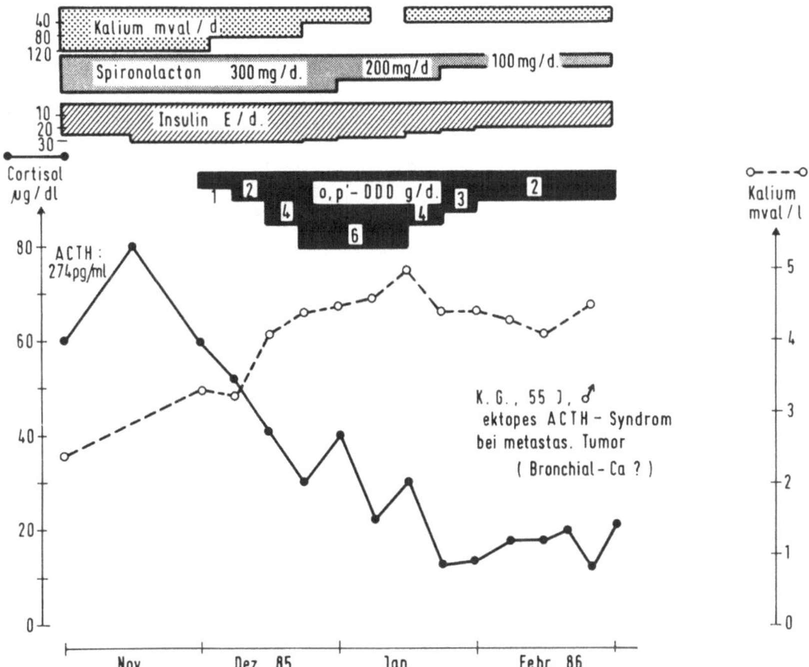

Abb. 4. Viermonatige Verlaufskontrolle eines Patienten mit Cushing-Syndrom bei ektoper ACTH-Produktion. Unter der hochdosierten adrenolytischen Therapie mit o,p'-DDD normalisieren sich die Cortisolspiegel. Gleichzeitig steigt das Kalium an bei geringerem Substitutionsbedarf, auch nimmt der Insulinbedarf des zusätzlich bestehenden Diabetes mellitus ab (gemeinsame Beobachtung mit Dr. K. Brauch und Prof. H. Mehnert, III. Med. Abt. Städt. Krankenhaus München-Schwabing). Der Patient ist auch nach weiteren 4 Monaten (Juni 1986) mit einer Therapie von 2–3 g o,p'-DDD pro Tag bezüglich seiner Cortisolsekretion normalisiert

[9, 11]. Mit einer einschleichenden Dosierung bis zu maximal 6 g/Tag (in Einzelfällen sogar bis zu 10 g/Tag) kann eine anhaltende Remission des Cortisolexzesses erzielt werden (Beispiel in Abb. 4), wobei ggf. eine zusätzliche Hydrocortisonsubstitution erfolgen muß. Erfolgreiche adrenolytische Therapien sind auch mit Aminoglutethimid und Metopiron beschrieben worden [9, 11]. Inwieweit auch andere Sub-

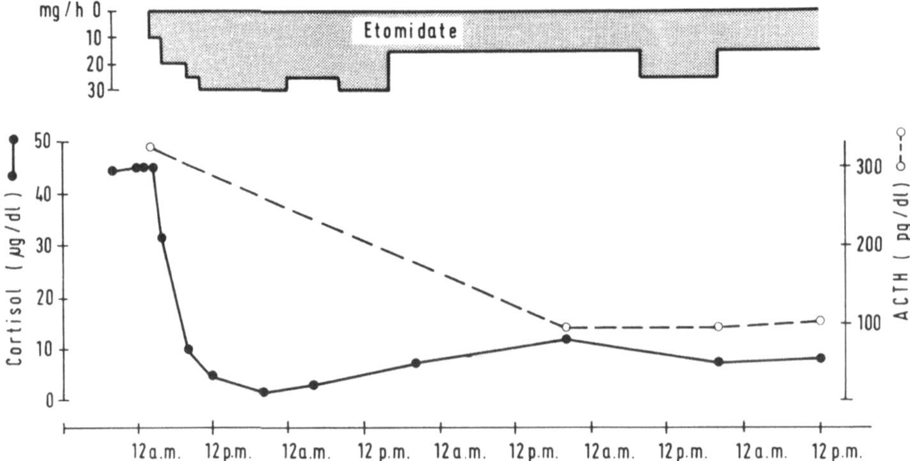

Abb. 5. Serumcortisol (●——●) und Plasma-ACTH-Spiegel (○----○) vor und unter einer kontinuierlichen Etomidate-Infusion. (Aus [6])

stanzen mit Beeinflussung der Cortisolsynthese (Ketokonazol [5], Etomidate [1]) bzw. Cortisolantagonisten (RU 486) bzw. Substanzen mit direkter Beeinflussung der ektopen ACTH-Produktion (Somatostatin bzw. Somatostatin-Analoga) hilfreich sind, ist derzeit noch offen [17]. Wir konnten die drastische Reduzierung der massiv erhöhten ACTH-Spiegel bei einem Patienten mit medullärem Schilddrüsenkarzinom und paraneoplastischer ACTH-Sekretion durch eine Somatostatininfusion nachweisen [15]. In Abb. 5 sind die ACTH- und Cortisol-Spiegel bei einem Patienten mit ektoper ACTH-Produktion unter einer Etomidate-Infusion wiedergegeben. Dieser Patient hatte neben anderen ausgeprägten Zeichen des Cushing-Syndroms eine deutliche Psychose, die eine sedierende Therapie unter intensivmedizinischen Überwachungsbedingungen erforderlich machte. Aus diesen Gründen und wegen der bekannten adrenolytischen Wirkung [1] wurde Etomidate gegeben, das überraschenderweise nicht nur zu einer Normalisierung der Cortisolspiegel sondern auch zu einer Senkung der ACTH-Spiegel führte [6].

Zusammenfassende Schlußbetrachtung

Die paraneoplastische Sekretion von biologisch inaktiven ACTH-Bruchstücken, Vorstufen bzw. ACTH-ähnlichen Substanzen wird bei einer Reihe von Karzinomen gehäuft beobachtet. Eine paraneoplastische Sekretion von biologisch aktivem ACTH ist eine seltene Ursache eines Cushing-Syndroms (etwa 10% aller Fälle im Erwachsenenalter), wobei am häufigsten das kleinzellige Bronchialkarzinom Ursache dieser ektopen ACTH-Produktion ist. Die klinische Verdachtsdiagnose muß vor allen Dingen bei Hyperpigmentierung und hypokaliämischer Alkalose gestellt werden, die übrigen Zeichen eines Cushing-Syndroms können diskret sein. Die hormonanalytische Sicherung erfolgt durch die endokrinologische Funktionsdiagnostik, wobei bereits die Höhe des ACTH-Spiegels richtungsweisend sein kann. Im Zweifelsfall müssen eine hochdosierte Dexamethasongabe, ein CRF-Stimulationstest sowie in Einzelfällen auch eine venöse Etagenblutentnahme durchgeführt werden. Die Therapie ist selten kausal (Tumorentfernung), meistens symptomatisch, wobei dem Einsatz von adrenolytischen Substanzen der Vorzug vor anderen Maßnahmen zu geben ist.

Literatur

1. Allolio B, Stuttmann R, Fischer H, Leonhardt W, Winkelmann W (1983) Long-term etomidate and adrenocortical suppression. Lancet I: 626
2. Boscaro M, Merola G, Sonino N, Menegus AM, Sartori F, Mantero F (1985) Evidence for ectopic ACTH production years after bilateral adrenalectomy for Cushing's syndrome: in vivo and in vitro studies. J Endocrinol Invest 8: 417–421
3. Christy NP (1961) Adrenocorticotrophic activity in the plasma of patients with Cushing's syndrome associated with pulmonary neoplasia. Lancet I: 85–86
4. Corrigan EF, Schaaf M, Whaley RA, Czerwinski CL, Earll JM (1977) Selective venous sampling to differentiate ectopic ACTH secretion from pituitary Cushing's syndrome. N Engl J Med 296: 861–862
5. Engelhardt D, Mann K, Hörmann R, Braun S, Karl HJ (1983) Ketokonazole inhibits cortisol secretion of an adrenal adenoma in vivo and in vitro. Klin Wochenschr 61: 373–375
6. Gärtner R, Albrecht M, Müller OA (1986) Effect of etomidate on hypercortisolism due to ectopic ACTH-production. Lancet I: 275
7. Gewirtz G, Yalow RS (1974) Ectopic ACTH production carcinoma of the lung. J Clin Invest 53: 1022–1032
8. Havemann K, Gropp C (1980) Ektope Hormonproduktion beim kleinzelligen Bronchialkarzinom. Internist 21: 84–94
9. Howlett TA, Rees LH, Besser GM (1985) Cushing's syndrome. In: Besser GM, Rees LH (eds) Clinics in endocrinology and metabolism. Vol 14, Nr 4: The Pituitary-Adrenocortical Axis. W. B. Saunders Company, London-Philadelphia-Toronto, pp 911–945
10. Imura H (1985) In: Besser GM, Rees LH (eds) Clinics in endocrinology and metabolism. Vol 14, Nr 4: The Pituitary-Adrenocortical Axis. W. B. Saunders Company, London-Philadelphia-Toronto, pp 845–866
11. Jeffcoate WJ, Edwards CRW (1979) Cushing's syndrome: pathogenesis, diagnosis and treatment. In: James VHT (ed) The Adrenal Gland. Raven Press, New York, pp 165–195
12. de Keyzer Y, Bertagna Y, Lenne F, Girard F, Luton J-P, Kahn A (1985) Altered proopiomelanocortin gene expression in adrenocorticotropin-producing nonpituitary tumors. J Clin Invest 76: 1892–1898
13. Liddle GW, Givens IR, Nicholson WE, Island DP (1965) The ectopic ACTH-syndrome. Cancer Res 25: 1057–1061
14. Meador CK, Liddle GW, Island DP, Nicholson WE, Lucas CP, Nuckton JG, Luetscher JA (1962) Cause of Cushing's syndrome in patients with tumours arising from „nonendocrine" tissue. J Clin Endocrinol Metab 22: 693–703
15. Müller OA (1980) ACTH im Plasma, Bestimmungsmethoden und klinische Bedeutung. Thieme, Stuttgart (Copythek), 1–179
16. Müller OA, Fahlbusch R (1984) Zur Diagnose und Therapie des hypothalamo-hypophysären Cushing-Syndroms – derzeitiger Stand und neue Aspekte. Akt Endokr Stoffw 5: 142–147
17. Müller OA (1985) Diagnose des Cushing-Syndroms – Therapie des Cushing-Syndroms. DMW 110: 1897–1902
18. Müller OA, Stalla GK, von Werder K (1985) Corticotropin Releasing Factor (CRF): Diagnostische Aspekte. Internist 26: 251–258
19. Rees LH, Bloomfield GA, Gilkes JJH, Jeffcoate WJ, Besser GM (1977) ACTH as a tumor marker. Ann NY Acad Sci 297: 603–620

20. Scriba PC, von Werder K, Richter J, Schwarz K (1968) Ein Beitrag zur klinischen Diagnostik des ektopischen ACTH-Syndroms. Klin Wochenschr 46: 49-50
21. Thorne MG (1952) Cushing's syndrome associated with bronchial carcinoma. Guys Hosp Rep 101: 251-272
22. Upton GV, Amatruda TT (1971) Evidence for the presence of tumor peptides with corticotrophin-releasing factorlike activity in the ectopic ACTH syndrome. N Engl J Med 285: 419-424
23. Welbourn RB (1984) Tumors of the neuroendocrine system (apud cell tumors-apudomas). In: Ravitch MM (ed) Current Problems in Surgery. Vol 21, Nr 8. Year Book Medical Publishers, Inc., Chicago, pp 1-73

Nebenschilddrüsencarcinom und medulläres Schilddrüsencarcinom

R. Ziegler, J. Gottswinter, F. Raue

Nebenschilddrüsencarcinom

Klinik und Vorkommen

Das Nebenschilddrüsencarcinom ist die maligne Variante des primären Hyperparathyreoidismus (pHPT), der autonomen Nebenschilddrüsenüberfunktion. In der frühen Literatur (Übersicht bei [8]) wurden folgende Symptome im Verlauf der Carcinomkrankheit als typisch und verdächtig angesehen: Stark ausgeprägte Hypercalciämie, Zeichen eines invasiven Wachstums wie z. B. Auftreten einer Recurrensparese; Persistenz einer Hypercalciämie nach Entfernung aller vier Epithelkörperchen; Lymphknotenmetastasen.

Dieses vereinfachte Bild läßt sich heute nicht mehr aufrecht erhalten. Hypercalciämische Krisen können durchaus auch bei gutartigem primärem Hyperparathyreoidismus gesehen werden – zudem wird die Diagnose der primären Nebenschilddrüsenüberfunktion heute im Durchschnitt etwa 10 Jahre früher im Verlaufe des Lebens der Erkrankten gestellt als etwa vor einer Dekade [17]. Die zeitlich frühere Diagnosestellung hat zur Folge, daß sowohl die klassischen Organmanifestationen des primären HPT (Nierensteinleiden, Skelettbeschwerden und -veränderungen, intestinale Trias peptisches Ulcus-Pankreatitis-Cholelithiasis) als auch ausgeprägte funktionelle Störungen des Hypercalciämie-Syndroms seltener zu registrieren sind, obwohl die Kenntnis und Aufmerksamkeit für die Symptome zugenommen haben: Trotz früherer Diagnosestellung ist die anamnestisch eruierbare Anamnesedauer um etwa ein Jahr länger geworden.

Somit können wir aus der Erfahrung von 5 Patienten mit Nebenschilddrüsencarcinom unter 117 Fällen von primärem Hyperparathyreoidismus keine besonders charakteristische Symptomatik ableiten. Einen besonders eindrucksvollen Verlauf mag folgender Fallbericht illustrieren:

Kasuistik: Der Patient E. R., geb. 1943, wurde uns im Alter von 39 Jahren zur Abklärung eines Hypercalciämiesyndroms zugewiesen. 1961 waren bei ihm Knochenschmerzen und Magenbeschwerden aufgetreten, welche retrospektiv bereits als Manifestationen eines Hypercalciämiesyndroms gedeutet werden müssen. 1963 erlitt der Patient eine Magenperforation, die in einer Notoperation übernäht wurde. Im gleichen Jahr wurde ein Nierenstein entdeckt. 1965 erfolgte wegen rezidivierender Ulcera duodeni eine ⅔-Resektion des Magens. 1967 wurden erstmals hypercalciämische Zustände beschrieben, die jedoch nicht weiter abgeklärt wurden! Ebenso wurde dem Verdacht auf einen pHPT nicht nachgegangen. Wegen Knochenschmerzen erhielt der Patient Antirheumatika. Da die Beschwerden jedoch weiter zunahmen, erfolgte 1978 die Einweisung in die Klinik. Der vermutete pHPT konnte laborchemisch bestätigt werden. Bei der chirurgischen Exploration fand sich am unteren Pol des linken Schilddrüsenlappens ein 1,5 cm im Durchmesser großer

Endokrin-aktive maligne Tumoren
D. Engelhardt, K. Mann (Hrsg.)
Springer-Verlag Berlin Heidelberg New York 1987

grauweißer Tumor, der ins vordere Mediastinum hineinreichte. Die Geschwulst besaß eine relativ derbe Konsistenz und wies Verwachsungen mit der Umgebung auf.

1980 unterzog sich der Patient einer erneuten zweimaligen Thorakotomie wegen Lungenfiliae, dabei wurden zwei Lungenrundherde rechts basal entfernt. Eine Normalisierung der Serumcalciumspiegel konnte nicht erreicht werden. Schon zu diesem Zeitpunkt bestanden beim Patienten eine kompensierte Niereninsuffizienz und erhebliche rechtsseitige Oberbauchschmerzen. In der Folgezeit entzog sich der Patient zunächst der weiteren Kontrolle. Nach fremdanamnestischen Angaben machte er 1982 ein Alkoholentzugsdelir durch. Eine hypochrome Anämie fand ihre Erklärung in blutenden Hämorrhoiden. Wegen erneuter hypercalciämischer Serumwerte unterzog sich der Patient weiteren Revisionen der linken Halsseite (4/83 und 5/83). Im Juli des gleichen Jahres wurde eine neck dissection der linken Halsseite veranlaßt, nachdem sich ein neuer großer lokaler Tumor an der linken Halsseite gebildet hatte. Zur gleichen Zeit explorative Laparatomie wegen stärkster Bauchschmerzen. Zum erstenmal wieder Abfall der Serumcalciumspiegel, sogar unterhalb des Normbereichs, so daß für kurze Zeit eine Substitutionstherapie mit Calcium und Vitamin D_3 erforderlich wurde. Bereits im Januar 1984 wurde der Patient erneut hypercalciämisch.

Das Absetzen der Vitamin D_3- und Calcium-Medikation senkte den Calciumspiegel auf 2,8 mmol/l. Im Januar 1985 fand sich sonographisch ein lokales Tumorrezidiv an der linken Halsseite. Die chirurgische Exstirpation des Knotens führte nicht zu einem Abfall des Serumcalciums. Nachdem alle Bemühungen, die Hypercalciämie entscheidend durch einen operativen Eingriff zu senken, fehlgeschlagen waren, unternahm der Patient im April 1985 einen erfolglosen Suizidversuch. Im CT sowie in konventionellen Röntgenaufnahmen wurden Metastasen im rechten Lungenoberlappen nachgewiesen. Die erneute Thorakotomie zeigte neben diesen bekannten Lungenfiliae noch 6 weitere Metastasen auf der Lungenoberfläche, die chirurgisch ohne Probleme anzugehen waren. Allerdings resultierte aus diesem Eingriff keine nennenswerte Reduktion der Serumcalciumspiegel. Im Oktober 1985 kam es zu therapieresistenten Schmerzen im rechten Rippenthorax, der Patient verlor 6 kg Gewicht, was als Folge des Hypercalciämiesyndroms anzusehen ist. Da eine Generalisierung des Epithelkörperchencarcinoms anzunehmen war, wurde der Entschluß zu einer Chemotherapie mit 40 mg Epirubicin in wöchentlichem Abstand gefaßt. Bisher ist kein Abfall des Serumcalciumspiegels zu erzielen.

Die Häufigkeit des primären Hyperparathyreoidismus (pHPT) von 4,4% innerhalb des primären Hyperparathyreoidismus ist unter den eher höheren Zahlen der Literatur einzuordnen (Tabelle 1). In ähnlicher Relation liegen die Zahlen aus der

Tabelle 1. Angaben zur Häufigkeit des Epithelkörperchencarcinoms in der Literatur. (Nach [8])

Autor	Jahr	pHPT	Carcinome	
		n	n	[%]
Cope et al.	1953	148	4	2,7
Cope et al.	1966	343	15	4,3
Bears et al.	1963	400	3	0,8
Faccini	1970	284	9	3,1
Krementz et al.	1971	100	1	1,0
Kay et al.	1973	343	15	4,3
Castleman and Schantz	1973	487	20	4–5
Meunier et al.	1976	100	3	3
Larmi et al.	1976	28	1	4
Rothmund et al.	1979	100	3	3
van Heerden et al.	1979	2123	12	0,6
Müller et al.	1980	102	3	2,9
Gottswinter et al.	1984	117	5	4,4
Brennan and Norton	1985	179	5	3
Cohn et al.	1985	301	9	5

Schweiz [10] und aus den USA [5]. Die früher angegebene Häufigkeit des malignen primären Hyperparathyreoidismus von nur 1% liegt u. E. zu niedrig – unsere höhere Finderate ist für die therapeutische Strategie beim primären Hyperparathyreoidismus bedeutsam (s. unten).

Diagnostik

Eine spezifische Diagnostik des malignen primären Hyperparathyreoidismus gibt es nicht. Bewiesen ist die Diagnose natürlich beim Vorliegen einer lokalen Lymphknotenmetastase oder einer Fernmetastase – dieses Spätstadium wird erfreulicherweise nur selten erreicht. Um so schwieriger ist die Diagnose aus dem Operationspräparat. Hier bestehen Parallelen zu anderen endokrinen Drüsen [2]. Wenn der Tumor die Organgrenzen noch nicht überschritten hat und Einbrüche in die Gefäße oder benachbarte Organe fehlen, ist die Diagnose des Malignoms nicht zu stellen [4]. Auch gutartige Adenome können eine beträchtliche Zell- und Kernpolymorphie aufweisen. Letztere, als regressive bzw. degenerative Pleomorphie bezeichnet, gilt eher als Hinweis auf Gut- als auf Bösartigkeit. Nebenschilddrüsencarcinome sind dagegen eher uniform; auffallend ist eine Zunahme der Mitosen. Sie gilt als hochverdächtiges histologisches Merkmal für ein Carcinom [1].

Die Diagnosestellung des primären Hyperparathyreoidismus ist durch die Verfügbarkeit verläßlicher Meßmethoden für das Parathormon einfacher geworden: In der Regel belegt die Koinzidenz von Hypercalciämie und erhöhtem PTH im Blute die autonome Nebenschilddrüsenüberfunktion. Allerdings hat auch hier die Frühdiagnose eine Erschwernis erbracht, indem zur Zeit etwa 20% der Patienten ein noch normales PTH im Blute aufweisen! Dies besagt, daß dann die Diagnose aus der Tatsache abgeleitet werden muß, daß das PTH trotz Hypercalciämie nicht supprimiert ist. Im Zweifelsfalle sind alle Ausschlußdiagnostika zur Abgrenzung anderer Ursachen einer Hypercalciämie erforderlich.

Therapie

Die Therapie der Wahl ist die operative Entfernung des verantwortlichen Nebenschilddrüsentumors – postoperativ zeigt dann der weitere Verlauf, ob die Operation rechtzeitig erfolgt ist. Abbildung 1 illustriert den Verlauf des Serumcalciums von 3 unserer Fälle. Fall 1 und 2 können als geheilt angesehen werden – die Normocalciämie persistiert über Jahre, Anhaltspunkte für ein Rezidiv fehlen.

Bei Fall 3 dagegen, der oben als Kasuistik dargestellt ist, liegt ein persistierendes, metastasiertes Nebenschilddrüsencarcinom vor. Immer wieder wachsen Tumorknoten nach, die teilweise durch Operation entfernt werden können. Zur Zeit läuft der Versuch einer Chemotherapie.

Die Bedrohung der nicht kurativ behandelbaren Patienten geht eher von der Hypercalciämie als vom Tumorwachstum aus. Es kommen die üblichen Maßnahmen zur Calciumsenkung zur Anwendung: Diurese, bei kritischeren Hypercalciämien Infusionen von physiologischer Kochsalzlösung, Calcitonin (das recht bald unwirksam wird), evtl. Mithramycin. In neuerer Zeit versprechen die Diphosphonate verbesserte symptomatische Behandlungsmöglichkeiten der Hypercalciämie.

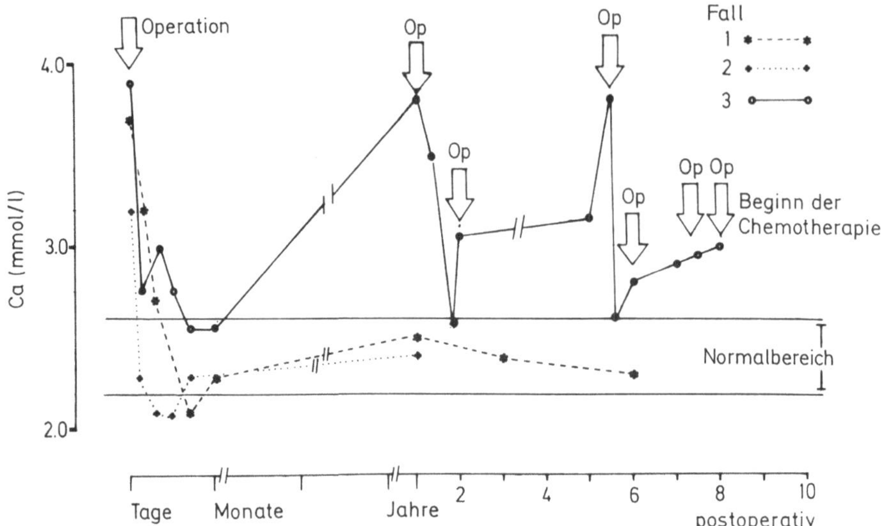

Abb. 1. Verläufe des Serumcalciums bei Patienten mit Nebenschilddrüsencarcinom

Besonders mit dem Diphosphonat Clodronat wurden sehr erfolgreiche Absenkungen der Hypercalciämien von Patienten mit Nebenschilddrüsencarcinom mitgeteilt [15, 9].

Nachdem wir in immerhin 4,4% unseres Patientenkollektivs mit primärem Hyperparathyreoidismus die maligne Variante der Erkrankung gesehen haben, empfehlen wir in jedem Falle die Operation, sobald die Diagnose eines primären Hyperparathyreoidismus gestellt ist. Der Mangel an malignomtypischen Symptomen und die bereits erwähnte Tatsache, daß die Diagnosestellung heute früher erfolgt, bedeutet eine verbesserte Chance zur Heilung auch des Carcinoms, während ein abwartendes Verhalten bzw. die Nicht-zur-Kenntnisnahme der Symptome (vgl. Kasuistik) den Patienten dann damit belastet, daß die Erkrankung nicht mehr heilbar ist.

Medulläres Schilddrüsencarcinom

Klinik und Vorkommen

Das medulläre Schilddrüsencarcinom stellt die maligne Entartung der Calcitonin-produzierenden C-Zellen der Schilddrüse dar, synonym wird der Begriff „C-Zellcarcinom" verwandt. Etwa 5% der Fälle von Struma maligna entfallen auf das C-Zellcarcinom. Es kommt sporadisch in Einzelfällen vor – daneben gibt es familiäre Varianten, die lediglich das wiederholte Vorkommen des C-Zellcarcinoms beinhalten können oder auch die Vergesellschaftung mit anderen Tumoren: Im Rahmen

Tabelle 2. Symptome bei C-Zellcarcinom (43 Fälle)

Symptome	n	Häufigkeit [%]	Jahre vor Diagnose
Schilddrüsenvergrößerung	29/31	94	6,4 ± 1,6
Knoten in der Schilddrüse	27/32	84	3,0 ± 0,7
Zervikale Lymphknoten	12/39	31	1,0 ± 0,5
Durchfälle	10/43	23	3,9 ± 2,3
Gewichtsverlust (3,5–20 kg)	4/40	10	1,2 ± 0,3

der multiplen endokrinen Neoplasie Typ IIa findet sich die Kombination eines C-Zellcarcinoms mit einem Phäochromozytom, bei 20% der Patienten tritt noch ein primärer Hyperparathyreoidismus hinzu. Bei der multiplen endokrinen Neoplasie Typ IIb findet sich bei den Betroffenen ein C-Zellcarcinom, neurokutane Stigmata wie Neurome an Lippen, Augenlidern und Zunge, ein marfanoider Habitus und eine Ganglioneuromatose des Intestinaltraktes. Der Erbgang ist autonomal dominant – auch bei den kombinierten Syndromen sind sporadische Fälle (vermutlich auf dem Boden einer Neumutation) möglich. Etwa 80% der C-Zellcarcinome sind episodische Fälle, die übrigen 20% verteilen sich auf die familiären Formen bzw. die Syndrome der multiplen Organinvolvierung.

Das klinische Bild des C-Zellcarcinoms ist das eines langsam wachsenden Schilddrüsenknotens, zu dem sich im Laufe der Zeit (wenn keine Operation erfolgt) zunächst lokale Lymphknotenmetastasen, später Fernmetastasen gesellen. Selten kann eine Symptomatik mit nachfolgender Diagnosestellung auch von einer Fernmetastase ausgehen.

Obwohl im Blute der Kranken hohe Spiegel an biologisch wirksamem Calcitonin kreisen, lassen sich keine klinischen Symptome auf diesen Hypercalcitoninismus zurückführen [11]. Die Rezeptoren der Calcitonin-sensitiven Organsysteme haben sich an die erhöhten Calcitonin-Spiegel adaptiert und reagieren dank des sog. Escape-Phänomens nicht mehr darauf. Etwa ein Drittel der Patienten mit C-Zellcarcinom leidet unter therapieresistenten Durchfällen; verantwortlich zu machen ist die paraneoplastische Sekretion vasoaktiver Substanzen wie Serotonin, Histamin, Prostaglandine u.a. Das Symptom Durchfall ist in der Regel Zeichen einer eher fortgeschrittenen Erkrankung. Tabelle 2 zählt auf, mit welcher Häufigkeit typische Symptome in unserem Kollektiv von 43 Patienten gesehen wurden.

Das spätere Schicksal der Kranken hängt vom Therapieerfolg ab: Bei frühzeitiger Diagnose und kurativer Operation ist die Lebenserwartung praktisch nicht eingeschränkt. Dieser günstige Verlauf ist jedoch zumeist auf Familienangehörige von C-Zellcarcinompatienten beschränkt, die rechtzeitig im präklinischen Stadium diagnostiziert und auch therapiert werden. Bei der Mehrzahl der Fälle erfolgt die Diagnosestellung erst durch die Operation eines szintigraphisch kalten Schilddrüsenknotens, und die komplette Tumorentfernung vor einer Metastasierung ist dabei nicht allzu häufig. Somit sieht man bei vielen Patienten eine Persistenz der Erkrankung. Langsam wachsen Tumorknoten nach, die nach Möglichkeit chirurgisch entfernt werden, wenn sie sich lokalisieren lassen. Im Laufe von Jahren kann trotz dieser Bemühungen eine langsame Progression der Erkrankung stattfinden, schließlich schließt sich gelegentlich eine sprunghafte Metastasierung an, die wohl als teilweise Entdifferenzierung des Tumors anzusehen ist und dann auch zum Tode in der Tumorkachexie führt.

Diagnostik

Die Diagnosestellung des C-Zellcarcinoms ist durch die Calcitoninbestimmung im Blute möglich, vorausgesetzt, diese Technik wird in Anspruch genommen. Leider ist der Befund eines szintigraphisch kalten Knotens in endemischen Strumagebieten so häufig, daß eine Calcitoninbestimmung bei allen derartigen Fällen nur eine sehr niedrige Trefferrate für das C-Zellcarcinom hat und daher auch nicht durchgeführt wird. Sinnvoller ist der Einsatz der Calcitoninbestimmung etwa bei einer verdächtigen Zytologie eines Schilddrüsenpunktates. Liegen bereits tastbare Lymphknoten vor oder Durchfälle, so ist auch bei derartigen Strumapatienten eine Calcitoninbestimmung sinnvoll. In der Regel haben die Patienten eindeutig erhöhte Spiegel über 300 pg/ml. Im Grenzbereich kann man noch durch einen Stimulationstest differenzieren, ob ein fraglich erhöhter Wert als pathologisch anzusehen ist oder nicht. Entweder stimuliert man mit 0,5 µg Pentagastrin pro kg Körpergewicht i. v. und mißt den Anstieg des Calcitonins nach 2 und 5 min, oder man infundiert 3 mg Ca^{++} pro kg Körpergewicht i. v. über 10 min und mißt den Calcitonin-Anstieg bei Infusionsende sowie nach 20 und 30 min. Gesunde Menschen zeigen bei beiden Testen praktisch keine Reaktion des Calcitonins, während Träger eines C-Zellcarcinoms einen Anstieg zeigen. Die Teste bewähren sich vor allem beim Screening von Familienangehörigen von Patienten mit C-Zellcarcinom, aber auch bei der Langzeitbeobachtung von Patienten mit überstandener Tumorerkrankung. Der Pentagastrin-Test ist wegen seiner schärferen Testaussage vorzuziehen – wir verzichten lediglich bei Patienten mit Phäochromozytomverdacht darauf wegen möglicher Blutdruckanstiege.

Neben dem erhöhten Calcitonin weisen die meisten Patienten auch ein erhöhtes CEA auf, allerdings beginnt der pathologische CEA-Anstieg bei dem Kranken später als der Calcitoninanstieg. Somit ist die CEA-Bestimmung für die Erstdiagnose nicht besonders sinnvoll – bei der Verlaufskontrolle kann jedoch ein schnellerer Anstieg des CEA als des Calcitonins möglicherweise eine gewisse Entdifferenzierung anzeigen. Abbildung 2 zeigt die enge Korrelation zwischen Calcitonin- und CEA-Spiegeln bei Patienten mit C-Zellcarcinom [14].

Die Calcitonin-Bestimmung kann auch herangezogen werden, um in Blutproben, die durch selektive Körper- und Halsvenenkatheterisierung gewonnen wurden, Hinweise auf einen Gradientensprung des Calcitonin-Spiegels in der Nähe von Tumorresten oder Metastasen zu gewinnen. Ergänzt werden diese Messungen durch moderne Möglichkeiten der Lokalisierung (Sonographie, Computertomographie).

Nach wie vor erfolgt die Diagnosestellung eines C-Zellcarcinoms in den meisten Fällen durch die Histologie einer resezierten Struma. Dabei ist die Häufigkeit von Fehldiagnosen erheblich: In unserem Kollektiv war in immerhin 20% der Fälle eine unrichtige Primärdiagnose gestellt worden. Erst nach dem Vorliegen erhöhter Calcitoninspiegel aufgrund klinischer Verdachtsmomente oder einer etwas unklaren histologischen Beschreibung wurde in derartigen Fällen durch eine spezifische Histologie die Diagnose gestellt: Entweder kommt die Kongorot-Färbung zur

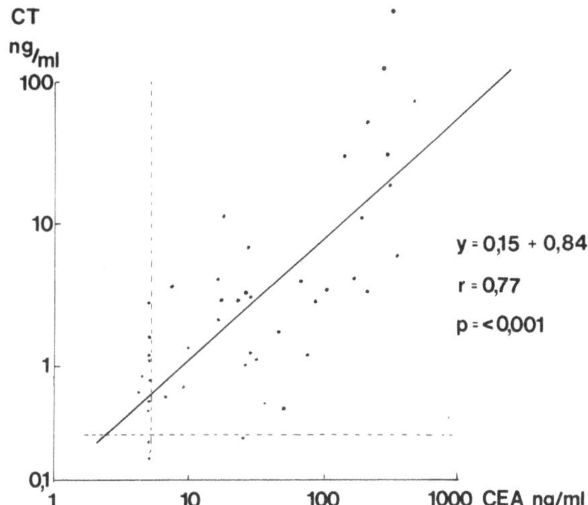

Abb. 2. Korrelation zwischen Calcitonin- und CEA-Spiegeln bei Patienten mit C-Zellcarcinom

Tabelle 3. Histologie beim C-Zellcarcinom (47 Fälle)

Histologie		n	Häufigkeit [%]
Primär richtige Diagnose		37	80
Primär falsche Diagnose		10	20
- follicul. Schilddrüsen-Ca.	2		
- papill. Schilddrüsen-Ca.	3		
- anapl. Schilddrüsen-Ca.	3		
- malig. Lymph.	1		
- gutart. Adenom	1		
Amyloid positiv		32	97
negativ		1	
CT Immunhistologie pos.		8	100
neg.		–	

Anwendung, die einen Amyloidnachweis zeigt (diesem Verhalten verdankt das Carcinom wegen seines markartigen Aussehens seinen Namen), oder es wird eine Immunhistologie mit Antikörpern gegen Calcitonin durchgeführt, die sich durch eine hohe Spezifität ausweist (Tabelle 3).

Therapie

Die chirurgische Therapie steht bei der Behandlung des C-Zellcarcinoms während des gesamten Verlaufs an erster Stelle. Ist die Diagnose durch die Zytologie aus einem verdächtigen Knoten und/oder präoperative Calcitoninbestimmung gestellt, erfolgt die totale Thyreoidektomie im Ersteingriff; wird die Diagnose erst postoperativ histologisch gestellt, schließt sich die totale Thyreoidektomie im Zweiteingriff an (unter Revision der benachbarten Lymphknoten). Ein Tumorzellbefund der zer-

Tabelle 4. Behandlungsmaßnahmen bei Patienten mit C-Zellcarcinom (46 Fälle)

Behandlung	n
Primäre Operation	
Subtotale Thyreoidektomie	20
totale Thyreoidektomie	16
LK-Biopsie oder Exstirpation	7
Fernmetastasen	2
OP geplant	1
Radiojod	13
Externe Radiatio	15
Chemotherapie	1

vikalen Lymphknoten hat die modifizierte „Neckdissection" der primär befallenen Halsseite zur Folge. Die ausführliche Erstoperation bietet besonders gute Chancen für eine Normalisierung des Calcitoninspiegels [16]. Tabelle 4 gibt eine Übersicht, in welcher Form die primäre Operation bei unserem Kollektiv von 47 Patienten erfolgte.

Der Calcitoninspiegel nach der Erstoperation ist die Leitschiene für das weitere Vorgehen: Ist er auch nach Stimulation mit Pentagastrin normal, sind keine weiteren postoperativen Maßnahmen erforderlich – man kontrolliert das Calcitonin zunächst in halbjährlichen Abständen, später jährlich.

Finden sich nur leicht erhöhte Spiegel des Calcitonins (basal oder nach Stimulation bis 1,0 ng/ml), sollte bei unzureichendem Ersteingriff die totale Thyreoidektomie angeschlossen werden. War diese erfolgt und war kein positiver Lymphknotenbefund erhoben worden, kann der Versuch einer Radiojodtherapie unternommen werden. In Einzelfällen wurde hierdurch eine Normalisierung des Calcitoninspiegels erreicht, indem wahrscheinlich restliche Tumorzellen in der Nähe jodspeichernder Thyreozyten erfaßt wurden [6]. Bei nachgewiesenen Lymphknotenmetastasen ist die Radiojodtherapie nicht erfolgversprechend.

Die geringe Strahlensensibilität des C-Zellcarcinoms ist der Grund dafür, daß eine prophylaktische Nachbestrahlung nach totaler Thyreoidektomie nicht sinnvoll ist. Eine Palliativbestrahlung von inoperablen Tumorresten bei Gefahr der Trachealkompression oder von frakturgefährdeten Knochenmetastasen bzw. schmerzhaften Hautmetastasen kann im Endstadium der Erkrankung versucht werden. In unserem Kollektiv erhielt eine ganze Anzahl von Patienten auswärts eine Radiojodtherapie in noch nicht ausreichender Kenntnis eventuell der definitiven Therapie oder auch der Unwirksamkeit der Strahlentherapie in früheren Jahren (Tabelle 4).

Ein erhöhter Calcitoninspiegel ist Anlaß für ein Staging, das die Halssonographie, das Knochenszintigramm, die Leberszintigraphie und eventuell auch den Hormonkatheter einschließt. Lokalisierte Metastasen als Einzelbefund sollten – gleichgültig in welcher Region – nach Möglichkeit chirurgisch entfernt werden. Ist eine Lokalisierung des Herdes des persistierend erhöhten Calcitonins nicht möglich, wird die Untersuchung in Abständen von 6 bis 12 Monaten vorgenommen, und die chirurgische Tumorentfernung wird versucht, wenn ein Herd bei einer der Kontrollen zutage tritt.

Wenn im Spätstadium der Erkrankung eine diffuse Metastasierung stattfindet, kann der Versuch einer Chemotherapie unternommen werden. Wir erproben zur Zeit ein Schema mit Cisplatin, Adriamycin und Vindesin [13]. Die Ansprechrate scheint zwischen 30–40% zu liegen.

Für die Durchfälle bei einem Drittel der Patienten mit C-Zellcarcinom kann als Antidiarrhöikum Imodium versucht werden – oft hilft im Spätstadium nur Tinctura opii.

Die Prognose des C-Zellcarcinoms liegt zwischen der der differenzierten Thyreozytencarcinome (papilläres und follikuläres Schilddrüsencarcinom) und der schlechteren des anaplastischen Schilddrüsencarcinoms – die 5-Jahres-Überlebensrate liegt im Bereich von 5 Jahren, wird jedoch durch die differenzierten Therapiekonzepte besser. Am günstigsten ist sie bei den früh entdeckten Fällen Familienangehöriger von C-Zellcarcinompatienten.

Bei den Formen der multiplen endokrinen Neoplasie muß beachtet werden, daß die verschiedenen Tumoren zu unterschiedlichen Zeiten auftreten können. So ist es möglich, daß zunächst das C-Zellcarcinom diagnostiziert wird und das (zumeist bilaterale) Phäochromozytom später hinzutritt. In die Nachsorge des C-Zellcarcinoms wird daher ein Screening für das Phäochromozytom aufgenommen [7].

Literatur

1. Altenähr E (1980) Pathologische Anatomie der Nebenschilddrüsen. In: Rothmund M (Hrsg) Hyperparathyreoidismus. Thieme, Stuttgart, S 128
2. Ashley DJB (1978) Evan's histological appearances of tumours, 3rd edn. Churchill Livingstone, Edinburgh London New York, pp 228–328
3. Brennan MF, Norton JA (1985) Reoperation for persistent and recurrent hyperparathyroidism. Annals of Surgery 201: 40–44
4. Castleman B, Roth SI (1978) Tumors of the parathyroid gland. Atlas of tumor pathology, 2nd series, fasc 14. Armed Forces Institute of Pathology, Bethesda, MD, pp 74–82
5. Cohn K, Silverman M, Corrado J (1985) Parathyroid carcinoma: the Lahey clinic experience. Surgery 98: 1095–1100
6. Deftos LJ, Stein MF (1980) Radioiodine as an adjunct to the surgical treatment of medullary thyroid carcinoma. J clin Endocr 50: 967–970
7. Frank K, Raue F, Gottswinter J, Heinrich U, Meybier H, Ziegler R (1984) Importance of early diagnosis and follow-up in multiple endocrine neoplasia (MEN II B). Eur J Pediatr 143: 112–116
8. Gottswinter JM, Ziegler R, Weise HJ, Baczako K, Heymer B, Herfarth Ch (1984) Beobachtungen zum Epithelkörperchencarcinom. Klin Wochenschr 62: 613–620
9. Jüngst D, Engelhardt D, Löhrs U, Karl HJ (1983) Rezidivierende hypercalcämische Krisen bei einer 45jährigen Patientin mit Nierensteinen. Internist 24: 293–297
10. Müller M, Spinas GA, Dambacher M, Heitz PU, Haas HG, Allgöwer M (1980) Hyperparathyreoidismus bei Nebenschilddrüsencarcinom. Dtsch Med Wochenschr 104: 1047–1050
11. Raue F (1983) Calcitonin. Klinische Bedeutung beim C-Zellcarcinom und tierexperimentelle Studien zur (Patho-)Physiologie. Habilitationsschrift, Heidelberg
12. Raue F (1985) Therapie des medullären Schilddrüsencarcinoms. Dtsch Med Wschr 110: 1337–1339
13. Raue F, Minne H, Ziegler R (1985) Cisplatin, Adriamycin und Vindesin: Eine Kombinationschemotherapie beim differenzierten Schilddrüsenkarzinom. Tumor Diagnostik & Therapie 6: 134–138

14. Schurr W, Raue F, Meybier H, Ziegler R (1982) Calcitonin, ein Tumormarker beim medullären Schilddrüsencarcinom. Lab med 6: 155–158
15. Shane E, Jacobs TP, Siris ES, Steinberg SF, Stoddart K, Canfield RE, Bilezikian JP (1982) Therapy of Hypercalcemia due to Parathyroid Carcinoma with Intravenous Dichloromethylene Diphosphonate. Am J of Med 72: 939–944
16. Tisell L-E, Hansson G, Jansson S, Salander H (1986) Reoperative surgery in the treatment of asymptomatic metastasizing medullary thyroid Carcinoma. Surgery (in press)
17. Ziegler R, Raue F (1986) Nebenschilddrüsenerkrankungen. Bayer Internist, in Druck

Experimentelle therapeutische Modelle endokriner maligner Tumoren

H. H. Fiebig, C. Wittekind, H. Geyer

Einführung

Die sog. „Nacktmaus" entstand 1962 als eine spontane Mutation in einem Albino-mäusestamm [8]. Mit der Haarlosigkeit untrennbar verbunden ist eine Thymusaplasie [11]. Damit wurde die Nacktmaus für die Immunologie ein ausgezeichnetes Modell zur Erforschung der Thymusfunktion. Für die Tumorforschung wurden durch das Wachstum von xenogenen Tumoren neue Möglichkeiten eröffnet. Die erste erfolgreiche Transplantation eines menschlichen Kolonkarzinoms in die Nacktmaus wurde 1969 durchgeführt [14].

Wir haben seit 1977 menschliche Tumoren überwiegend des Dickdarms, des Magens, der Lunge, Sarkome und Melanome auf Nacktmäuse transplantiert. Bei inzwischen über 400 Tumoren konnten in 79% histologisch vitale Tumorzellverbände nachgewiesen werden. Ein rasches Wachstum innerhalb von 3 Monaten zeigten 51%, und 48% der Tumoren konnten über mindestens 3 Passagen weitertransplantiert werden [4, 6, 7]. Insgesamt konnten wir 180 menschliche Tumoren auf Dauer etablieren und mit verschiedenen Verfahren charakterisieren. Nach Tiefgefrierung in flüssigem Stickstoff mit Wiederangang in 85% steht ein Großteil dieser Tumoren auf Dauer zur Verfügung.

In diesem Beitrag soll über das Wachstumsverhalten von z. T. hormonabhängigen bzw. hormonproduzierenden Tumortypen berichtet werden.

Methodik

Einzelheiten zur Methodik sind bei Fiebig [3] sowie Fiebig und Löhr [6] aufgeführt.

Bei der Tumortransplantation wurden ca. $5 \times 5 \times 1$ mm im Durchmesser große Stückchen subkutan in die Flanken beiderseits implantiert, in der ersten Passage im allgemeinen 16 Fragmente in 4 Nacktmäuse. Bei therapeutischen Experimenten wurden in Serienpassage nur 2 Tumoren in jedes Tier implantiert. Wenn die Tumoren Durchmesser von 1–1,5 cm erreicht hatten, wurden sie weiter passagiert und das übrige Material histologisch untersucht. Immunhistochemisch wurden verschiedene Marker mittels der indirekten Immunperoxidasemethode [17] nachgewiesen. Zur Frage von Hyperkalzämieinduzierenden Tumoren wurden Kalzium, Natrium, Kalium im Serum von tumortragenden Mäusen mittels der klinischen Routinemethode nachgewiesen. Steroidhormonrezeptoren wurden mit der Dextran-coated-charcoal-Methode bestimmt [9].

Endokrin-aktive maligne Tumoren
D. Engelhardt, K. Mann (Hrsg.)
Springer-Verlag Berlin Heidelberg New York 1987

Ergebnisse

Wachstumsverhalten von z. T. hormonrezeptorhaltigen menschlichen Tumoren

Die Angangsraten und das Wachstumsverhalten von z. T. hormonrezeptorhaltigen menschlichen Tumoren im Vergleich zu Dickdarm-, Magen- und Lungenkarzinomen sind in Tabelle 1 aufgeführt. Bei den letztgenannten Tumoren ist die Rate der Tumoren mit schnellem Wachstum, die sich meistens in Serienpassage überführen ließen, eindeutig höher als bei Mamma-, Hoden- und Nierenkarzinomen. Von den 3 Ovarialkarzinomen zeigten 2 ein rasches Wachstum in der Nacktmaus. Die 3 Prostatakarzinome sowie das Phäochromozytom wuchsen in der Nacktmaus nicht an. Von den beiden transplantierten Karzinoiden zeigte eines in der Nacktmaus ein langsames Wachstum. Beide Schilddrüsenkarzinome wuchsen an. Das in Serienpassage überführte und in Stickstoff tiefgefrorene Karzinom zeigt histologisch ein anaplastisches Erscheinungsbild und war bei der Patientin nicht jodspeichernd. Diese Ergebnisse zeigen, daß es außerordentlich schwierig ist, hormonabhängige Tumortypen auf Dauer in der Nacktmaus zu etablieren.

Von den 6 etablierten Mammakarzinomen stammten 3 aus resezierten Lungenmetastasen. Bei den 6 in der 1. Passage schnell wachsenden Hodenkarzinomen zeigten 2 in nachfolgenden Passagen eine Ausdifferenzierung und Verlangsamung des Wachstums, so daß sie nicht weiterpassagiert werden konnten. Das Wachstum in der 1. Passage des jeweils am schnellsten wachsenden Tumors ist für histologisch gesicherte Mamma- und Hodenkarzinome in Abb. 1 dargestellt.

Tabelle 1. Wachstumsverhalten von zum Teil hormonrezeptorhaltigen menschlichen Tumoren im Vergleich zu Dickdarm-, Magen- und Lungenkarzinomen in der Nacktmaus

Tumorherkunft	Gesamtzahl	Angang[a]		Schnelles Wachstum[b]		Langsames Wachstum[c]		Serienpassage[d]	
		n	[%]	n	[%]	n	[%]	n	[%]
Mamma	23	17	74	6	26	14	60	6	26
Hoden	13	6	46	6	46	0	0	4	31
Niere	28	18	67	11	41	7	25	8	30
Ovar	3	3		2		1		2	
Prostata	3	0							
Karzinoid	2	1				1			
Phäochromo-zytom	1	0							
Schilddrüse	2	2		1		1		1	
Dickdarm	105	82	78	56	53	26	25	60	57
Lunge									
– kleinzellig	15	13	87	9	60	4	27	10	67
– nichtkleinz.	116	96	83	68	59	28	24	64	55
Magen	44	30	68	14	32	16	36	17	39

[a] Histologischer Nachweis vitaler Tumorzellverbände.
[b] Tumorfläche $(a \cdot b) \geq 60\,mm^2$ nach 90 Tagen.
[c] $<60\,mm^2$.
[d] Mindestens 3 Passagen.

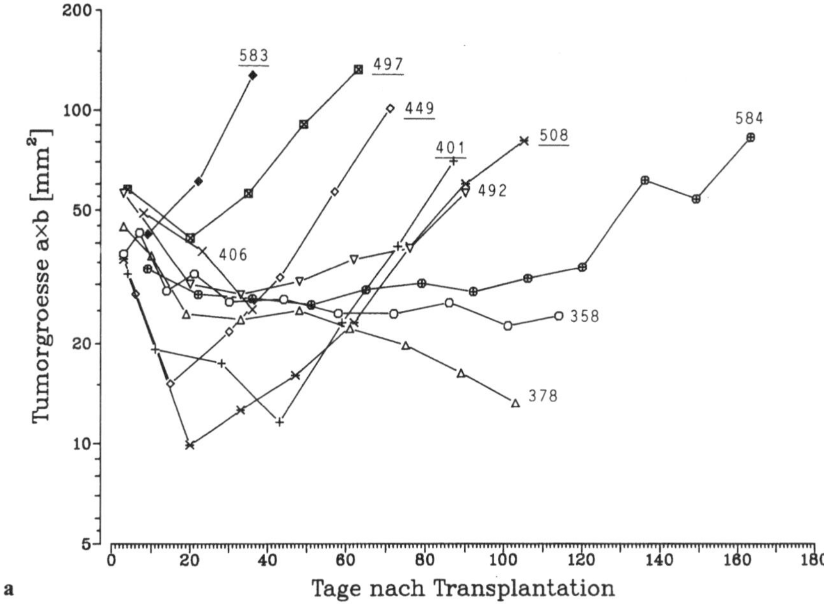

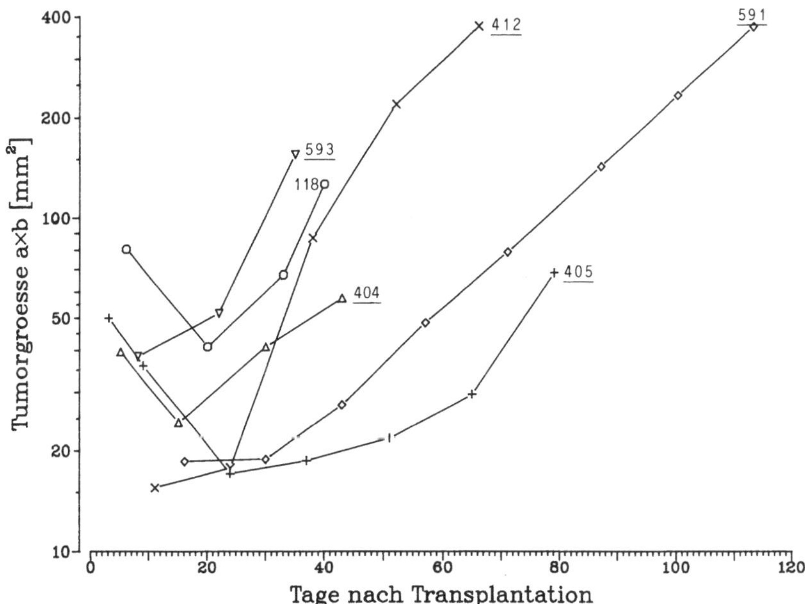

Abb. 1a, b. Wachstum des jeweils schnellsten Tumors. **a** Histologisch gesicherte Mammakarzinome (10). **b** Histologisch gesicherte nichtseminomatöse Hodenkarzinome (6). Unterstrichene Tumoren wurden in Serienpassage überführt

Tabelle 2. Charakteristika von 5 menschlichen, in der Nacktmaus wachsenden Mammakarzinomen

Tumor Bezeichnung	Transplantation (Monat/Jahr)	Histologie Karzinom	Tumorentnahme	Vorherige zytostat. Therapie[a]	Hormonrezeptoren[b]		In Stickstoff tiefgefroren Passage
					Östrogen	Progesteron	
MAXF 401	10/82	Papill. Adeno	Lungenmet.	nein	–	–	2, 13
MAXF 449	2/83	Duktales, teils solides Adeno	Primärtumor	nein	–	–	5, 8
MAXF 497	6/83	Adeno	Lungenmet.	ja	–	–	
MAXF 508	10/83	Duktales Adeno	Lymphknoten	nein	–	–	1, 3
MAXF 583	10/84	Duktales Adeno	Lungenmet.	ja	–	–	3, 4

[a] der Patienten.
[b] Grenzwert 10 fmol Bindungskapazität/mg Protein.

Tabelle 3. Verdoppelungszeiten und Chemosensibilität von 5 menschlichen Mammakarzinomen in der Nacktmaus nach subkutaner Transplantation

Tumor	Verdoppelungszeit (Tage)	ADR	CY	CCNU	DTIC	FU	MITO	NOVA	PLAT	VIND
MAXF 401	10	–	+ +	+ +	+ +	–	+ +		+ +	–
449	12	+ +	+ +	+ +	±	–	+ +	+ +	+ +	+ +
508	18	–	+ +		–		+ +	–		±
574*	13	–	+ +	–				–	–	+ +
583*	15	–	±	–			+		±	+ +

ADR, Adriamycin; *CY*, Cyclophosphamid; *FU*, Fluorouracil; *MITO*, Mitomycin; *NOVA*, Novantrone; *PLAT*, Cisplatin; *VIND*, Vindesin.
+ + Remission; + Regression auf 51–75% der Ausgangsgröße; ± Tumorkonstanz; – Progression.
* Tumoren in der Patientin zytostatisch vorbehandelt.

Charakterisierung von etablierten Tumoren

Mammakarzinome: Charakteristika der 5 etablierten Modelle sowie ihre Verdopplungszeiten und Chemosensibilität sind in Tabelle 2 bzw. 3 aufgeführt. Bemerkenswert, daß nur Östrogen- und Progesteronrezeptor-negative Tumoren in der Serienpassage wuchsen. Bei der Testung auf 9 klinisch eingeführte Substanzen fand sich ein unterschiedliches Ansprechmuster. 4 der 5 Tumoren erreichten unter mindestens 2 Zytostatika eine Remission. Die beiden relativ resistenten Tumoren waren in den Patientinnen bereits zytostatisch vorbehandelt.

Die Hormontherapie mit dem Antiöstrogen Tamoxifen (15 mg/kg KG entsprechend 45 mg/m^2 KOF, 3mal pro Woche über 3 Wochen per os) sowie die hochdosierte Gabe von Medroxyprogesteronacetat (200 und 400 mg/kg KG entsprechend 600 bzw. 1200 mg/m^2 KOF, 3mal pro Woche über 3 Wochen intramuskulär) zeigte bei den 3 untersuchten hormonrezeptornegativen Tumoren wie zu erwarten keinerlei Wachstumsverzögerung.

Hodenkarzinome: 4 Hodenkarzinome konnten in Serienpassage überführt werden, wobei die Angangsrate für TXF 404 bei 90%, für die 3 übrigen Tumoren jedoch nur

Tabelle 4. Charakteristika von 4 menschlichen, in der Nacktmaus etablierten Hodenkarzinomen

Tumor Bezeich-nung	Transplan-tation (Monat/Jahr)	Histologie	Tumor-entnahme	Vorherige zytostat. Therapie	AFP	β-HCG	Hormonrezep-toren[a]	
							Östro-gen	Proge-steron
TXF 404	10/82	Embryonales Ca. mit Seminom	Hoden	nein	+	+	−	±
412	11/82	Embryonales Ca. mit Dottersackan-teilen	Mediastinum	nein	+	−	−	−
591	11/84	Embryonales Ca.	Lungenmet.	ja	−	−		
593	12/84	Embryonales Ca.	Lungenmet.	ja	−	−	−	−

[a] Grenzwert 10 fmol Bindungskapazität/mg Protein.

zwischen 30 und 70% lag. Charakteristika der 4 Hodentumoren sind in Tabelle 4 aufgeführt. Da die Hodentumoren in der Serienpassage ihr histologisches Bild im wesentlichen beibehalten und ebenfalls die Produktion von Tumormarkern unverändert aufweisen, eignen sie sich als Modelle zur weiteren Charakterisierung dieser Marker. Bei den begrenzten Zytostatikatestungen fand sich ein unterschiedliches Ansprechen auf die einzelnen Substanzen.

Nierenkarzinome: Insgesamt stehen 8 verschiedene Nierenkarzinome als Tumormodelle zur Verfügung. Transplantierte Metastasen wuchsen häufiger progredient als Primärtumoren. Im Erscheinungsbild finden sich die typischen Adenokarzinome unterschiedlicher Differenzierungsgrade, die sich auch in Serienpassage nicht verändern. Bei 4 Nierenkarzinomen wurden Östrogen- und Progesteronrezeptoren untersucht. Nur in einem Fall war der Progesteronrezeptor positiv. Die hochdosierte Therapie mit Medroxyprogesteronacetat war bei allen 4 Tumoren unwirksam. 2 Nierenkarzinome zeigen in Serienpassage eine ausgeprägte Kachexie der Tumoren, die sich auf eine Hyperkalzämie zurückführen ließ. Alle 7 auf Zytostatikaempfindlichkeit geprüften Nierenkarzinome waren resistent auf 3 bis 5 Substanzen.

Transplantation benigner Tumoren: Insgesamt wurden 24 benigne Tumoren der Schilddrüse (10), des Bindegewebes (8) sowie der Niere, der Nebenniere und der Leber transplantiert. In keinem Fall fand sich ein progredientes Wachstum mit der Möglichkeit einer Weiterpassagierung. Ein Teil der Tumoren überlebte mehrere Monate mit histologischem Nachweis vitaler Tumorzellverbände. Funktionelle Untersuchungen über Produktion bestimmter Hormone oder Marker wurden nicht durchgeführt.

Diskussion

Die Heterotransplantation menschlicher z.T. hormonabhängiger Tumoren zeigt erheblich geringere Anwachsraten im Vergleich zu nicht hormonabhängigen Tumoren. Die größte Erfahrung der Transplantation von Mammakarzinomen weist

Bastert et al. auf (1985). Bei über 400 transplantierten Primärtumoren betrug die Rate der schnell wachsenden Tumoren 5%. Rezeptorpositive Tumoren ließen sich seltener anzüchten. Von den 5 von uns etablierten Mammakarzinomen stammten 3 von resezierten Lungenmetastasen. Szirrhöse Mammakarzinome zeigten histologisch seltener vitale Tumorzellverbände als medulläre Mammakarzinome. Hormonrezeptor-positive Tumoren konnten von Bastert et al. etabliert werden [2], jedoch gibt es Hinweise, daß initial Rezeptor-positive Mammakarzinome in der Serienpassage ihre Rezeptorpositivität verlieren [10]. Hodenkarzinome wurden ebenfalls in immunsupprimierte Mäuse erfolgreich transplantiert [15]. Prostatakarzinome hatten nur eine Wachstumsrate von unter 5%, 3 Modelle wurden jedoch von der Erlanger Gruppe etabliert. Prinzipiell ist es damit möglich, auch hormonabhängige Tumoren in der Nacktmaus auf Dauer zu etablieren und sie als Tumormodelle zu charakterisieren. Sie können damit als Modelle zur weiteren Charakterisierung bestimmter Marker paraneoplastisch gebildeter Hormone, insbesondere bei Lungenkarzinomen, oder auch Mediatorsubstanzen, z. B. der Hyperkalzämie, dienen.

Die Etablierung derartiger Modelle hat damit eine große Bedeutung für die endokrinologische Forschung. Für die Suche nach neuen Markern bietet sich das Nacktmaussystem ebenfalls an, da vitales Tumorgewebe in großer Menge zur Verfügung steht. Neue monoklonale Antikörper können auf spezifische Bindung an Tumoreinzelzellsuspensionen oder am Gewebeschnitt untersucht werden. Die Abgabe bestimmter Marker ins Blut der Maus ist in den Fällen mit hoher Sensitivität nachweisbar, wenn die Maus selbst den Marker nicht exprimiert. Dies gilt z. B. für das menschliche CEA [5].

Gutartige Tumoren überleben in der Nacktmaus. Funktionell aktive Tumoren wie autonome Schilddrüsenadenome oder Nebennierenadenome behielten in der Nacktmaus die Fähigkeit zur Hormonproduktion [12, 13, 16]. Somit stellen derartige benigne Tumoren in der Nacktmaus innerhalb der ersten Passage geeignete Modelle dar, um den Effekt neuartiger Antagonisten untersuchen zu können.

Zusammenfassung

Menschliche Tumoren lassen sich erfolgreich in thymusaplastische Nacktmäuse transplantieren und in Serienpassage überführen. Die Angangsrate von hormonabhängigen Tumoren ist dabei deutlich kleiner als bei hormonunabhängigen Tumoren. Tumormodelle für Karzinome der Mamma, des Hodens und der Niere werden vorgestellt. In Serienpassage behielten diese Tumoren wesentliche Merkmale des Ursprungstumors bei, und die Chemosensibilität entsprach derjenigen, wie sie in der Klinik beobachtet wird. Benigne menschliche Tumoren überlebten in der Nacktmaus, ließen sich jedoch nicht in Serienpassage weitertransplantieren.

Danksagung

Wir danken unseren Mitarbeitern Frl. C. Berg, U. Dentler, E. Hackenberg und K. Meinhardt für ihre kompetente Mitarbeit. Die Untersuchungen wurden durch das Bundesministerium für Forschung und Technologie, PTB 8712, gefördert.

Literatur

1. Bastert G, Fortmeyer HP, Eichholz H, Michel RT, Huck R, Schmidt-Matthiesen H (1981) Human breast cancer thymusaplastic nude mice. In: Bastert G, Fortmeyer HP, Schmidt-Matthiesen H (Hrsg) Thymusaplastic nude mice and rats in clinical oncology. Fischer, Stuttgart New York, pp 157–182
2. Bastert G, Michel RT, Schmidt-Mathiesen H (1985) Chemosensibilitätstestungen mit Hilfe des Nacktmausmodells: Möglichkeiten und Grenzen am Beispiel des Mammakarzinoms. In: Jonat W, Kaufmann M, Kubli F, Maass H (Hrsg) Prätherapeutische Tumortestung. Zuckschwerdt, München Bern Wien (Aktuelle Onkologie, Bd 16, pp 243–253)
3. Fiebig HH (1983) Wachstum und Chemotherapie menschlicher Tumoren - vorwiegend Dickdarm-, Magen- und Bronchialkarzinome - in der thymusaplastischen Nacktmaus. Habilitationsschrift, Universität Freiburg
4. Fiebig HH (to be published) Limited potential of the human tumor-nude mouse system for pretherapeutic drug testing. ZS: Fortschritte der antimikrobiellen und antineoplastischen Chemotherapie, Futuramed Verl.
5. Fiebig HH, Kleist S von (1983) Carcinoembryonic antigen (CEA) in human colorectal cancers growing subcutaneously in nude mice. J Cancer Res Clin Oncol 105: 238–242
6. Fiebig HH, Löhr GW (1984) Wachstum menschlicher Malignome und Entwicklung von Tumormodellen in der thymusaplastischen Nacktmaus. Med Welt 35: 52–58 u 81–86
7. Fiebig HH, Schuchhardt C, Henß H, Fiedler L, Löhr GW (1984) Comparison of tumor response in nude mice and in the patients. Behring Inst Mitt 74: 343–352
8. Flanagan SP (1966) „Nude", a new hairless gene with pleiotropic effects in the mouse. Genet Res 8: 295–309
9. Gardner DG, Wittliff JL (1973) Specific estrogen receptors in the lactating mammary gland of the rat. Biochemistry 12: 3090
10. Kleine W (1984) Das in-vivo-Testmodell der thymusaplastischen Nu/Nu Maus in der gynäkologischen Onkologie - Möglichkeiten und Grenzen. Habilitationsschrift, Universität Freiburg
11. Pantelouris EM (1968) Absence of the thymus in a mouse moutant. Nature (London) 217: 370
12. Paschke R, Teuber J, Schumm PM, Schwedes U, Usadel KH (1985) Differenzierung zwischen Überfunktion und Wachstum der menschlichen Schilddrüse bei positiven Schilddrüsenantikörpern durch den nu/nu-Mäuse-Bioassay. Abstract, Arbeitstagung Thymusaplastische Nacktmaus und Nacktratte in der klinischen Forschung
13. Reid LC, Shin S (1978) Transplantation of heterologous endocrine tumor cells in nude mice. In: Fogh J, Giovanella BC (Hrsg) The nude mouse in experimental and clinical research. Academic Press, New York San Francisco London, pp 313–351
14. Rygaard J, Povlsen CO (1969) Heterotransplantation of a human malignant tumor to the mouse mutant nude. Acta Path Microbiol Scand 77: 758–766
15. Steel GG, Courtenay VD, Peckham MJ (1983) The response to chemotherapy of a variety of human tumor xenografts. Br J Cancer 47: 001–013
16. Usadel KH (1981) Heterotransplantation of hormone producing tissues to thymusaplastic nude mice and rats. In: Bastert G, Fortmeyer HP, Schmidt-Matthiesen H (Hrsg) Thymusaplastic nude mice and rats in clinical oncology. Fischer, Stuttgart New York, pp 381–382
17. Wittekind C, Kleist S von, Sandritter W (1982) Vergleichende immunhistologische Untersuchungen über die Lokalisation des carcinoembryonalen Antigens in gut- und bösartigem Mammagewebe. Acta Histochemica, Suppl-Bd XXV, pp 83–87

Radiojodtherapie und Nachsorge des Schilddrüsenkarzinoms

E. Moser, S. Fritsch

Therapie und Nachsorge des Schilddrüsenkarzinoms stellen eine interdisziplinäre Aufgabe dar: Hausarzt, Chirurg, Pathologe, Endokrinologe, Strahlentherapeut und Nuklearmediziner sollten eng zusammenarbeiten. Für die Güte dieser Kooperation sprechen die weltweit beschriebenen guten Überlebensraten, insbesondere beim differenzierten Schilddrüsenkarzinom.

Zumindest im deutschsprachigen Raum ist das Therapiekonzept weitgehend standardisiert. Die tragenden Säulen dieser Behandlung sind Thyreoidektomie, ablative Radiojodtherapie, perkutane lokoregionäre Nachbestrahlung bei organüberschreitendem Karzinombefall und/oder Lymphknotenmetastasen und eine lebenslange suppressive Schilddrüsenhormonsubstitution. Dieses Schema ist weitgehend unabhängig von Histologie und Tumorstadium. Geringe Modifikationen, insbesondere was Art und Reihenfolge der strahlentherapeutischen Maßnahmen anbetrifft, sind bei der anaplastischen und medullären Form des Schilddrüsenkarzinoms üblich. Im ersten Teil dieser Arbeit wird die Stellung der Radiojodtherapie im Rahmen dieses Therapiekonzepts erläutert, und zwar in erster Linie in bezug auf die differenzierten Formen, da nur hier eine ausreichende selektive Radiojodspeicherung zu erwarten ist.

Radiojodbehandlung

Ablative Radiojodtherapie

Obwohl vor allem US-amerikanische Autoren [5, 9] eine eher zurückhaltende Einstellung gegenüber dieser Behandlungsform einnehmen, wurde die umfangreichste Studie, die den Nutzen der ablativen Radiojodtherapie belegt, aus der Arbeitsgruppe um Beierwaltes et al. vorgelegt [2]. Anhand von 576 Patienten mit hochdifferenziertem Schilddrüsenkarzinom, die im Tumorregister der US-Army registriert sind, untersuchte diese Gruppe die Rezidivrate in Abhängigkeit vom therapeutischen Schema. Wurde ausschließlich eine Schilddrüsenresektion durchgeführt, betrug die Rezidivrate 32%. Sie ließ sich auf 11% reduzieren, wenn zusätzlich eine suppressive Schilddrüsenhormonsubstitution erfolgte. Wurde außerdem noch eine ablative Radiojodtherapie angeschlossen, so betrug die Rezidivrate nur noch 2,7%. Diese Daten belegen eindrucksvoll den Stellenwert der ablativen Radiojodtherapie im Rahmen des Therapiekonzepts bei differenziertem Schilddrüsenkarzinom.

Es ist unbestritten, daß der erste Schritt nach der Diagnosesicherung des differenzierten Schilddrüsenkarzinoms die Thyreoidektomie sein muß. Da für das

Endokrin-aktive maligne Tumoren
D. Engelhardt, K. Mann (Hrsg.)
Springer-Verlag Berlin Heidelberg New York 1987

Schilddrüsenkarzinom ein multizentrisches Auftreten typisch ist [15], sollte in jedem Fall die totale Thyreoidektomie angestrebt werden. Ziel ist eine weitgehende operative Reduktion der Tumormasse, wobei die gesamte Schilddrüse als Tumor aufzufassen ist. Diese Radikalität verbessert die Voraussetzungen für die sich anschließenden radiotherapeutischen Maßnahmen [1].

Erfahrungsgemäß ist ca. 2 Wochen nach Thyreoidektomie das endogene TSH hochstimuliert. Dann sollten Radiojoddiagnostik und -therapie beginnen. Mußten aus chirurgischen Gründen größere Mengen der Restschilddrüse verbleiben, so ist postoperativ keine maximale TSH-Stimulation zu erwarten. Hier empfiehlt es sich, die weiterführenden nuklearmedizinischen Maßnahmen umgehend einzuleiten.

Der Radiojodtest vor der Radiojodtherapie dient zur Abschätzung der erforderlichen Radioaktivität, sie wird für eine Herddosis von 1000 Gy berechnet und liegt erfahrungsgemäß zwischen 3 und 6 GBq (ca. 80–150 mCi). Die Applikation erfolgt einzeitig und zur Reduktion der Strahlenexposition für das Personal in verkapselter Form [10].

Die Richtlinien der Strahlenschutzverordnung verlangen einen stationären Aufenthalt, in dem besondere Strahlenschutzmaßnahmen beachtet werden. Insbesondere muß eine Rückhaltevorrichtung für die Exkremente vorhanden sein, die in den ersten Tagen nach der Applikation radioaktiv sind.

In Anlehnung an ein weniger aggressives Vorgehen, wie es z. T. in den Vereinigten Staaten [5] praktiziert wird, besteht auch nach übereinstimmender Meinung in der Bundesrepublik Deutschland keine Indikation zur ablativen Radiojodtherapie, wenn es sich um ein papilläres Schilddrüsenkarzinom mit geringer Primärtumorausdehnung ($\varnothing < 15$ mm, entspricht etwa pT_1) bei jungen (< 40 Jahren) Patienten ohne Lymphknotenbefall handelt.

Konnte der Radiojodtest im Schilddrüsenbett lediglich eine Speicherung $< 2\%$ nachweisen, so sollte auch hier eine ablative Radiojodtherapie unterbleiben. Erfahrungsgemäß läßt sich dann durch die vertretbaren Radioaktivitäten keine ausreichende Herddosis erzielen, die Ganzkörperstrahlenexposition steht in keinem vernünftigen Verhältnis zum therapeutischen Effekt.

Lokale und systemische Nebenwirkungen einer hochdosierten Radiojodtherapie sind bekannt, jedoch harmlos und, falls überhaupt erforderlich, im allgemeinen gut behandelbar.

Akute lokale Reaktionen, wie Strahlenthyreoiditis mit lokaler Schwellung und Heiserkeit, treten auf, falls noch eine größere Restschilddrüse vorhanden ist. Hier hat sich die prophylaktische Gabe von Antiphlogistika und Kortikosteroiden bewährt.

Eine Kompression benachbarter Strukturen ist möglich, insbesondere kann bei Tracheomalazie eine Tracheotomie erforderlich werden. Diese Komplikation konnte im eigenen Patientenkollektiv nicht beobachtet werden und dürfte extrem selten sein.

An systemischen Nebenwirkungen ist eine radiogene Schädigung der Speicheldrüsen mit einer möglichen Asialie beschrieben, ebenso gastritische Beschwerden, insbesondere bei prädisponierten Patienten.

Veränderungen des Blutbildes als Folge einer Depression der Hämatopoese wurden beobachtet. Als erste reagieren die Lymphozyten auf eine hochdosierte Radiojodtherapie, hier wurde ein Abfall in den ersten 4 Tagen mit einem Wiederanstieg zum Ausgangswert innerhalb von 2 Wochen beschrieben. Der Abfall der Granulozyten ist weniger stark ausgeprägt, er setzt später ein und normalisiert sich langsamer. Die Veränderungen von Erythrozyten und Thrombozyten können vernachlässigt werden, solange die kumulative Radiojodaktivität unter 40 GBq (ca. 1 Ci) liegt. Bei Überschreiten dieses Grenzwerts wurden hämatologische Komplikationen infolge Knochenmarkdepressionen, teilweise mit tödlichem Ausgang, beobachtet.

Eine permanente Blutbilddepression wurde von Glanzmann u. Horst bei 15% ihrer hochdosiert mit Radiojod behandelten Patienten beschrieben [6]. Definitionsgemäß handelt es sich hierbei um eine über 3 Monate anhaltende Leukozytenzahl < 3000 und/oder Thrombozytenzahl < 100 000 und/oder einen Hb-Wert < 10 g/dl.

Es ist bekannt, daß nach hochdosierter Radiojodtherapie ein erhöhtes genetisches und somatisches Risiko besteht. Die Häufung ist, verglichen mit einem alterskorrigierten Vergleichskollektiv, jedoch nicht signifikant. Dies betrifft die Kanzerogenese ebenso wie die Induktion einer Leukose [13, 14]. Für die Kenntnis des genetischen Risikos einer hochdosierten Radiojodtherapie sind die Werte für die Strahlenexposition der Gonaden hilfreich. So beträgt der Expositionswert für die Ovarien 38 mGy/GBq (14 rad/100 mCi) und für die Testes 24 mGy/GBq (9 rad/ 100 mCi) [8].

Allerdings konnte eine Untersuchung an 33 Patientinnen, die im Alter zwischen 6 und 20 Jahren mit durchschnittlich 7,25 GBq (196 mCi) ^{131}Jod behandelt worden waren, keine signifikante Häufung an Infertilität, Fehlgeburten, Frühgeburten oder angeborenen Anomalien nachweisen. Dies gilt allerdings nur für eine mittlere Beobachtungsdauer von 19 Jahren [16].

Radiojodtherapie speichernder Metastasen

Hier ist die Indikation mit dem Nachweis einer Radiojodspeicherung in den Metastasen gegeben. Dies wird durch das Radiojodganzkörperszintigramm im Rahmen der Nachsorge überprüft. Die Applikation erfolgt einzeitig, in der Regel wird die maximal mögliche Radioaktivität von 7,4 GBq (200 mCi) verabfolgt.

Es ist zwar bekannt, daß die Metastasen differenzierter Schilddrüsenkarzinome im weiteren Krankheitsverlauf die Radiojodspeicherungsfähigkeit verlieren können. Dennoch sollte bei dokumentierten Metastasen ebenso wie bei Verdacht auf Metastasen regelmäßig die Radiojoddiagnostik in der Nachsorge zur Anwendung kommen, da sich hier ggf. eine Behandlungsmöglichkeit mit Radiojod ergibt. Im allgemeinen lassen sich bei selektiver Radiojodanreicherung höhere Dosen an den Herd bringen, als es durch eine perkutane Bestrahlung möglich ist.

Nachsorge

Tabelle 1 gibt einen Überblick über das in der Radiologischen Klinik der Universität München durchgeführte Nachsorgeschema, das den weitgehenden Einsatz der Thyreoglobulinbestimmung unter suppressiver Hormonsubstitution beinhaltet. In vielen Fällen ist damit die Radiojoddiagnostik ersetzbar. Sie muß bekanntlich unter

Tabelle 1. Nachsorgekonzept für Patienten mit differenziertem Schilddrüsenkarzinom auf der Basis der Tg-Bestimmung unter weitgehendem Verzicht auf die Radiojoddiagnostik

Thyreoidektomie	*1. Nachkontrolle:*	Klinische Untersuchung
⟳		Röntgen-Thorax
2–3 Wochen	⟳	Radiojodtest inkl.
⟳	⟳	Ganzkörperszintigraphie
Radiojodtest	⟳	Labor: BKS, BB, Leberenzyme,
➡Tg, TSH	⟳	AP, Ca^{++}
Radiojodtherapie	⟳	T_3, T_4, TSH
⟳	⟳	➡Tg
4–6 Wochen	⟳	
⟳	⟳	
Substitutionskontrolle	3 Monate	
TRH-Test	⟳	
➡Tg	⟳	
⟳	⟳	
2 Monate	*2. Nachkontrolle:*	wie 1. Nachkontrolle, jedoch
⟳		unter Substitution
⟳		Ohne Radiojoddiagnostik
Absetzen der Substitution (T_3)		➡Tg
⟳	Im 1. (2.) Jahr:	alle 3 (6) Monate wie bei 2.
1. Nachkontrolle		(Substitution, wenn möglich: T_3
	Anschließend:	Einmal pro Jahr wie bei 2.
		(Substitution: T_3/T_4 oder T_4)

Hormonkarenz durchgeführt werden und schränkt i. allg. Wohlbefinden und Leistungsfähigkeit der Patienten ein. Möglicherweise fördert auch die hohe endogene TSH-Stimulation infolge Hormonkarenz das Rezidivwachstum.

Die Grundlage für eine großzügige Anwendung der Thyreoglobulin-(Tg-)bestimmung in der Nachsorge des Schilddrüsenkarzinoms wurde durch umfangreiche Studien [3, 4, 7, 12] belegt.

Im folgenden soll über eigene Untersuchungen berichtet werden, die unter 2 Fragestellungen durchgeführt wurden:

1. Wie hoch ist die Treffsicherheit der Tg-Bestimmung in der Nachsorge von Patienten mit Schilddrüsenkarzinom?
2. In welchen Fällen kann die Diagnostik mit [131]Jod in der Nachsorge durch die Tg-Bestimmung ersetzt werden?

Die Studie wurde an 413 Patienten durchgeführt. In allen Fällen war eine ablative Therapie (in der Regel durch die Kombination von Thyreoidektomie und ablativer Radiojodtherapie) vorausgegangen.

Die Tg-Bestimmung erfolgte mit Hilfe eines kommerziellen Radioimmunoassays* in Doppelantikörpertechnik. Sieben Standardseren mit Konzentrationen zwischen 6 und 400 ng/ml dienen zur Erstellung der Eichkurve. Die niedrigste Konzentration (6 ng/ml) wurde als untere Nachweisgrenze definiert. Dieser Wert galt auch als Schwelle für eine Thyreoglobulinerhöhung. Alle Werte über 6 ng/ml waren somit definitionsgemäß erhöht.

---

* Henning, Berlin, durchgeführt im Institut für Klinische Chemie, Klinikum Großhadern (Direktor: Prof. Dr. M. Knedel)

Die Präzision des verwendeten Radioimmunoassays ist im physiologischen Tg-Bereich zwischen 20 und 40 ng/ml am höchsten. Wegen der Abflachung der Eichkurve nimmt sie im unteren und oberen Konzentrationsbereich ab. Somit erhebt sich die Frage, mit welcher Genauigkeit sich insbesondere Werte im Bereich der unteren Nachweisgrenze noch trennen lassen.

Trotz dieser methodischen Schwierigkeiten wurde im Hinblick auf eine Sensitivitätsoptimierung die untere Nachweisgrenze als Entscheidungsschwelle gewählt. Weitere Studien müssen zeigen, ob ohne Verlust an Sensitivität ein höherer Wert (10–15 ng/ml) gewählt werden kann.

Bekanntlich stören Autoantikörper gegen Thyreoglobulin den Serumnachweis dieses Tumormarkers. Zur Antikörperbestimmung erfolgte ein qualitativer Nachweis durch den sog. individuellen Wiederfindungsversuch, zusätzlich folgte eine quantitative Messung durch eine Radiobindungsanalyse.

Seren mit gestörter Wiederfindung und/oder einem erhöhten ($> 1:100$) Antikörpertiter wurden für die weitere Befundung ausgeschlossen.

Ergebnisse

Bei 21% des Kollektivs fanden sich zum Zeitpunkt der Primärbehandlung Tg-Antikörper. Somit war hier die Tg-Bestimmung zur Nachsorge zunächst nicht anwendbar.

Es ist jedoch bekannt [11], daß bei einem Teil der Patienten mit anfänglichen Tg-Antikörpern diese mit zunehmendem Abstand zur Primärtherapie verschwinden. Dies war im eigenen Kollektiv im weiteren Verlauf (mittlere Überwachungsdauer: 19 Monate) in 6% der Fälle nachweisbar. Damit reduziert sich der Anteil an Patienten, der sich letztlich nicht für eine Nachsorge durch Tg eignet, von anfänglich 21% auf 15%.

Die Prüfung der Spezifität erfolgte an 241 Patienten, zunächst ohne Anhalt für Tumorprogression (Lokalrezidiv, Lymphknotenmetastasen, Fernmetastasen). Bei 56 Patienten waren im Verlauf Tg-Werte > 6 ng/ml nachzuweisen, hier muß der Tg-Befund zunächst als falsch-positiv gewertet werden. Allerdings wurden bei 11 Patienten im weiteren Verlauf Fernmetastasen nachgewiesen, so daß hier die Tg-Bestimmung doch einen richtig-positiven Befund ergab. Bleiben diese 11 Patienten bei der Spezifitätsberechnung unberücksichtigt, so ergibt sich ein Wert von 80%. Diese Daten legen nahe, alle Patienten mit einer persistierenden Tg-Erhöhung als Risikogruppe einzustufen. Hier sollten alle möglichen Maßnahmen zur Nachsorge, inklusive Radiojodtest, zur Anwendung kommen.

Die Prüfung der Sensitivität erfolgte an 95 Patienten mit Tumorprogression. In 94 Fällen war Thyreoglobulin erhöht, der Befund des Tumormarkers somit richtig-positiv. Damit errechnet sich eine Sensitivität von 99%.

Nur in einem Fall lag Thyreoglobulin persistierend unterhalb der Nachweisgrenze von 6 ng/ml. Hierbei handelte es sich um die Lungenmetastasierung eines wenig differenzierten follikulären Schilddrüsenkarzinoms ohne Radiojodspeicherung. Die Metastasierung wurde durch das in der Nachsorge obligate Röntgenthoraxbild diagnostiziert.

Weiterhin wurde geprüft, ob der Erfolg einer ablativen Therapie ausschließlich durch eine Tg-Bestimmung dokumentiert werden kann. Hierzu wurde die prozen-

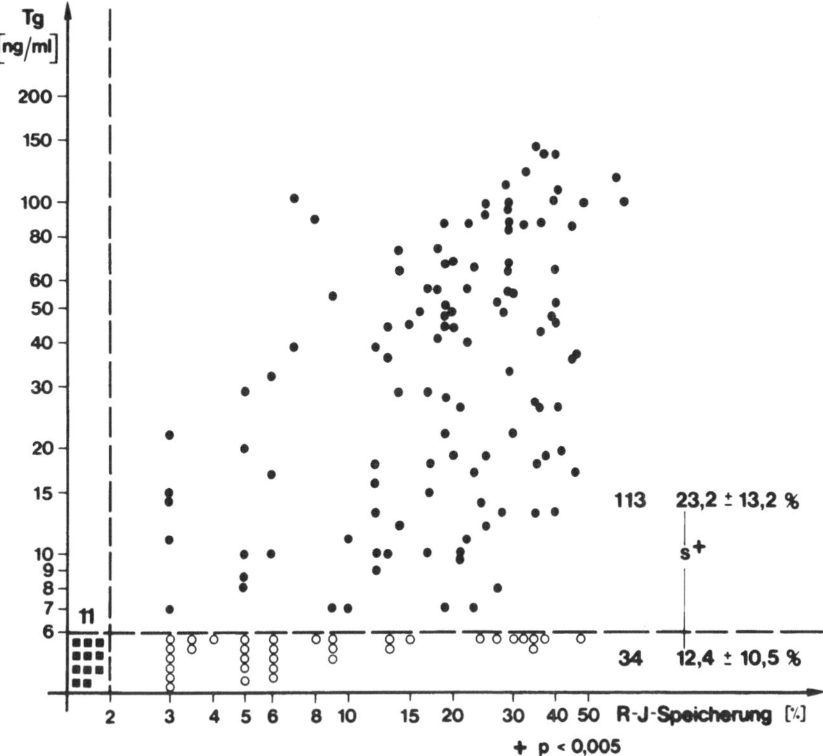

Abb. 1. Radiojodspeicherung und Tg vor Radiojodtherapie im Mittel 19 Tage nach Thyreoidektomie: Im überwiegenden Teil der Fälle (113, *Punkte*) fand sich eine Radiojodspeicherung über 2%
und ein meßbarer Tg-Wert. Hingegen ließen sich bei 34 Patienten *(Kreise)* Radiojodspeicherungs-
werte über 2% (maximal bis 46%) nachweisen, obwohl Tg unterhalb der Nachweisgrenze von 6 ng/
ml lag. Die Radiojodspeicherung ist bei Patienten mit meßbarem Tg-Spiegel (23,2%) signifikant
(p < 0,005) höher als im Falle fehlender Tg-Nachweisbarkeit (12,4%). Bei 11 Patienten *(Quadrate)*
lag die Radiojodspeicherung unter 2%. Tg war hier nicht nachweisbar

tuale Radiojodspeicherung im Schilddrüsenbett unmittelbar vor Radiojodtherapie
gemessen. Gleichzeitig erfolgte eine Tg-Bestimmung. Der zeitliche Abstand zur vorausgegangenen Thyreoidektomie betrug im Mittel 19 Tage. Das Ergebnis ist in
Abb. 1 wiedergegeben. Beim überwiegenden Anteil (113) der Patienten fanden sich
Tg-Werte > 6 ng/ml und eine Radiojodspeicherung > 2%. Bei 11 Patienten war die
totale Ablation schon operativ erreicht worden. Die Radiojodspeicherung lag unter
2%, ebenso Thyreoglobulin unterhalb der Nachweisgrenze (6 ng/ml). Allerdings
fand sich bei 34 Patienten die unerwartete Befundkonstellation eines nicht nachweisbaren Tg-Spiegels (< 6 ng/ml), während ^{131}J-Uptakewerte > 2% (bis 46%) meßbar wurden. Ausnahmslos lag eine hohe endogene thyreotrope Stimulation
(TSH > 50 µE/ml) vor. Dieser Befund muß auf quantitativer Basis diskutiert werden. Minimales Restschilddrüsengewebe ist unter hoher thyreotroper Stimulation
zwar fähig, beträchtliche Mengen an Jod zu speichern, der Schilddrüsenrest ist
jedoch zu klein, um meßbar Thyreoglobulin zu produzieren.

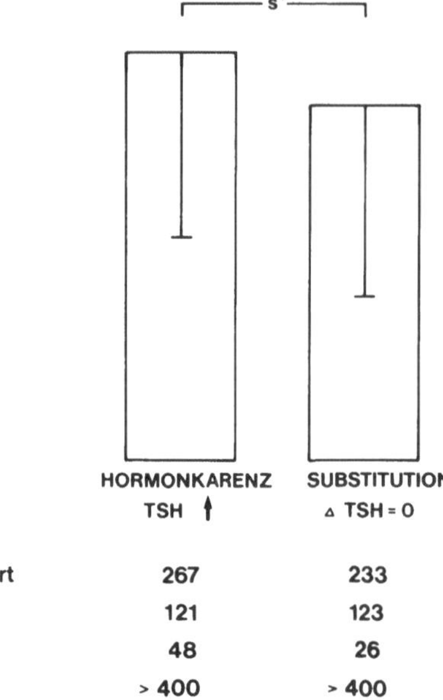

	HORMONKARENZ	SUBSTITUTION
Mittelwert	267	233
SD	121	123
Min	48	26
Max	> 400	> 400

Abb. 2. Einfluß der thyreotropen Stimulation auf die Tg-Spiegel (ng/ml) bei 41 Patienten mit Tumorprogression. Unter suppressiver Schilddrüsenhormonsubstitution *(ΔTSH = 0)* ist der Tg-Spiegel signifikant (S*: $p < 0{,}005$) niedriger als unter Hormonkarenz *(TSH↑)*. Angegeben sind Mittelwert, Standardabweichung *(SD)*, Minimum *(Min)* und Maximalwert *(Max)*. In keinem Fall findet sich unter Hormonsubstitution ein Abfall auf einen Wert unterhalb der Nachweisgrenze (6 ng/ml)

Aus diesem Befund ergibt sich die logische Konsequenz, daß der Erfolg einer totalen Ablation nicht durch eine Tg-Bestimmung dokumentiert werden kann. Hier ist nach wie vor der Einsatz der Radiojoddiagnostik unabdingbar.

Es ist bekannt, daß Tg-Produktion und -Exkretion von der Höhe der thyreotropen Stimulation abhängig sind. Der Einfluß einer thyreotropen Stimulation auf die Höhe des Tg-Spiegels wurde bei 41 Patienten mit Tumorprogression geprüft. Das Ergebnis zeigt Abb. 2. Unter Schilddrüsenhormonsubstitution $(ΔTSH = 0)$ ist der Tg-Spiegel signifikant ($p < 0{,}005$) niedriger als unter hoher thyreotroper Stimulation bei Hormonkarenz (TSH↑). In keinem Fall jedoch führte die Tg-Bestimmung unter Substitution zu einem Abfall unterhalb die Nachweisgrenze von 6 ng/ml. Somit wurde unter suppressiven Bedingungen kein zusätzlicher falsch-negativer Tg-Befund erhoben. Die Sensitivität des Tumormarkers ist somit unabhängig von der Höhe der thyreotropen Stimulation.

Die Ergebnisse können belegen, daß sich in der Nachsorge differenzierter Schilddrüsenkarzinome der Radiojodtest mit seinen gravierenden Nebenwirkungen als Folge der Hormonkarenz weitgehend durch eine Tg-Bestimmung ersetzen läßt. Ohne Verlust an diagnostischer Schärfe ist dies unter suppressiver Hormonsubstitution möglich. Dadurch bleiben Wohlbefinden und Leistungsfähigkeit der Patienten während der Nachsorge unbeeinträchtigt. Voraussetzung für die Anwendung eines solchen Nachsorgekonzepts ist jedoch eine vorausgegangene ablative Therapie.

Die erste Nachkontrolle nach ablativer Primärtherapie erfolgt in der Regel 3 Monate nach Absetzen der Schilddrüsenhormonsubstitution. Zu diesem Zeitpunkt gehört die Radiojoddiagnostik einschließlich Ganzkörperszintigraphie noch zur Nachsorge. Weitere Maßnahmen sind klinische Untersuchung, ein Röntgenbild des Thorax in 2 Ebenen, laborchemische Untersuchungen sowie die Bestimmung der Schilddrüsenparameter einschließlich TSH und Thyreoglobulin.

Vor der zweiten Nachkontrolle unterbleibt das Absetzen der suppressiven Schilddrüsenhormonsubstitution, da auf die Radiojoddiagnostik verzichtet wird. An ihre Stelle ist die Tg-Bestimmung getreten. Alle übrigen Maßnahmen werden wie bei der ersten Nachkontrolle durchgeführt.

Nachuntersuchungen erfolgen im ersten Jahr nach Primärtherapie alle 3 Monate, im zweiten Jahr alle 6 Monate. In den weiteren Jahren wird eine einmal jährliche Kontrolle empfohlen.

Wegen der kürzeren biologischen Halbwertszeit von reinem Trijodthyronin (19 h) wird in den ersten 2 Jahren die Substitutionsmedikation mit Liothyronin (Thybon) empfohlen. Sollte sich nämlich der Verdacht auf eine Tumorprogression ergeben, lassen sich Diagnostik und möglicherweise Therapie mit Radiojod wesentlich beschleunigen. Im dritten Jahr der Nachsorge wird üblicherweise auf ein Kombinationspräparat oder auf ein rein T_4-haltiges Präparat umgestellt. Dies kann auch schon früher erfolgen, wenn Trijodthyronin in suppressiver Dosierung für den Patienten unverträglich ist.

Berücksichtigt man die genannten Schranken der Tg-Bestimmung als Tumormarker in der Nachsorge, so ist der Einsatz von Radiojod zur Überwachung von Patienten mit differenziertem Schilddrüsenkarzinom weiterhin indiziert:
- bei Nachweis von Antikörpern gegen Tg,
- zur Erfolgskontrolle der ablativen Therapie,
- bei Tumorprogression (dokumentiert oder Verdacht),
- bei einer persistierenden Tg-Erhöhung,
- bei erneuter Tg-Nachweisbarkeit.

Literatur

1. Becker HW, Röher HD, Peitsch W, Wahl RA (1984) Chirurgie der malignen Struma. In: Becker HW, Heinze HG (Hrsg) Maligne Schilddrüsentumoren. Springer, Berlin Heidelberg New York, S 136
2. Beierwaltes WH (1978) Radioiodine in the Therapy for Thyroid Carcinoma. In: Spencer RP (ed) Therapy in Nuclear Medicine. Grune & Straton, New York San Francisco London, p 101
3. Black EG, Cassoni A, Gimlette TMD, Harmer CL, Maisey MN, Oates GD, Hoffenberg R (1981) Serum thyroglobulin in thyroid cancer. Lancet II: 443–445
4. Botsch H, Schulze E, Lochner B (1979) Serum-Thyreoglobulin-Bestimmung zur Verlaufskontrolle bei Schilddrüsenkarzinom-Patienten. Dtsch med Wschr 104: 1072–1074
5. Cady B, Sedwick CE, Meissner WA, Wool MS, Salzman FA, Werber J (1979) Risk Factor Analysis in Differentiated Thyroid Cancer. Cancer 43: 810–820
6. Glanzmann Ch, Horst W (1979) Therapie des metastasierenden Schilddrüsenkarzinoms mit 131-J. Erfahrungen bei 103 Patienten aus dem Zeitraum 1963 bis 1977. Strahlentherapie 155: 223–229
7. Jänsch A, Heinze HG, Hast B (1981) Serum-Thyreoglobulin (S-hTg). Ein Tumormarker bei Patienten mit differenziertem Schilddrüsenkarzinom. Strahlentherapie 157: 381–392

8. Mird Dose Estimate Report No 5 (1975). J Nucl Med 16: 857–860
9. Mazzaferri EL, Young RL, Oertel JE, Kemmerer WT, Page CP (1977) Papillary Thyroid Carcinoma: The Impact of Therapy in 567 Patients. Medicine (Baltimore) 56: 171–196
10. Moser EA, Raithel E, Büll U, Seiderer M, Zorn-Bopp E (1981) Vorläufige Erfahrungen mit kommerziellen Natriumjodid-(131-J) Therapiekapseln. Nuc Compact 12: 30–36
11. Moser E, Braun S, Kirsch CM, Kleinhans E, Büll U (1984) Time course of Thyroglobulin Autoantibodies in Patients with differentiated Thyroid Carcinoma after Radioiodine Therapy. Nuclear Medicine Communications 5: 317–321
12. Moser E (1986) Nachsorge differenzierter Schilddrüsenkarzinome. Die Wertigkeit der Thyreoglobulin-Bestimmung. Fortschr Med 104: 149–152
13. Pochin EE (1967) Prospects from the treatment of thyroid carcinoma with radioiodine. Clin Radiol 18: 131–135
14. Pochin EE (1971) Radioiodine therapy of thyroid cancer. Sem Nucl Med 1: 503–515
15. Russel WO, Ibanez ML, Clark L, White EC (1963) Thyroid carcinoma: classification, intraglandular dissemination and clinicopathological study based upon whole organ sections of 80 glands. Cancer 16: 1425–1460
16. Sarkar SD, Beierwaltes WH, Gill SP, Cowley BJ (1976) Subsequent fertility and birth histories of children and adolescent treated with ^{131}I for thyroid cancer. J Nucl Med 17: 460–464

Das Nebennierenrindenkarzinom

D. Engelhardt

Vorkommen

Beim Erwachsenen ist das Nebennierenrindenkarzinom eine seltene Erkrankung. Nach einer Übersicht aus den USA ist mit einem Fall auf 1,7 Mio. Einwohner zu rechnen, das sind umgerechnet etwa 0,02% aller Krebsfälle [12]. Zur Altersverteilung ergab eine Zusammenstellung von 42 Fällen, daß die Erkrankung in jedem Alter vorkommen kann, daß aber eine Häufung im 6. Lebensjahrzehnt vorliegt. Entgegen früheren Daten ist die Erkrankung bei Frauen nicht häufiger als bei Männern. Hormoninaktive Tumoren sind häufiger als hormonaktive [4], vermutlich eine Folge der zunehmenden Erkennung hormonell stummer Tumoren durch Sonographie und Computertomographie.

Symptomatologie

Schlüsselt man die Symptome und klinischen Befunde nach ihrer Häufigkeit auf, wie sie bei Patienten mit Nebennierenrindenkarzinom bei der Erstuntersuchung zu erwarten sind, so stehen allgemeine Tumorzeichen im Vordergrund [9]. Gewichtsverlust, Schmerzen und Fieber sowie Hinweise für eine lokale Raumforderung im Nebennierenbereich sind wesentlich häufiger anzutreffen als ein Cushing-Syndrom oder Virilisierungserscheinungen bzw. Laboratoriumsbefunde für eine erhöhte Cortisolsekretion oder vermehrte Produktion von adrenalen Androgenen. Dies kann so weit gehen, daß eine allgemeine Tumorkachexie die Ausprägung der klinischen Symptomatik eines Cushing-Syndroms verhindert.

Versucht man aufgrund der klinischen Symptomatik zu differenzieren, ob ein hormonaktiver gutartiger oder ein hormonsezernierender bösartiger Tumor vorliegt, so zeigen Patienten mit Adenomen meist ein sog. reines Cushing-Syndrom, während bei Patienten, insbesondere bei Patientinnen, klinische Hinweise für eine Cortisol- und Androgenüberproduktion auf ein Nebennierenrindenkarzinom hinweisen. Auch alleinige Virilisierungserscheinungen bei der Frau weisen eher auf einen bösartigen als auf einen gutartigen NNR-Tumor hin [2].

Endokrin-aktive maligne Tumoren
D. Engelhardt, K. Mann (Hrsg.)
Springer-Verlag Berlin Heidelberg New York 1987

Histopathologie

Vergleicht man die klinischen Daten von Patienten mit Nebennierenrindenkarzinom mit der Histopathologie der operierten Tumoren, so zeigt sich, daß die mittlere Überlebenszeit von Patienten mit entdifferenzierten Tumoren nach einer Zusammenstellung nur 5 Monate, die von Patienten mit differenzierten Tumoren jedoch bei 40 Monaten lag [7]. Aus der gleichen Zusammenstellung geht hervor, daß entdifferenzierte Tumoren so gut wie nie hormonaktiv sind, während differenzierte Tumoren – aufgrund der klinischen Symptomatik oder belegt durch Hormonuntersuchungen – zu 30–50% eine hormonelle Aktivität aufweisen. In den Abb. 1–3 sind dazu die histologischen Präparate eines differenzierten NNR-Karzinoms mit ver-

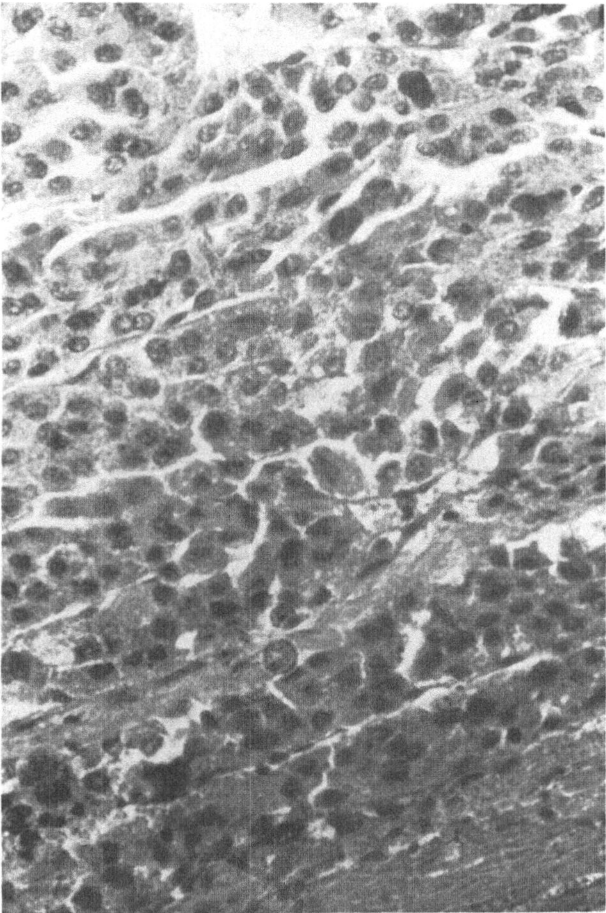

Abb. 1. Histologisches Präparat eines differenzierten NNR-Karzinoms mit angedeutet faszikulärer Struktur, das zu einer vermehrten Cortisol- und Androgenproduktion geführt hatte (Präparat von Prof. Dr. med. M. Eder, Pathologisches Institut, Universität München)

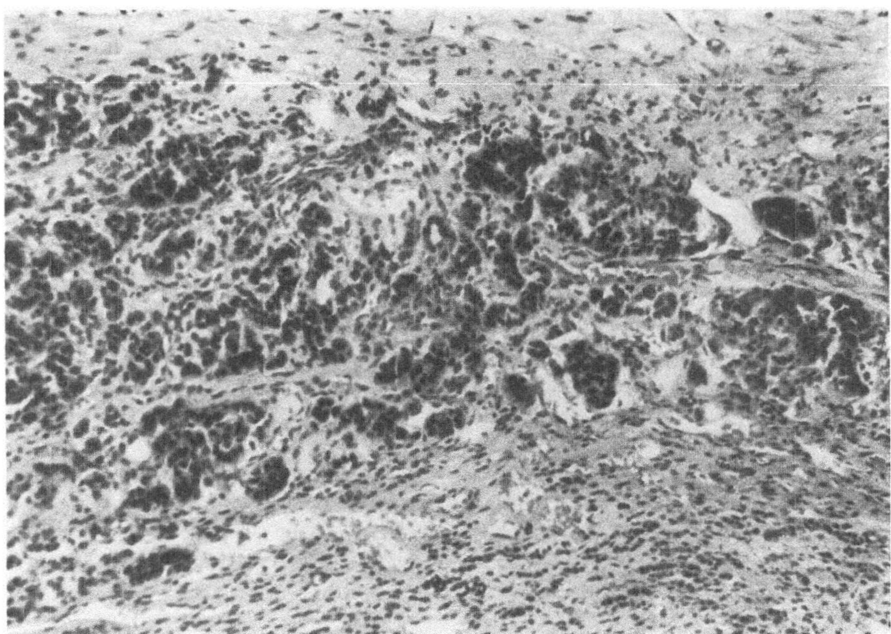

Abb. 2. Histologisches Präparat eines mäßig differenzierten NNR-Karzinoms mit angedeutet retikulärer Struktur und reiner Androgenüberproduktion (Präparat von Prof. Dr. med. M. Eder, Pathologisches Institut, Universität München)

mehrter Cortisol- und Androgenproduktion (Abb. 1), eines mäßig differenzierten Tumors mit reiner Androgensekretion (Abb. 2) und eines entdifferenzierten Malignoms ohne Hormonproduktion (Abb. 3) wiedergegeben.

Hormonbefunde

Versucht man aufgrund von Hormonbefunden Patienten mit NNR-Adenom von Kranken zu unterscheiden, die an einem Karzinom leiden, gelingt dies mit dem Cortisoltagesprofil nicht, wie in Abb. 4 dargestellt [2]. Auch bei Funktionsuntersuchungen läßt sich die Kortisolsekretion von Adenomen und Karzinomen nicht unterschiedlich beeinflussen, es kommt bei Patienten mit beiden Tumorformen nach der Gabe von Dexamethason zu keiner Suppression der Plasmacortisolwerte, und auch die Zufuhr von exogenem ACTH führt sowohl bei Patienten mit Adenomen als auch mit Karzinomen z. T. zu keiner Erhöhung, z. T. zu einem Anstieg der Plasmacortisolwerte, wie dies in Abb. 5 dargestellt ist [2]. Weiterhin kommt es weder bei Patienten mit Adenomen noch bei Patienten mit Karzinomen zu einem Anstieg der Ausscheidung von Cortisol und Cortisolvorstufen unter der Verabreichung des Nebennierenrindenhormon-Biosyntheseblockers Metopyrapon, wie dies bei Patienten mit hypothalamisch-hypophysärem Cushing-Syndrom der Fall ist [2]. Nach

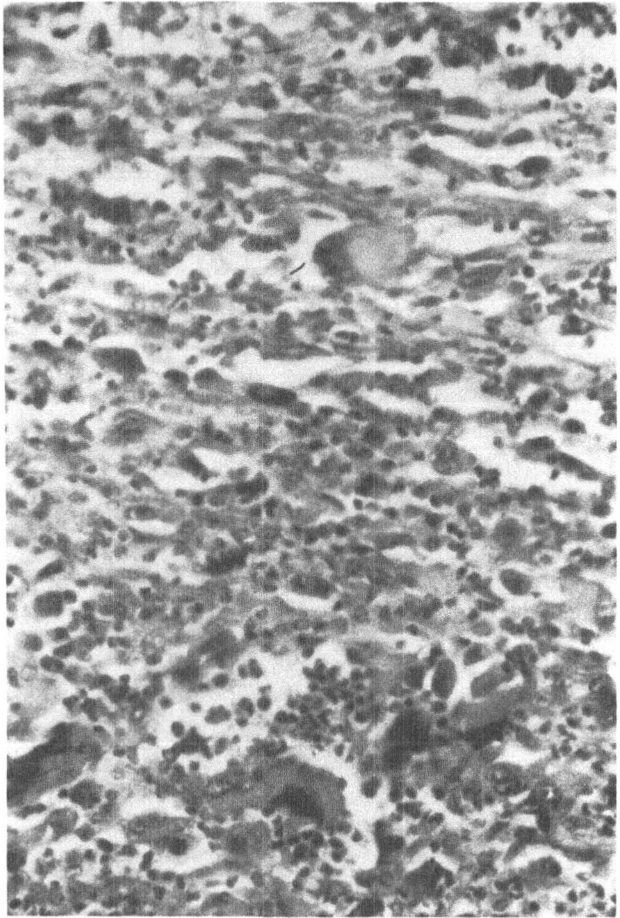

Abb. 3. Präparat eines entdifferenzierten NNR-Karzinoms mit ausgeprägter Zell- und Kernpolymorphie mit schneller Wachstumstendenz und ohne Hormonproduktion (Präparat von Prof. Dr. med. M. Eder, Pathologisches Institut, Universität München)

eigenen Erfahrungen sind jedoch bei Patienten mit hormonaktiven NNR-Adenomen nur die Serumcortisolspiegel (bzw. beim Conn-Syndrom die Serumaldosteronspiegel) erhöht, während die Serumwerte des NNR-Androgens Dehydroepiandrosteronsulfat (DHEA-S) erniedrigt bzw. nicht meßbar sind. Im Gegensatz dazu finden sich bei Patienten mit hormonproduzierenden NNR-Karzinomen nicht nur eine Erhöhung der Serumwerte von Cortisol, sondern auch oft sehr stark erhöhte Werte für DHEA-S im Serum. Wegen eines partiellen 11β-Hydroxylasedefekts in den NNR-Karzinomzellen lassen sich bei Patienten mit Karzinom häufig auch deutlich erhöhte Serumwerte für die nicht hydroxylierten Vorstufen von Cortisol und Corticosteron, nämlich 11-Desoxycortisol und 11-Desoxycorticosteron nachweisen (die radioimmunologische Bestimmung dieser beiden 11-Desoxyverbindungen ist jedoch nur in einigen Speziallabors möglich). Die mineralokortikoide Wir-

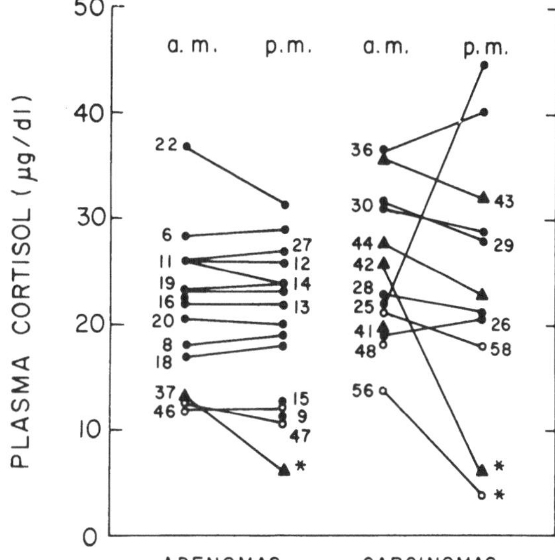

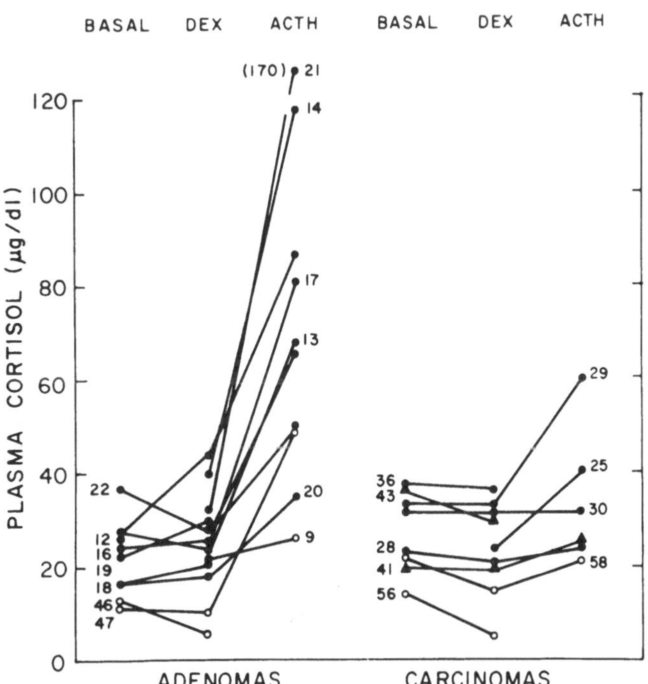

Abb.4. Verhalten der Morgen- und Abendwerte von Cortisol im Plasma bei Patienten mit NNR-Adenom und NNR-Karzinom. (Aus Bertagna u. Orth [2] mit freundlicher Genehmigung)

Abb.5. Verhalten der Werte von Cortisol im Plasma unter basalen Bedingungen, nach Suppression durch Dexamethason (8 mg tägl. über 2 Tage) und nach Zufuhr von ACTH (60 min nach 0,25 mg i. v.) bei Patienten mit NNR-Adenom und NNR-Karzinom. (Aus Bertagna u. Orth [2] mit freundlicher Genehmigung)

kung dieser beiden Verbindungen kann jedoch auch klinisch wirksam werden, die Patienten weisen dann neben einer Hypertonie und Ödemen meist auch eine hypokaliämische Alkalose im Blut auf.

Lokalisationsdiagnostik

Zur Lokalisationsdiagnostik von NNR-Tumoren sind die verschiedenen angiographischen Verfahren und die retroperitoneale Luftfüllung durch Sonographie und Computertomographie ersetzt worden. Die Sonographie ist als Suchmethode zum Nachweis mittelgroßer und großer Tumoren (Durchmesser > 2 cm) gut geeignet, die Computertomographie besitzt jedoch ein höheres Auflösungsvermögen, so daß Tumoren, die größer als 5 mm im Durchmesser sind, erkannt werden können; mit diesem Verfahren ist auch eine bessere Abgrenzung zu Nachbarstrukturen möglich. Die CT ist auch zur Verlaufsbeurteilung gut einsetzbar. Bezüglich der Wertigkeit der Kernspintomographie sei auf den Beitrag von Doppman hingewiesen.

Entscheidend ist das Vorgehen bei einer zufällig sonographisch oder computertomographisch festgestellten Raumforderung im Bereich der Nebennierenregion. Da die Prävalenz eines biochemisch stummen NNR-Karzinoms bei 1:250000 liegt, die Prävalenz eines Nebennierenadenoms mit einem Durchmesser von 6 cm bei 1:4000 und bei einem kleineren Durchmesser von 1,5 cm und größer sogar bei 1:56, wurde folgendes Vorgehen empfohlen [3]: Bei Raumforderungen mit einem Durchmesser von mehr als 6 cm sollten solide Prozesse nach Ausschluß eines Phäochromozytoms bzw. beim Nachweis eines Nebennierenmarktumors mit entsprechender Vorbereitung operiert werden. Bei einem zystischen Prozeß in dieser Größenordnung sollte eine Punktion vorgenommen und bei Nachweis eines blutigen Zysteninhalts und/oder Zellreichtums genauso vorgegangen werden wie bei einem soliden Prozeß. Ist die Raumforderung im Durchmesser kleiner als 6 cm, so sollte nur bei hormonaktiven Prozessen primär die Operation erfolgen, bei inaktiven mit solider Struktur sollten Kontrollen in 6monatigen Abständen erfolgen; bei zystischen Prozessen sollte genauso vorgegangen werden wie bei einer größeren Raumforderung. Die computertomographisch geführte Feinnadelpunktion für eine Aspirationszytologie ist dabei wegen der Unmöglichkeit, benigne von malignen NNR-Zellen zu unterscheiden, nicht geeignet, gutartige von bösartigen NNR-Tumoren zu differenzieren. Es ist aber damit möglich, ortsfremde Tumoren, wie Metastasen anderer Malignome oder Lymphome, als Ursache einer Raumforderung im Nebennierenbereich zu erkennen. Die Arteriographie wird heute nur noch gelegentlich als flankierende Maßnahme bei Verdacht auf NNR-Karzinom zum Nachweis von pathologischen Tumorgefäßen eingesetzt. Eine retrograde Kavographie ist ebenfalls nur als Zusatzmaßnahme zum Nachweis oder Ausschluß des Einbruchs eines Nebennierentumors in die V. cava von Nutzen. Die Szintigraphie mit ^{131}J-19-Jodocholesterin führt in der Regel nur bei hormonaktiven NNR-Adenomen, nicht jedoch bei hormonproduzierenden NNR-Karzinomen zu einer lokalen Akkumulation des Isotops [1].

Prognose

Die Prognose von Patienten mit NNR-Karzinomen muß als schlecht bezeichnet
werden. In einer Aufstellung von 42 Patienten lag der Median der Überlebensquote
bei 14 Monaten, nach 5 Jahren lebten noch 22% der Patienten. Schlüsselt man bei
diesen Fällen nach Tumorstadien auf, so lag die mittlere Überlebenszeit bei lokalem
oder lokal fortgeschrittenem Tumor bei 24 Monaten, bei Metastasen nur bei
5,5 Monaten [4]. Bei der Metastasierung stehen nach einer Zusammenstellung von
77 Patienten als Absiedlungsorgan die Lungen mit 72% an erster Stelle, gefolgt von
der Leber (65%), dem Peritoneum und der Pleura (33%) und den lokalen
Lymphknoten (32%), im Knochen fanden sich in 23% der Fälle ebenfalls Metastasen [11].

Therapie

Operation

Von den therapeutischen Maßnahmen ist die chirurgische radikale Entfernung
eines resezierbaren NNR-Karzinoms das einzige effektive Verfahren. Nach einer
neueren Untersuchung aus einem chirurgischen Krankengut von 62 Patienten
führte der Versuch der kurativen Entfernung zu statistisch signifikant besseren
Erfolgsraten als eine palliative Resektion, die keine besseren Ergebnisse erzielte als
eine offene Biopsie, wie im oberen Abschnitt von Abb. 6 dargestellt. Der untere Teil
der Abbildung zeigt, daß das Tumorstadium natürlich ebenfalls einen Einfluß auf
das Überleben hat, daß sich aber die Stadien I, II und III nach einer Operation
nicht voneinander unterscheiden, naturgemäß das Stadium IV aber eine äußerst
schlechte Prognose aufweist [6].

Bestrahlung

Der Wert einer postoperativen Strahlenbehandlung ist umstritten. Eine Untersuchung berichtet bei 4 von 10 Patienten nach Bestrahlung von einer Tumorrückbil-
dung, die mehr als 6 Monate anhielt [4], während in einer anderen Untersuchung
nur bei 6 von 12 Patienten ein palliativer Effekt, jedoch keine Lebensverlängerung
erreicht werden konnte [9]. Kontrollierte Studien zu dieser Fragestellung liegen
nicht vor.

Medikamentöse Behandlung

Die bisher einzige zytostatisch wirksame Substanz beim NNR-Karzinom ist Mitotane, das o,p-Isomer des Insektizids DDD, in England als Lysodren im Handel.
Schon 1948 war bei toxikologischen Untersuchungen der Insektizide DDD und
DDT aufgefallen, daß eine Verunreinigung, nämlich o,p-DDD eine selektive Atrophie der Zona fasciculata und Zona reticularis in den Nebennieren von Hunden
bewirkte. Systematische Untersuchungen zeigten daraufhin, daß diese Substanz in

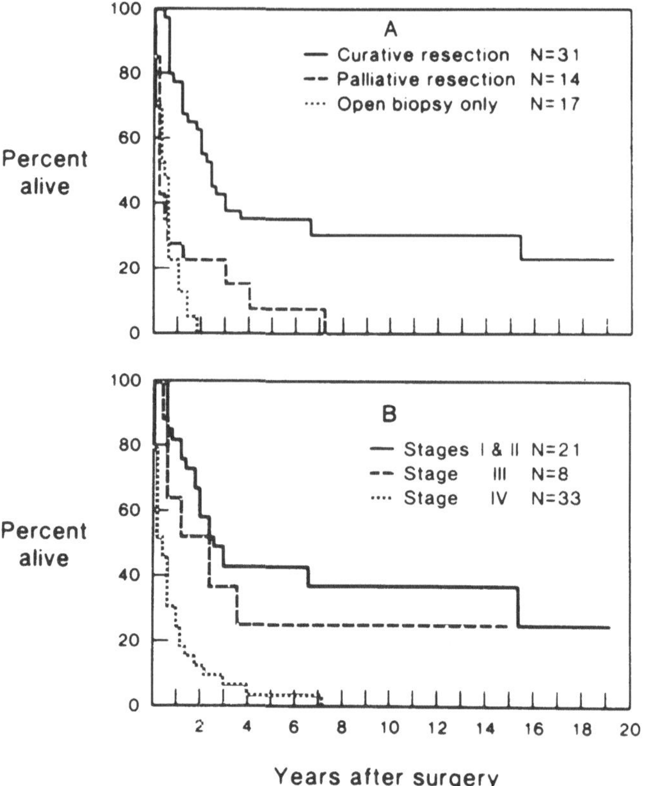

Abb. 6. Überlebensraten von Patienten mit NNR-Karzinom nach kurativer und palliativer Resektion bzw. nach offener Biopsie *(oben)* und nach Einteilung in Tumorstadien *(unten).* (Aus Henley et al [6] mit freundlicher Genehmigung)

den Nebennieren die adrenale Glukose-6-Phosphat-Dehydrogenase und damit die Bildung von NADPH als essentieller Faktor für Hydroxylierungsreaktionen bei der Steroidhormonbiosynthese hemmt. Die Substanz hat jedoch zusätzlich einen zytolytischen Effekt auf NNR-Zellen. Zur klinischen Wirksamkeit liegen zwei Studien vor. In einer Untersuchung aus dem Jahre 1966 kam es bei 70% von 138 Patienten mit hormonaktiven NNR-Karzinomen zu einem 50%igen Abfall der erhöhten Hormonwerte im Urin, während 34% eine objektive Tumorregression zeigten, die im Mittel nach 6 Wochen erkennbar wurde und durchschnittlich 10 Monate anhielt [8]. Die zweite Untersuchung an 115 Patienten, 1973 erschienen, ergab ein noch besseres Ergebnis, einen Rückgang der erhöhten Hormonexkretion bei 89% und eine Tumorregression bei 61% der Patienten [10]. In neueren Untersuchungen mit meist geringeren Fallzahlen konnten diese guten Ergebnisse nicht bestätigt werden [9, 11]. Die Dosen, die gegeben werden müssen, um eine so hohe Erfolgsrate zu erreichen, liegen bei 6–10 g/Tag und gehen häufig mit Nebenwirkungen wie Anorexie, Übelkeit, Durchfällen, Müdigkeit und Somnolenz einher, so daß bei einem Teil der Patienten nur geringere Dosen gegeben werden können. Bei einem Ansprechen auf diese Therapie ist auch mit einer Zerstörung von normalen NNR-Zellen zu rechnen, so daß in diesen Fällen eine Substitutionstherapie mit Glukocorticosteroiden und evtl. mit Mineralocorticoiden durchgeführt werden muß. Weitere Substanzen, die blockierend auf die Steroidbiosynthese der Nebennieren wirken, wie Metopyrapon, Aminogluthetimid und Ketokonazol, führen nur zu einer Abnahme der biologisch-aktiven Hormonspiegel in einzelnen Fällen, haben jedoch keinen zytostatischen Effekt auf die NNR-Zellen wie Mitotane. Der Einsatz einer Reihe von anderen Zytostatika, z. T. in Kombination, bei insgesamt 12 Patienten mit NNR-Karzinom führte nur in 3 Fällen zu einer partiellen und in einem Fall zu einer geringen Tumorregression, in weiteren 3 Fällen war ein Tumorstillstand nur für einige Monate erkennbar, so daß NNR-Karzinome als ausgesprochen zytostatikaresistent angesehen werden müssen [5]. Deshalb sollte, wenn irgendwie möglich, zur zytostatischen Therapie Mitotane gegeben werden.

Literatur

1. Barlier GD (1979) Adrenal scintigraphy with [131]J-19-jodocholesterol in the diagnosis of Cushing's syndrome associated with adrenal tumor. Eur J Nucl Med 4: 449–451
2. Bertagna C, Orth DN (1981) Clinical and laboratory findings and results of therapy in 58 patients with adrenocortical tumors admitted to a single medical center (1951–1978). Am J Med 71: 855–875
3. Copeland PM (1983) The incidentally discovered adrenal mass. Ann Int Med 98: 940–945
4. Didolkar MS, Bescher RA, Elias EG, Moore RH (1981) Natural history of adrenal cortical carcinoma. Cancer 47: 2153–2161
5. Hag MM, Legha SS, Samann NA, Bodey GP, Burgess MA (1980) Cytotoxic chemotherapy in adrenal cortical carcinoma. Cancer Treat Rep 64: 909–913
6. Henley DJ, van Herden JA, Grant CS, Carney JA, Carpenter PC (1983) Adrenal cortical carcinoma. A continuing challenge. Surgery 94: 926–931
7. Mogan TF, Gilchrist KW, Westring DW, Citrin DL (1980) A clinical and pathological study of adrenocortical carcinoma. Therapeutic Implications. Cancer 45: 2880–2883
8. Hutter AM, Kayhoe DE (1966) Adrenal cortical carcinoma. Results of treatment with o,p'DDD in 138 patients. Am J Med 41: 581–592
9. King DR, Lack EE (1979) Adrenal cortical carcinoma. A clinical and pathologic study of 49 cases. Cancer 44: 239–244
10. Lubitz JA, Freeman L, Okan R (1973) Mitotane use of inoperable adrenal cortical carcinoma. J Am Med Ass 223: 1109–1112
11. Nader S, Hickey RC, Sellin RV, Samaan NA (1983) Adrenal cortical carcinoma. A study of 77 cases. Cancer 52: 707–711
12. DHEW publication No. (NIH) 75 787, third national cancer survey: Incidence data. National cancer institute monograph 41. March 1975

Maligne Nebennierenrindentumoren im Kindesalter

H.G. Dörr

Einleitung

Maligne Tumoren (Karzinome) der Nebennierenrinde (NNR) sind im Kindesalter zwar sehr selten, aber insgesamt 3mal häufiger als gutartige Tumoren (Adenome) [28].

Man schätzt, daß die Prävalenz aller primären NNR-Tumoren einschließlich der Fälle im Erwachsenenalter bei 2:1 Million liegt [5]. Untersuchungen an Kindern in den USA ergaben einen Anteil von 0,2% an allen malignen Erkrankungen [34]. Die erste zusammenfassende Literaturübersicht stammt von Goldstein et al. aus dem Jahr 1946 [10], weitere folgten [3, 13]. Die meisten klinischen Beobachtungen liegen als Kasuistiken vor, es gibt nur wenige umfassende Fallstudien (Tabelle 1). So hat selbst eine so große Institution wie die Mayoklinik in den USA in einem Zeitraum von 1907–1980 nur 9 Fälle mit einem NNR-Karzinom entdeckt [33]. An der Universitätskinderklinik München wurden innerhalb von 23 Jahren 7 Fälle diagnostiziert (Tabelle 2).

Tabelle 1. Daten aus der Literatur

Autor	Ort	Zeitraum	Fall-zahl	Geschlecht	Alter (Jahre)
Lefevre et al. [22]	Villejuif, Frankreich	1958–1980	42	26 w., 16 m.	1–17
Weatherby & Carney [33]	Mayoklinik, USA	1907–1980	9	8 w., 1 m.	1 3/12–16
Raney et al. [29]	Philadelphia, USA	1961–1980	7	4 w., 3 m.	7/12–6
Chan [6]	Toronto, Canada	1943–1981	12	9 w., 3 m.	1–11 6/12
eigene Daten [7]	Kinderklinik, München	1963–1985	7	3 w., 4 m.	9/12–5 6/12

Tabelle 2. Klinische Daten der Patienten mit NNR-Karzinom Universitätskinderklinik München 1963–1985. (*V* Virilisierung, *C* Cushing)

Pat.	Jahr	Alter	Geschlecht	V	C	Sonstiges
1	1963	9 Monate	w.	+	+	Hypertonus
2	1964	3 Jahre	w.	+	+	–
3	1968	2 Jahre 10 Monate	w.	+	–	–
4	1968	5 Jahre 6 Monate	m.	+	–	–
5	1971	3 Jahre 6 Monate	m.	+	–	Wilms-Tumor, Hemihypertrophie
6	1978	3 Jahre 7 Monate	m.	+	–	Tastbarer Tumor
7	1979	4 Jahre 2 Monate	m.	–	–	Tastbarer Tumor

Endokrin-aktive maligne Tumoren
D. Engelhardt, K. Mann (Hrsg.)
Springer-Verlag Berlin Heidelberg New York 1987

Die Tumoren können in jedem Lebensalter vorkommen, allerdings scheinen Kleinkinder besonders häufig betroffen zu sein [1, 8, 13]. Es wird auch von angeborenen Tumoren berichtet [12]. Die Geschlechtsverteilung zeigt, daß das weibliche Geschlecht überwiegt, die Angaben (w.:m.) variieren zwischen 3:1 und 2:1 in der Literatur [3, 13, 25].

Pathologie

Histologisch können Adenome und Karzinome unterschieden werden. Es wird aber immer darauf hingewiesen, daß die histologische Differenzierung extrem schwierig und damit eine Aussage über die Dignität bzw. Malignität eines Tumors nicht möglich ist [26, 30]. Letztlich beweist erst die Metastasierung ein Karzinom zweifelsfrei. Größe und Gewicht der Tumoren werden mit zur Beurteilung herangezogen, da maligne NNR-Tumoren oft sehr groß und schwer sein können [30]. Man muß aber bedenken, daß diese Parameter sehr variabel sein können, so wird auch von sehr kleinen Karzinomen und im Gegensatz dazu von sehr großen bzw. schweren Adenomen berichtet [33]. Das Tumorgewicht lag bei den Patienten unserer Klinik zwischen 5 und 700 g.

Karzinome sollen häufiger links als rechts lokalisiert sein [25], bei unseren Patienten fanden wir dies nicht (4 rechts, 3 links).

Klinik

Besonderheiten

Die primären Tumoren der Nebennierenrinde (Adenome und Karzinome) sind im Kindesalter fast immer hormonell aktiv und produzieren eine Vielfalt von Steroidhormonen. Hormonell inaktive Tumoren sind extrem selten [23].

Durch die Steroidüberproduktion wird das klinische Erscheinungsbild geprägt, der Tumor gibt seine Visitenkarte ab (Tabelle 3). Unter den Steroiden nehmen die Androgene die vorrangige Stellung ein [1, 6, 11, 13, 14, 29]. Sehr viel seltener werden Glucocorticoide [21], Östrogene [9] und Mineralcorticoide [32] gebildet. Relativ häufig findet man auch Mischformen, meist Androgen- und Glucocorticoidaktivität.

Bei unseren eigenen Patienten (Tabelle 2) standen ebenfalls die Virilisierungszeichen ganz im Vordergrund, bei 2 Patienten konnte man einen Bauchtumor tasten. Davon fiel der eine Patient (Nr. 7) lediglich durch den tastbaren Tumor mit einem akutem Abdomen auf, das Karzinom selbst war hormonell inaktiv. Betrachtet man die anderen Fallberichte, so ist es erstaunlich, wie häufig ein abdomineller Tumor zu tasten gewesen war, so bei Lefevre et al. [22] in 19 von 42 Fällen. Bei einem anderen Patienten (Nr. 5) mit einer kongenitalen Hemihypertrophie der rechten Seite, wurde auf der gleichen Seite ein NNR-Karzinom und auf der kontralateralen Seite ein Wilms-Tumor gefunden.

Tabelle 3. Klinische Zeichen der Hormonüberproduktion

Androgene	Schambehaarung
	Wachstumsbeschleunigung
	Akzeleriertes Knochenalter
	Klitoris- oder Penisvergrößerung
	Tiefe Stimme
	Entwicklung der Muskulatur
Glucocorticoide	Stammfettsucht
	Vollmondgesicht
	Striae rubrae
	Akne, Hirsutismus
	Hypertonus
	Wachstumshemmung
	Osteoporose
Östrogene	Gynäkomastie
	Verstärkte Pigmentierung der Areola
	Genitale Blutungen

In der Literatur wird berichtet, daß in einer Familie, in der ein NNR-Karzinom diagnostiziert wurde, häufig noch andere Karzinome vorkommen können [19, 27]. Wir konnten dies bei 3 unserer Patienten ebenfalls finden.

Diagnose

Laboruntersuchungen: Aufgrund der hormonellen Symptome setzt die Diagnostik im Kindesalter in der Regel rasch ein. Sowohl Adenome als auch Karzinome produzieren ein weites Spektrum von Steroidhormonen. Die Steroide lassen sich mit den heute zur Verfügung stehenden Meßmethoden im Serum und Urin nachweisen. Weiter ist auch die 17-Ketosteroidausscheidung im 24-h-Urin erhöht [3, 25], so bei unseren Patienten in 6 von 7 Fällen. Da diese Untersuchung aber oft nicht diagnostisch beweisend ist, wird sie heute durch spezifische Analysen im Urin, z. B. mittels Kapillargaschromatographie, ersetzt. So konnten Steroide nachgewiesen werden, die sonst nur in der Neugeborenenzeit vorkommen [15].

Es wird immer wieder versucht, auf der Basis von hormonellen Untersuchungen eine Differenzierung zwischen Adenom und Karzinom herbeizuführen, dies ist jedoch bis jetzt nicht gelungen [15, 20]. NNR-Karzinome sind in der Regel autonom und zeigen im Dexamethasonhemmtest im allgemeinen keinen Abfall, im ACTH-Stimulationstest keinen Anstieg der erhöhten Steroidproduktion [2]. Es hat sich jedoch gezeigt, daß diese Befunde ebenfalls sehr variabel sein können und es im Dexamethasonhemmtest durchaus zum Abfall der Steroide kommen kann. Hormonelle Untersuchungsergebnisse sind daher sehr kritisch zu bewerten.

Es sind aber nicht nur die Endprodukte, sondern auch die Vorstufen der Steroidbiosynthese aufgrund von Defekten in der Enzymausstattung der Tumorzellen erhöht, so daß es zu Mustern wie beim adrenogenitalen Syndrom (z. B. 11β-Hydroxylase-, 21-Hydroxylase-Defekt) kommen kann [7, 15, 24].

Physikalische Untersuchungen: Da die vorliegenden Fallberichte relativ große Zeiträume umfassen, geben die dort aufgeführten radiologischen Untersuchungen (z.B. Retropneumoperitoneum, i.v. Pyelogramm mit Abdomenleeraufnahme, Angiographie) auch einen Überblick über die Entwicklung der Radiologie. Mit den heute zur Verfügung stehenden Methoden der Sonographie und Computertomographie des Abdomens [4, 18] ist es möglich eine rasche präoperative Lokalisationsdiagnostik durchzuführen.

Therapie

Als Mittel der Wahl gilt die vollständige Entfernung des Tumors [2, 22, 25], nur dann ist die Prognose relativ günstig. Kann der Tumor nicht vollständig entfernt werden oder bestehen zum Zeitpunkt der Operation bereits Metastasen, können ergänzende Therapien (Strahlentherapie und/oder Chemotherapie, z.B. mit o,p-DDD) versucht werden, ohne daß allerdings die schlechte Prognose wesentlich verbessert werden kann [17, 31]. Postoperativ auftretende Metastasen können ebenfalls mit o,p-DDD behandelt werden, die Erfahrungen in der Kinderheilkunde sind allerdings begrenzt [1, 11, 22].

Von unseren Patienten konnten 5 durch alleinige Adrenalektomie geheilt werden, wobei ein Patient (Nr. 5) wegen des Wilms-Tumors noch eine zytostatische und eine Strahlentherapie erhielt. 2 Patienten erhielten, da der Tumor die Kapsel bereits durchbrochen hatte bzw. der Tumor nicht vollständig entfernt werden konnte, ebenfalls Zytostatika und eine Radiotherapie. Beide Patienten sind gestorben.

Aufgrund der Atrophie der kontralateralen Nebennierenrinde und Hemmung der hypothalamo-hypophysären Funktion (vor allem bei glucocorticoidproduzierenden Tumoren) liegt in der Regel postoperativ eine vollständige NNR-Insuffizienz vor, so daß eine Substitutionstherapie mit Glucocorticoiden durchzuführen ist [14, 21].

Nach der Entfernung des Tumors bilden sich die meisten klinischen Zeichen rasch zurück.

Prognose und Verlauf

Das NNR-Karzinom ist ein hochmaligner, metastasierender Tumor. Die meisten Patienten sterben an den Metastasen. Die mittlere Überlebenszeit beträgt bei Lefevre et al. vom Zeitpunkt der Diagnosestellung bis zum Tod 1 Jahr und 11 Monate [22]. Von unseren Patienten sind 2 innerhalb eines Jahres verstorben, 5 Patienten leben, wobei der Beobachtungszeitraum zwischen 6 und 20 Jahren liegt. Es ist festzuhalten, daß diese Patienten durch alleinige Adrenalektomie ohne weitere Therapie geheilt werden konnten, da der Tumor seine Kapsel nicht durchbrochen hatte.

Das Gewicht des Tumors scheint bei der Prognose eine wichtige Rolle zu spielen, d.h. je niedriger das Gewicht, desto besser ist die Prognose [1, 22]. Humphrey et al.

[16] analysierten aus der Literatur 51 Fälle mit NNR-Karzinom, wobei sie zusätzlich zum Tumorgewicht noch das Alter der Patienten berücksichtigen. So lag die Überlebenszeit aller Patienten bei 47%, in der Gruppe der Kinder unter 7 Jahren und einem Tumorgewicht unter 170 g allerdings bei 74%.

Die Metastasen bieten in der Regel das gleiche hormonelle Spektrum wie der Primärtumor, so daß bei den postoperativ zu erfolgenden Kontrolluntersuchungen nicht nur die klinische Untersuchung mit Röntgenthoraxkontrollen zu erfolgen hat, sondern es müssen auch alle zur Verfügung stehenden Hormonuntersuchungen eingesetzt werden.

Literatur

1. Benaily M, Schweissguth O, Job J-C (1975) Les tumeurs corticosurrenales de l'enfant. Arch Franc Ped 32: 441–454
2. Bertagna C, Orth DN (1981) Clinical and laboratory findings and results of therapy in 58 patients with adrenocortical tumors admitted to a single medical center (1951 to 1978). Am J Med 71: 855–875
3. Bierich JR (1965) Nebennierenrindentumoren mit Wirkung auf die Sexualsphäre. Minerva pediat 17: 725–730
4. Boldt DW, Reilly BJ (1977) Computed tomography of abdominal mass lessions in children. Radiology 124: 371–378
5. Bulger AR, Correa RJ (1977) Experience with adrenal cortical carcinoma. Urology 10: 12–18
6. Chan HSL (1984) Carcinoma of the adrenal gland in children – A study of 12 patients. In: Humphrey GB, Gridey GB, Dehner LP, Acton RT, Pysher TJ (eds) Adrenal and endocrine tumors in children. Martinus Nijhoff Publishers, Boston, pp 325: 330
7. Dörr HG, Sippell WG, Drop SLS, Bidlingmaier F, Knorr D (1982) Deficient 11 beta hydroxylation in childhood adrenocortical tumours. Pediatric Res 16: 891
8. Dörr HG, Bidlingmaier F, Butenandt O, Hecker WCH, Wiedow A, Knorr D (1985) Primäre Nebennierenrindentumoren im Kindesalter. Monatsschr Kinderhlkd 133: 602
9. Drop SLS, Bruining GJ, Visser KA, Sippell WG (1981) Prolonged galactorrhea in a 6 year-old girl with isosexual precocious puberty due to a feminizing adrenal tumour. Clin Endocrin 415: 37–43
10. Goldstein AE, Rubin SW, Askin JA (1946) Carcinoma of adrenal cortex with adrenogenital syndrome in children. Complete review of the literature and report of a case with recovery in child with 8 months of age. Am J Dis Child 72: 563–603
11. Greig F, Oberfield SE, Levine LS, Ghavimi F, Pang S, New MI (1984) Recovery of adrenal function after treatment of adrenocortical carcinoma with o,p-DDD. Clin Endocrin 20: 389–399
12. Guin GH, Gilbert EF (1956) Cushing's syndrome in children associated with adrenal cortical carcinoma: A case report with review of the literature. Am J Dis Child 92: 297–307
13. Hayles AB, Hahn HB, Sprague RG, Bahn RC, Priestley JT (1966) Hormone-secreting tumors of the adrenal cortex in children. Pediatrics 37: 19–25
14. Holcombe JH, Pysher TJ, Kirkland RT (1984) Functioning adrenocortical tumors in childhood. In: Humphrey GB, Gridey GB, Dehner LP, Acton RT, Pysher TJ (eds) Adrenal and endocrine tumors in children. Martinus Nijhoff Publishers, Boston, pp 277–290
15. Honour JW, Price DA, Taylor NF, Marsden HB, Grant DB (1984) Steroid biochemistry of virilising adrenal tumours in childhood. Europ J Pediatr 142: 165–169
16. Humphrey GB, Pysher T, Holcombe J, Gross M, Chan H, Cushing B, D'Angio GJ, Schein P, Lemerle J, Carney JA, Raney B (1984) Overview of the management of adrenocortical carcinoma (ACC). In: Humphrey GB, Gridey GB, Dehner LP, Acton RT, Pysher TJ (eds) Adrenal and endocrine tumors in children. Martinus Nijhoff Publishers, Boston, pp 349–358
17. Hutter AM, Kayhoe DE (1966) Adrenal cortical carcinoma: Results of treatment with o,p-DDD in 198 patients. Am J Med 41: 581–592

18. Kaplowitz PB, Mandell J (1983) Virilizing adrenal tumor in a 3 year old girl: Diagnosis by computed scan and ultrasound. Am J Dis Child 137: 406–407
19. Kenny FM, Hashida Y, Askari A, Sieber WH, Fetterman GH (1968) Virilizing tumors of the adrenal cortex. Am J Dis Child 115: 445–458
20. Korth-Schütz S, Levine LS, New MI (1976) Dehydroepiandrosterone sulfate levels: A rapid test for abnormal adrenal androgen secretion. J Clin Endocrinol Metab 42: 1005–1013
21. Korth-Schütz S (1984) Cushing's syndrome and adrenocortical carcinoma in childhood. In: New MI, Levine LS (eds) Adrenal diseases in childhood. Karger, Basel
22. Lefevre M, Gerard-Marchant R, Gubler JP, Chaussain JL, Lemerle J (1984) Adrenal cortical carcinoma in children: 42 patients treated from 1958 to 1980 at Villejuif. In: Humphrey GB, Gridey GB, Dehner LP, Acton RT, Pysher TJ (eds) Adrenal and endocrine tumors in children. Martinus Nijhoff Publishers, Boston, pp 265–276
23. Lewinsky BS, Grigor KM, Symington T, Neville AB (1974) The clinical and pathologic features of ‚nonhormonal' adrenocortical tumors. Cancer 33: 778–790
24. Lipsett MB, Wilson H (1962) Adrenocortical cancer: steroid biosynthesis and metabolism evaluated by urinary metabolites. J Clin Endocrinol Metab 22: 906–915
25. Lipsett MB, Hertz R, Ross GT (1963) Clinical and pathophysiological aspects of adrenocortical carcinoma. Am J Med 35: 374–383
26. McFarlane DA (1958) Cancer of the adrenal cortex: the natural history, prognosis and treatment in a study of 55 cases. Ann R Coll Surg Engl 23: 155–186
27. Miller RW (1978) Peculiarities in the occurrence of adrenal cortical carcinoma. Am J Dis Child 132: 235–236
28. Neville AM, Symington T (1972) Bilateral adrenocortical hyperplasia in children with Cushing's syndrome. J Pathol 107: 95–106
29. Raney RB, Meadows AT, D'Angio GJ (1984) Adrenocortical carcinoma in children: Experience at the children's hospital of Philadelphia, 1961–1980. In: Humphrey GB, Gridey GB, Dehner LP, Acton RT, Pysher TJ (eds) Adrenal and endocrine tumors in children. Martinus Nijhoff Publishers, Boston, pp 303–305
30. Slooten v H, Schaberg A, Smeenk D, Moolenaar AJ (1985) Morphologic characteristics of benign and malignant adrenocortical tumors. Cancer 55: 766–773
31. Stewart DR, Morris-Jones PH, Jolleys A (1974) Carcinoma of the adrenal gland in children. J Pediatr Surg 9: 59–67
32. Tan S-Y, Genel M, Forman BH, Mulrow PJ (1977) Steroid profile in a case of adrenal carcinoma with severe hypertension. Am J Pathol 67: 591–593
33. Weatherby RP, Carney JA (1984) Pathologic features of childhood adrenocortical tumors. In: Humphrey GB, Gridey GB, Dehner LP, Acton RT, Pysher TJ (eds) Adrenal and endocrine tumors in children. Martinus Nijhoff Publishers, Boston, pp 217–248
34. Young JL, Miller RW (1975) Incidence of malignant tumors in U.S. children. J of Pediatr 86: 254–258

Stellenwert des MIBG in der Diagnostik und Therapie chromaffiner Tumoren

M. Fischer

Einleitung

Chromaffine Tumoren sind selten und nur ein geringer Anteil ist als maligne zu bezeichnen. Für die Therapieplanung ist nach der laborchemischen Bestätigung der klinischen Diagnose die Lokalisationsdiagnostik des hormonproduzierenden Tumorgewebes erforderlich. Neben der Computertomographie, der Sonographie und in jüngerer Zeit der Kernspintomographie zur Darstellung morphologischer Veränderungen bietet die Szintigraphie mit ^{123}Jod- oder ^{131}Jodmetajodobenzylguanidin die Möglichkeit der bildlichen Darstellung funktioneller Veränderungen chromaffinen Gewebes. Läsionen mit einer hohen Tracerspeicherung können ggf. einer nuklearmedizinischen Therapie zugeführt werden.

Patienten und Methode

In der Zeit von 1981 bis 1986 führten wir 250 Untersuchungen mittels ^{123}J- oder ^{131}J-Metajodobenzylguanidin (^{123}J-MIBG, ^{131}J-MIBG)-Szintigraphie bei Patienten mit Verdacht auf chromaffine Tumoren zur Lokalisation bzw. zum Ausschluß einer Läsion durch. Bei 42 von 46 Patienten, bei denen ein Katecholaminexzeß für ein Phäochromozytom sprach, bei 15 mit einem Neuroblastom sowie bei 6 mit einem metastasierenden Karzinoid wurde die Diagnose operativ gesichert. Szintigraphische Aufnahmen von Kopf, Hals, Thorax und Abdomen in dorsaler Projektion sowie vom Becken in ventraler Projektion wurden routinemäßig 24 und 48 h nach i.v.-Injektion von 15–30 MBq ^{131}J-MIBG oder 4 und 24 h nach Injektion von 110–185 MBq ^{123}J-MIBG mit einer computerassistierten Gammakamera durchgeführt (Abb. 1). Bei 20 Patienten wurden zum Studium der Tracerkinetik auch Aufnahmen nach 10 min, 2 h und 72 h nach der Injektion gemacht. Zusätzliche Projektionen oder Aufnahmen bis 6 Tage nach Tracerinjektion wurden bei einigen Patienten erforderlich, wenn durch Aktivitätseinlagerungen in anderen Organen eine exakte Beurteilung oder Lokalisation des Tumorgewebes nicht möglich war. Zur Unterstützung der Lokalisation wurden bei Verwendung von ^{131}J-MIBG bei den Frühaufnahmen bis 24 h nach der Injektion die Nieren mit ^{99m}Technetium-DMSA und bei den Spätaufnahmen das Skelettsystem mit ^{99m}Technetium-DPD markiert. Bei Verwendung von ^{123}J-MIBG wurden bei einigen Patienten Schnittbilder mit der Emissionscomputertomographiegammakamera angefertigt. Dieser

Endokrin-aktive maligne Tumoren
D. Engelhardt, K. Mann (Hrsg.)
Springer-Verlag Berlin Heidelberg New York 1987

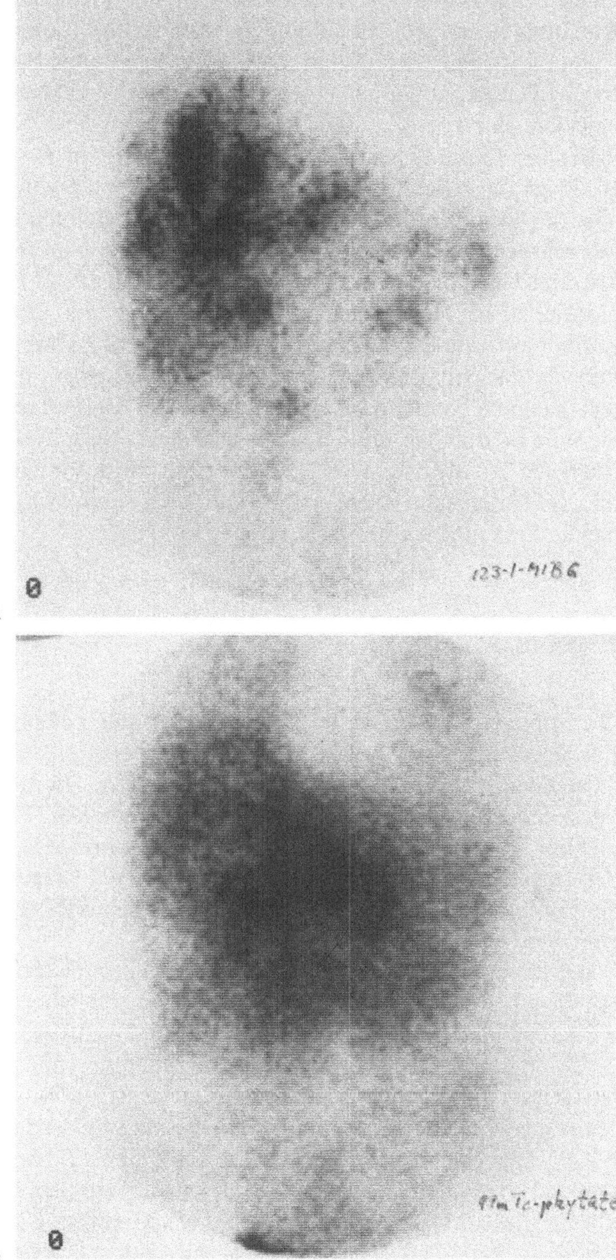

Abb. 1. a Multiple, umschriebene Aktivitätsanreicherungen 20 h nach der Tracerinjektion (^{123}J-MIBG) in der Leber bei metastasierendem Dünndarmkarzinoid. **b** Darstellung des retikuloendothelialen Systems der Leber mit ^{99m}Tc-Phytat. Die bei dieser Untersuchung dargestellten Minderbelegungen und Speicherdefekte im Bereich der Leber sind deckungsgleich mit den ^{123}J-MIBG-speichernden Metastasen

Untersuchungsablauf war bei Patienten mit Phäochromozytom, Neuroblastom, Karzinoid oder Verdacht auf andere chromaffine Tumoren gleich.

Für die diagnostische Szintigraphie wurde bei allen Patienten die Schilddrüse mit 600 mg Perchlorat täglich, einen Tag vor der Untersuchung beginnend über 7 Tage blockiert. Zur Therapie des Phäochromozytoms oder Neuroblastoms wurden den Patienten Einzeldosen von 65–210 mCi mit einer spezifischen Aktivität von 10–35 mCi/mg Benzylguanidin in einem Volumen von 50 ml mit einem Perfusor über 45–90 min infundiert. Bei den Therapiepatienten mit einem Phäochromozytom wurde die Schilddrüse gegen die Aufnahme von freiem Jodid, 2 Tage vor der Therapie beginnend, mit 600 mg Perchlorat täglich und 150 µg L-T_4 über 4 Wochen blockiert. Zur Neuroblastomtherapie erfolgte die Blockierung mit 500–600 mg Kalium jodatum/Tag. Eine Therapie wurde bei 5 Patienten mit metastasierendem Phäochromozytom und bei einer Patientin mit einem intraadrenalen, wahrscheinlich benignen Phäochromozytom sowie bei 2 Kindern mit einem Neuroblastom im Stadium IV durchgeführt. Bei wiederholter Therapie betrugen die therapiefreien Intervalle 3–5 Monate. Der Therapieerfolg wurde anhand klinischer und laborchemischer Parameter und bei einigen Patienten durch computertomographische Volumenbestimmungen einzelner Läsionen kontrolliert.

Ergebnisse

Die Szintigraphie konnte bei 42 von 46 Patienten mit einem Phäochromozytom die Läsion(en) innerhalb von 48 h nach der Tracerapplikation richtig lokalisieren. Bei 2 Patienten war die Szintigraphie falsch-negativ. Hierbei handelte es sich um ein intra- und ein extraadrenales Phäochromozytom. Bei 2 Patienten gelang infolge vermehrter Traceranreicherung in der Leber die korrekte Lokalisation erst 5 Tage nach der Tracergabe. Bei einer Patientin ergab die erste szintigraphische Untersuchung ein falsch-positives Ergebnis, das bei einer späteren Kontrolluntersuchung korrigiert werden konnte.

Bei 10 von 15 Kindern mit einem Neuroblastom wurde das chromaffine Gewebe richtig lokalisiert, während bei einem Kind mit laborchemisch nachgewiesenem Katecholaminexzeß die Szintigraphie falsch-negativ war. Bei 4 Kindern, bei denen die Szintigraphie nach vorangegangener Operation und Chemotherapie im rezidivfreien Intervall durchgeführt wurde, war das Ergebnis richtig-negativ.

Bei 4 von 6 Patienten mit einem Karzinoid war die MIBG-Szintigraphie richtigpositiv. Der Traceruptake war jedoch bei 3 dieser Patienten sehr gering, bei diesen konnten auch nicht alle Metastasen lokalisiert werden. Bei einem Patienten gelang mit der Emissionscomputertomographie die exakte Lokalisation einer Läsion im Pankreas. Bei 2 Patienten mit metastasierendem Karzinoid war die Szintigraphie falsch-negativ.

Von 6 bisher mehrfach therapierten Patienten mit einem Phäochromozytom sind 3 an den Folgen des Tumorwachstums verstorben, nachdem sich schon nach den ersten Einzeltherapien die klinische Symptomatik zunächst deutlich gebessert hatte. Bei 2 Patienten fand sich nach computertomographischer Volumenbestimmung der Tumoren eine Tumorregression, bei einer dieser Patientinnen um etwa 61% des

Ausgangsvolumens. Eine Patientin, bei der zunächst ebenfalls eine Tumorverkleinerung festgestellt werden konnte, entwickelte dann weitere Metastasen, die keinen Traceruptake mehr aufwiesen, so daß die Therapie abgebrochen wurde.

Wir behandelten bisher nur 2 Kinder mit einem Neuroblastom. Ein Kind mit einer ausgedehnten Beteiligung des Knochenmarks verstarb in einer Aplasie, bei dem zweiten Kind kam es zum Rezidiv mit Progredienz.

Diskussion

Die Molekularstruktur des MIBG ist der des Noradrenalins sehr ähnlich. Es wird wie Noradrenalin transportiert und in den zytoplasmatischen Granula gespeichert. Dieser Speichermechanismus korreliert nicht unbedingt mit der hormonellen Aktivität einer Zelle, sondern spiegelt lediglich die Fähigkeit zur Katecholaminaufnahme und -speicherung wider [4, 17]. So ist ein MIBG-Uptake in verschiedenen Tumoren beobachtet worden [20, 9, 5, 2, 17], die neuroektodermalen Ursprungs sind.

Wie wir bei den von uns untersuchten Patienten feststellen konnten, bestand keine Korrelation zwischen der Katecholaminexkretion im 24-h-Sammelurin, den Plasma- oder Tumorkatecholaminen und dem Traceruptake in den Phäochromozytomen. So fanden sich bei Patienten mit nur geringer Tracerspeicherung deutliche Katecholaminerhöhungen im Urin, Plasma und im Tumorgewebe, während bei anderen Patienten ein umgekehrtes Verhältnis bestand. Von 42 operativ bestätigten Phäochromozytomen konnten 2 szintigraphisch nicht lokalisiert werden. In beiden Fällen fand sich eine hohe Noradrenalinausscheidung im Urin, während Adrenalin im Urin und Tumorgewebe nicht nachweisbar war. Ein vergleichbares Verhalten findet sich auch bei Kindern mit Neuroblastomen. Bei einem Kind mit exzessiver Katecholaminexkretion war die Szintigraphie falsch-negativ, Munkner [13] dagegen konnte bei einem Kind mit normalen Katecholaminwerten szintigraphisch Neuroblastomrezidivgewebe lokalisieren.

Bei anderen chromaffinen Tumoren wie dem Karzinoid [5], Paragangliom [17], medullären Schilddrüsenkarzinom [2, 18] fand sich eine Traceranreicherung ohne Katecholaminexkretion durch den Tumor. Der Umfang der Tracerspeicherung differiert zwar innerhalb der einzelnen Tumorarten, es ist jedoch zwischen den einzelnen Tumorarten ein signifikanter Unterschied zu beobachten. Die höchsten Uptakeraten konnten wir bei einigen Neuroblastomen mit bis zu 50% der injizierten Dosis beobachten. Deutlich niedriger liegt der Uptake im Phäochromozytom, während die Aufnahme in den übrigen chromaffinen Tumoren durchschnittlich noch einmal um den Faktor 3 niedriger ist (0,06%/g beim Phäochromozytom und 0,023%/g beim Karzinoid [1]). Diese Tatsache ist bedeutsam für den Stellenwert der MIBG-Szintigraphie in der Lokalisationsdiagnostik.

In einer umfangreichen Untersuchung an 400 Patienten mit dem Verdacht auf ein Phäochromozytom [14] wurde eine Sensitivität von 78,4% beim primären sporadischen, von 92,4% beim malignen und von 94,3% beim familiären Phäochromozytom (Gesamtsensitivität 87,4%) ermittelt. Die Spezifität betrug 98,9% beim primär sporadischen sowie jeweils 100% beim malignen und familiären Phäochromozytom

Tabelle 1. Zusammenfassung der eigenen Ergebnisse und Vergleich mit den Ergebnissen anderer Zentren bei Patienten mit MIBG-Szintigraphie zum Nachweis oder Ausschluß eines Phäochromozytoms

	Patienten	Sensitivität	Spezifität	Positiver Voraussagewert	Negativer Voraussagewert	Prävalenz
	n	[%]	[%]	[%]	[%]	[%]
Eigene Ergebnisse	200	95,6	99,3	97, 8	98,5	25,5
Erlanger Multi-centerstudie [10a]	97	81	100	100	89	38
Michigan/USA [14]	421	87,4	98,9	97,4	94,8	30,2

(Gesamtspezifität 98,9%). Diese Angaben stimmen weitgehend mit unseren Erfahrungen und den Ergebnissen anderer Arbeitsgruppen überein (Tabelle 1).

Eine vergleichbare hohe Sensitivität und Spezifität findet sich für die szintigraphische Lokalisationsdiagnostik beim Neuroblastom. In einer von Feine (Tübingen) initiierten Multicenterstudie wurden in Kopenhagen, Heidelberg, Tübingen, Münster, Mainz und Düsseldorf 47 Kinder untersucht. Bei 39 von 40 Kindern konnten die Läsionen szintigraphisch richtig lokalisiert werden. Nur eine Szintigraphie war falsch-negativ. Bei allen Kindern in Vollremission fand sich keine pathologische Aktivitätsanreicherung. Über die anderen chromaffinen Tumoren gibt es nur einzelne Fallberichte, an denen die diagnostische Bedeutung der MIBG-Szintigraphie nicht abschließend beurteilt werden kann.

Nach unserer Erfahrung besitzt die MIBG-Szintigraphie in der Lokalisationsdiagnostik einen hohen Stellenwert für die Darstellung katecholaminproduzierender Tumoren wie Phäochromozytome und Neuroblastome. Dieses funktionell ausgerichtete Verfahren vermag besonders extraadrenale und multilokuläre sowie sehr kleine Läsionen, beim Neuroblastom neben dem Primärtumor vor allem Metastasen und eine Knochenmarkbeteiligung darzustellen, die sich häufig der Sonographie und/oder der Computertomographie entziehen. Besonders bei metastasierenden Formen dieser chromaffinen Tumoren hat sich die MIBG-Szintigraphie als nützlich erwiesen und war in 16 von 30 Fällen anderen radiologischen Verfahren überlegen und nur in 7 von 30 Fällen unterlegen [15]. Man kann daher die Szintigraphie mit MIBG als Methode der Wahl zur Einleitung der Lokalisationsdiagnostik bei klinischem und laborchemischem Verdacht auf ein Neuroblastom oder Phäochromozytom betrachten. Einen wesentlich geringeren Stellenwert besitzt dieses nuklearmedizinische Verfahren für die Lokalisation anderer chromaffiner Tumoren. Hier scheint die Szintigraphie nur unter dem Gesichtspunkt der Therapieplanung indiziert zu sein.

Der hohe ^{131}J-MIBG-Uptake im Neuroblastom sowie der verhältnismäßig hohe Uptake im Phäochromozytom ließ dieses Radiopharmakon für eine nuklearmedizinische Therapie als geeignet erscheinen. Wegen der höheren Strahlensensibilität und des höheren Uptakes ist der Stellenwert der ^{131}J-MIBG-Therapie beim Neuroblastom als höher anzusehen als beim Phäochromozytom oder den übrigen chromaffinen Tumoren, die einen sehr geringen Uptake aufweisen und über die bisher nur Einzelberichte vorliegen [1, 8].

Der therapeutische Erfolg beim Neuroblastom ist von verschiedenen Faktoren abhängig [11]: 1. der Radiosensibilität des Neuroblastoms, die vom Grad der Differenzierung des Tumors abhängig ist; 2. der Höhe der applizierten Therapiedosis; 3. der Anzahl der erforderlichen Therapien; 4. der Länge der Zeitintervalle zwischen den Einzelbehandlungen und 5. der Tumormasse sowie Knochenmarkbeteiligung. Die Autoren, die über eine längere Erfahrung und über größere Fallzahlen verfügen, berichten übereinstimmend über den günstigen Einfluß der Kombination verschiedener Therapieformen wie Operation, Chemotherapie und ^{131}J-MIBG-Therapie bei Neuroblastomen im Stadium III oder IV, auch wenn die gleichzeitige Chemotherapie den ^{131}J-MIBG-Uptake ungünstig beeinflussen kann [3]. Allgemein wurde beobachtet, daß die ^{131}J-MIBG-Therapie bei Kindern mit Neuroblastom zu einer raschen Rückbildung der klinischen Symptomatik mit Normalisierung der Körpertemperatur und Schmerzfreiheit führen kann. Mit Herddosen bis zu 120 Gy kann neben dieser symptomatischen Besserung bei einem Teil der Kinder (etwa 25%) eine Teil- oder Vollremission erzielt oder die Überlebenszeit bei Rezidiven verlängert werden [10]. Die Auswirkung der ^{131}J-MIBG-Therapie beim Neuroblastom wäre sicher noch günstiger, wenn diese nuklearmedizinische Therapieform früher als bisher im Therapiegesamtkonzept eingesetzt würde.

Eine sichere Aussage über den Stellenwert der ^{131}J-MIBG-Therapie beim malignen Phäochromozytom ist noch nicht möglich. Zum einen muß ein Vergleich mit anderen Therapiekonzepten an der jeweils sehr geringen Fallzahl scheitern, zum anderen ist beim Phäochromozytom über sehr lange Verläufe bis zu Jahrzehnten trotz Metastasierung berichtet worden [19]. Nicht endgültig geklärt ist, welche Patienten mit einem Phäochromozytom mit ^{131}J-MIBG behandelt werden sollten. Es ist zu erwarten, daß Patienten mit einem schnellen Tumorwachstum ein gutes Ansprechen auf die Therapie zeigen [16], wenn sie eine ausreichende Tracerspeicherung aufweisen. Hierfür spricht das trotz der ^{131}J-MIBG-Therapie fortschreitende Tumorwachstum bei einer Patientin mit langsam wachsendem intraadrenalem, wahrscheinlich benignem Phäochromozytom [7]. Ähnliche Beobachtungen wurden bei 3 Patienten mit nur langsam progredientem malignem Phäochromozytom gemacht, die kaum auf die Therapie ansprachen [12]. Bei Patienten, die Metastasen mit und ohne Tracerspeicherung aufweisen, ist nach unserer Erfahrung kaum ein Therapieerfolg zu erwarten. Soweit bisher beurteilbar, führt die ^{131}J-MIBG-Therapie bei Patienten mit malignem Phäochromozytom in fast allen Fällen zu einer Besserung der klinischen Symptomatik sowie bei einigen Patienten zu einer Tumorverkleinerung bzw. zu einem Wachstumsstopp [6, 12]. Es ist jedoch bisher über keine kurative Wirkung der Therapie berichtet worden.

Eine ^{131}J-MIBG-Therapie wird bei anderen malignen chromaffinen Tumoren wegen des allgemein nur geringen Traceruptakes nur in Einzelfällen nach vorheriger quantitativer Bestimmung der Einlagerungsrate indiziert sein [1, 8].

Zusammenfassend muß der Stellenwert der MIBG-Szintigraphie als nichtinvasives, funktionsabhängiges Verfahren zur Darstellung chromaffiner Tumoren ebenso differenziert bewertet werden wie der Stellenwert der MIBG-Therapie:
1. Die Szintigraphie mit ^{123}J- oder ^{131}J-MIBG vermag mit hoher Sensitivität und Spezifität Phäochromozytome und Neuroblastome darzustellen und hat gegen-

über anderen nichtinvasiven Methoden den Vorteil der Ganzkörperuntersu-
chung, besonders zur Lokalisation extraadrenaler und/oder multilokulärer
Läsionen sowie zum Nachweis einer Knochenmarkbeteiligung beim Neuroblastom.
Bei anderen chromaffinen Tumoren besitzt die MIBG-Szintigraphie eine wesentlich geringere Bedeutung in der Lokalisationsdiagnostik. Sie sollte jedoch durchgeführt werden zum Nachweis einer Metastasierung und zur Beurteilbarkeit der
nuklearmedizinischen Therapiemöglichkeit.
2. Die ^{131}J-MIBG-Therapie ist besonders beim Neuroblastom von Bedeutung, da
bei diesem chromaffinen Tumor in der Kombination mit Operation und Chemotherapie Vollremissionen erreicht werden können. Wohl nicht kurativ, aber in vielen Fällen palliativ wirkt die ^{131}J-MIBG-Therapie beim malignen Phäochromozytom. Bei anderen malignen chromaffinen Tumoren kann der Stellenwert nicht
abschließend beurteilt werden. Wahrscheinlich wird ^{131}J-MIBG nur in Einzelfällen als Palliativtherapie eingesetzt werden können.

Literatur

1. Adolph J, Kimmig B, Eisenhut M, Georgi P (1986) Therapie von Karzinoiden mit 131-J-meta-
   Jod-Benzylguanidin. In: Höfer R, Bergmann H (Hrsg) Radioaktive Isotope in Klinik und Forschung. Egermann Wien, S 501–507
2. Endo K, Shiomi K, Kasagi K, Konishi J, Torizuka K, Nakao K, Tanimura H (1984) Imaging of
   medullary carcinoma of the thyroid with 131 I-MIBG. Lancet ii: 233
3. Feine U, Klingebiel T, Treuner J (1986) Therapy of the neuroblastoma with ^{131}I-MIBG. In:
   Winkler C (ed) Nuclear Medicine in Clinical Oncology. Springer, Berlin Heidelberg New York
   Tokyo, pp 321–326
4. Feldman JM, Frankel N, Coleman RD (1984) Platelet uptake of the pheochromocytoma-scan-
   ning agent ^{131}I-meta-iodobenzylguanidine. Metabolism 33: 397–399
5. Fischer M, Kamanabroo D, Sonderkamp H, Proske T (1984) Scintigraphic imaging of carcinoid
   tumors with ^{131}I-MIBG. Lancet 165: 8395 (letter)
6. Fischer M, Vetter H (1986) 131-J-MIBG-Therapie beim Phäochromocytom. In: Höfer R, Bergmann H (Hrsg) Radioaktive Isotope in Klinik und Forschung. Egermann, Wien S 487–493
7. Fischer M, Vetter H (1986) Treatment of pheochromocytoma with ^{131}I-metaiodobenzylguani-
   dine. In: Winkler C (ed) Nuclear Medicine in Clinical Oncology. Springer, Berlin Heidelberg
   New York Tokyo, pp 327–330
8. Hoefnagel CA, de Kraker J, Marcuse HR, Voûte PA (1985) Detection and treatment of neural
   crest tumors using I-131-meta-iodobenzylguanidine. Europ Nuclear Medicine Congress, Abstr.
   A 73
9. Kimmig B, Brandeis WE, Eisenhut M, Bubeck B (1984) Spezifische Szintigraphie des Neuroblastoms mit Meta-jod-benzylguanidin. Nuc Compact 15: 42–48
10. Klingebiel T, Feine U, Niethammer D, Müller-Schauenburg W, Schwabe D, Maul FD, Ger-
    ein V, Fischer M, Gahr M, Gratz K, Wehinger H, Weinel P, Treuner J (im Druck) Erste Erfah-
    rungen in der Behandlung von Kindern mit metastasiertem und rezidiviertem Neuroblastom
    mit Metajodbenzylguanidin. Klin. Pädiatrie
10a. Mahlstedt J (1983) Editorial – Klinische Wertigkeit der Nebennierenmarkszintigraphie
    (NNMS) mit ^{131}J-meta-Benzylguanidin (MIBG). Nuc Compact 6: 318
11. Maul FD, Manegold K, Nitz C, Gerein V, Happ J, Schwabe D, Tezak S, Baum RP, Szepesi S,
    Klinter D, Kornhuber B, Hör G (1986) Zur Therapie des Neuroblastoms mit J-131-MIBG:
    Frankfurter Ergebnisse von 27 Behandlungen. In: Höfer R, Bergmann H (Hrsg) Radioaktive
    Isotope in Klinik und Forschung. Egermann, Wien S 509–515

12. McEwan AJ, Shapiro B, Sisson JC, Beierwaltes WH, Ackery DM (1985) Radio-iodobenzyl-guanidine for scintigraphic localization and therapy of adrenergic tumors. Semin Nucl Med 15: 132–152
13. Munkner T (1985) ^{131}I-meta-iodobenzylguanidine scintigraphy of neuroblastomas. Semin Nucl Med 15: 154–160
14. Shapiro B, Copp JE, Sisson JC, Eyre PL, Wallis J, Beierwaltes WH (1985) Iodine-131 meta-iodobenzylguanidine for the locating of suspected pheochromocytoma: experience in 400 cases. J Nucl Med 26: 576–585
15. Shapiro B, Sisson JC, Lloyd R, Nakajo M, Satterlee W, Beierwaltes WH (1984) Malignant phaeochromocytoma: clinical, biochemical and scintigraphic characterization. Clin Endocrinol 20: 189–203
16. Sisson JC, Frager MS, Valk TW, Gross MD, Swanson DP, Wieland DM, Tobes MC, Beierwaltes WH (1981) Scintigraphic localization of pheochromocytoma. New Engl J Med 305: 12–17
17. Smit AJ, van Essen LH, Hollema H, Muskiet FAJ, Piers DA (1984) Meta-(I-131)iodobenzyl-guanidine uptake in a nonsecreting paraganglioma. J Nucl Med 25: 984–986
18. Sone T, Fukunaja M, Otsuka N, Morita R, Muranaka A, Yanagimoto S, Tomomitsu T, Nakayama H, Harada T (1985) Metastatic medullary thyroid cancer: localization with Iodine-131 metaiodobenzylguanidine. J Nucl Med 26: 604–608
19. Traub KM, Rosenfeld JB (1970) Malignant pheochromocytoma with pleural metastases of unusual long duration. Chest 58: 546–550
20. Wieland DM, Wu J-I, Brown LE, Mangner TJ, Swanson DP, Beierwaltes WH (1980) Radio-labeled adrenergic neuronblocking agents: adrenomedullary imaging with ^{131}I-iodobenzyl-guanidine. J Nucl Med 21: 349–353

Diagnostik und Therapie des Chorionepithelioms

W. Eiermann, K. Mann

Das *Chorionepitheliom* gehört ätiologisch zumeist zu den schwangerschaftsbedingten Trophoblastneoplasien, die vor dem Einsatz von Antimetaboliten eine sehr schlechte Prognose zeigten, unabhängig von der Ausdehnung der chirurgischen oder strahlentherapeutischen Maßnahmen. Seit 1956 wird bei diesem Krankheitsbild sehr erfolgreich und nahezu modellhaft eine systemische Chemotherapie mit Antimetaboliten als erste therapeutische Modalität eingesetzt, was zu außerordentlich ermutigenden Ergebnissen führte [8]. Die Heilungsraten nähern sich jetzt 100% bei Patientinnen ohne Metastasenbildung und bei Tumoren mit guten prognostischen Kriterien im metastasierten Stadium.

Einen wesentlichen Beitrag zur Verbesserung der therapeutischen Ergebnisse leistete die Konzentrierung von Diagnostik und Therapie in Zentren. Die klinischen Daten führten zu einer Verbesserung der Klassifizierung dieser Erkrankung, die sich nun nicht mehr primär an pathologisch-anatomischen Kriterien, sondern an klinischen Gegebenheiten orientiert. Bemerkenswert ist zudem die gute Überwachungsmöglichkeit dieser Tumoren durch Tumormarker (HCG), da die Serumwerte nahezu immer mit der Tumorbelastung im Organismus korrelieren.

Die pathologisch-anatomische Einteilung der schwangerschaftsbedingten Trophoblasttumoren orientiert sich an einfachen Zottenschwellungen mit mehr oder weniger ausgeprägter Trophoblastzellproliferation (Blasenmole) über das Bild der zunehmenden Proliferationsneigung dieser Blasenmolen bei noch ausgebildeten Zotten (invasive destruierende Mole) bis zum Vollbild des Chorionepithelioms oder -karzinoms, charakterisiert durch eine hochgradige Anaplasie, Invasionsneigung (Gefäße) und Metastasierung unter völligem Verlust der Zottenbildung. Die Übergänge zwischen den 3 Formen sind fließend, so daß allein durch das pathologisch-anatomische Erscheinungsbild nicht immer eine der Klinik gerecht werdende Klassifikation zu erstellen ist.

Die klinische Klassifikation der schwangerschaftsbedingten Trophoblastneoplasien orientiert sich an den Therapieergebnissen und charakterisiert exakt Risikogruppen für einen individualisierten Therapieansatz [3]:

I. Nicht metastasierte Erkrankung: Kein Hinweis für eine Erkrankung außerhalb des Uterus.
II. Metastasierte Erkrankung: Befall von Organen außerhalb des Uterus.
A) Metastasierte Erkrankung mit guter Prognose
   1. Kurze Erkrankungsdauer (letzte Schwangerschaft weniger als 4 Monate zurückliegend)
   2. Niederer HCG-Titer vor Behandlung (weniger als 100 000 IE/24 h-Urin oder weniger als 40 000 mIE/ml Serum)

Endokrin-aktive maligne Tumoren
D. Engelhardt, K. Mann (Hrsg.)
Springer-Verlag Berlin Heidelberg New York 1987

3. Keine Metastasen im Gehirn und in der Leber
4. Keine vorausgegangene Chemotherapie
B) Metastasierte Erkrankung mit schlechterer Prognose
1. Lange Erkrankungsdauer (Abstand zur vorausgegangenen Schwangerschaft größer als 4 Monate)
2. Hoher HCG-Titer vor Behandlung (über 100 000 IE/24-h-Urin oder über 40 000 mIE/ml Serum)
3. Gehirn- oder Lebermetastasen
4. Vorausgegangene chemotherapeutische Behandlung

Während sich in Mitteleuropa bei etwa 2000–3000 Geburten eine Blasenmole findet und noch 10mal seltener ein Chorionepitheliom zu beobachten ist, finden sich beide Krankheitsbilder im südostasiatischen Raum, in Afrika und in Südamerika mindestens 10mal häufiger. 5–7% aller Blasenmolen gehen in ein Chorionepitheliom über. In 50% der Fälle findet sich beim Chorionepitheliom vorausgehend eine Blasenmole, in 25% eine Extrauteringravidität oder eine Fehlgeburt und in 25% eine normale Schwangerschaft. Das Erkrankungsrisiko steigt mit zunehmendem Alter der Frau [5]. Der von Kikaji u. Ohama [6] mitgeteilte Befund, daß in fast 90% der Fälle der einfachen Blasenmole ein diploider weiblicher Chromosomensatz zugrunde liegt, der ausschließlich väterlicher Herkunft ist (diploide Androgenie) wurde inzwischen mit unterschiedlichen Methoden mehrfach bestätigt.

Unglücklicherweise tritt das metastasierte Chorionepitheliom oft Jahre nach einer vorausgegangenen Schwangerschaft auf und wird daher nur selten in die differentialdiagnostischen Erwägungen mit einbezogen. Hinzu kommt, daß das Symptombild äußerst vielfältig sein kann. Die metastatischen Veränderungen können im Genitaltrakt (Uterus, Vagina, Vulva), im Gastrointestinaltrakt und im Urogenitaltrakt auftreten. Häufigere Lokalisationen sind aber Lunge, Leber und auch Gehirn. Nicht selten werden Kraniotomien zur differentialdiagnostischen Abklärung durchgeführt, obwohl ein quantitativer Schwangerschaftstest diese invasive diagnostische Maßnahme überflüssig machen würde.

Diagnostik

Falls die Diagnose Chorionepitheliom bzw. schwangerschaftsbedingte Trophoblastneoplasie durch HCG-Titererhöhungen oder auch histomorphologisch nach einer Kürettage festgestellt wurde, ist eine sorgfältige Untersuchung über das Ausmaß der Erkrankung und eventuelle Metastasierungsorte unumgänglich. Sie beinhaltet radiologische und klinische Diagnostik:
- Röntgen-Thorax-Aufnahme,
- Computertomographie des Oberbauches und des Gehirns,
- i. v. Pyelogramm,
- gynäkologische Untersuchung,
- HCG-Titer vor der Behandlung,
- Ultraschall im kleinen Becken.

In Anlehnung an die hierbei erhobenen Befunde läßt sich die schwangerschaftsbedingte Trophoblastneoplasie dann klassifizieren.

Therapieplanung

Patientinnen mit *nicht metastasierter Erkrankung* werden durch eine Monochemotherapie behandelt (Tabelle 1). Die Substanz der ersten Wahl ist hierbei Methotrexat; bei abnormen Leberfunktionswerten sollte Methotrexat nicht verwendet werden, da es in der Leber metabolisiert wird. Da die Toxizität von Dactinomycin (Actinomycin D) geringer sein soll, empfiehlt sich bei abnormen Leberfunktionstests diese Substanz. Die Therapieresultate sind vergleichbar.

Tabelle 1. Monochemotherapie

1. Methotrexat 1 mg/kg KG i. v. am Tag 1, 3, 5 und 7
Calciumfolinat (Leucovorin) 0,1 mg/kg KG i. v. am Tag 2, 4, 6 und 8 (Wiederholung alle 7 Tage)
2. Dactinomycin (Lyovac-Cosmegen) 10–12 µg/kg KG i. v. täglich für 5 Tage (Wiederholung alle 7 Tage)

Berkowitz et al. (New England Trophoblastic Disease Center) [1] erreichten mit der Kombination Methotrexat und Leucovorin rescue 90% komplette Remissionen. 80% der Patientinnen benötigten nur einen Therapiezyklus. 95% der Patientinnen mit nicht metastasierter Erkrankung erzielten eine Remission, verglichen mit 59% mit metastatischer Erkrankung (gute Prognosegruppe). Die Therapie sollte so lange fortgesetzt werden, bis die HCG-Titer im Normalbereich liegen. Eine Vollremission ist nach 3 aufeinanderfolgenden wöchentlichen normalen HCG-Titern erreicht. Besteht bei der Patientin kein Kinderwunsch mehr und handelt es sich um eine nicht metastasierte Erkrankung, kann eine primäre Hysterektomie während des ersten Therapiezyklus durchgeführt werden. Damit läßt sich zwar nicht die Remissionsrate beeinflussen, aber die Anzahl der Behandlungszyklen reduzieren [4]. Während und nach der Chemotherapie sollte, falls keine Kontraindikation besteht, eine orale Kontrazeption betrieben werden. Kommt es zu einem HCG-Titerplateau oder -anstieg oder gibt es Hinweise für eine neue oder zusätzliche Metastasierung, sollte die Chemotherapie abgebrochen und ein alternatives Schema eingesetzt werden (Tabelle 2).

Die Nachsorge bei der nicht metastasierten schwangerschaftsbedingten Trophoblastneoplasie ist im wesentlichen identisch mit der bei der metastasierten Form, d.h. 3 aufeinanderfolgende wöchentliche HCG-Titer müssen normal sein, um von einer Remission zu sprechen. Die weiteren Kontrollen beschränken sich auf HCG-Titerkontrollen und klinische Untersuchungen:

Tabelle 2. Polychemotherapie (MAC-Schema)

Methotrexat	15 mg i. v./Tag (5 Tage)
Dactinomycin	10–12 µg/kg KG i. v./Tag (5 Tage)
Chlorambucil	10 mg p. o./Tag (5 Tage)
Wiederholung alle 12 bis 14 Tage	

1. HCG-Titer alle 2 Wochen für 3 Monate,
   dann monatlich für 3 Monate,
   dann alle 2 Monate für ½ Jahr,
   dann halbjährlich.
2. Gynäkologische Untersuchung alle 3 Monate.
3. Kontrazeption für 1 Jahr.

Entsprechend einer Mitteilung von Hammond et al. [4] kann nach nicht metastasiertem Chorionepitheliom die Patientin erneut schwanger werden. Von 109 Frauen mit Kinderwunsch wurden 47 in der Folge schwanger mit 57 Schwangerschaften, davon 45 normale Kinder, 7 erfuhren einen Spontanabort, bei 3 Frauen wurde die Schwangerschaft unterbrochen, in 2 Fällen wurde erneut eine Mole festgestellt.

Bei metastasierter Erkrankung mit guter Prognose (75% der metastasierten Erkrankungen) entsprechend den oben angeführten Kriterien, gelten dieselben diagnostischen und therapeutischen Maßnahmen wie für die nicht metastasierte Erkrankung. Ergänzend gilt aber, daß, falls die Remission nach 5 Methotrexatzyklen nicht erreicht wird, die Therapie mit Actinomycin-D fortgesetzt werden sollte (s. Tabelle 1). Wenn sich eine Resistenz gegen beide Substanzen entwickelt, sollte eine Polychemotherapie (Tripletherapie, Tabelle 2) [7] oder das modifizierte Bagshawe-Protokoll [9] durchgeführt werden. Auch hier liegt die Remissions- und Heilungsrate nahe bei 100%. Eine zusätzliche primäre oder sekundäre Hysterektomie kann die Anzahl der Chemotherapiezyklen, die notwendig sind, um in eine Remission zu kommen, reduzieren [4].

Handelt es sich um eine Erkrankung mit schlechter Prognose, wird eine Polychemotherapie mit mehreren Substanzen empfohlen. Hier sind spezielle Erfahrungen notwendig, wegen der Toxizität der Therapie muß die Behandlung spezialisierten Zentren vorbehalten sein. Die 3fach-Chemotherapie (Tabelle 2) (MAC) wird in 12- bis 14tägigem Abstand wiederholt, abhängig von der Toxizität. Gehirn- oder Lebermetastasen werden gleichzeitig mit 20–30 Gy (in 10 Tagen) bestrahlt. Kommt es nicht zur Remission (HCG-Titerplateau oder -anstieg), muß die Chemotherapie verändert werden. Zu bevorzugen ist dann das modifizierte Bagshawe-Protokoll (MBP) [9]. 6 von 7 Patientinnen, bei denen die MAC-Therapie versagte, kamen mit dem MBP-Protokoll als Second-line-Therapie in Remission [9]. Wenn auch hierbei kein Erfolg zu verzeichnen ist, wird die Patientin nach einem modifizierten Einhorn-Schema mit Vincristin, Bleomycin und Cis-Platin therapiert [2].

Additiv zur Chemotherapie können Metastasen chirurgisch entfernt oder bei Nichtresezierbarkeit bestrahlt werden. Nachsorge und damit verbundene Kontrolluntersuchungen entsprechen der bei nicht metastasierter Erkrankung. Unter Anwendung dieser Therapieschemata können bei 90% der Patientinnen mit schlechterer Prognose Heilungen erzielt werden.

Literatur

1. Berkowitz RS, Goldstein DP, Bernstein MR (1982) Methotrexate with Citrovorum factor rescue as primary therapy for gestational trophoblastic disease. Cancer 50: 2024
2. Einhorn LH, Donohue JH (1967) Cis-diammine-dichlorplatinum, vinblastine and bleomycine; combination chemotherapy in disseminated testicular cancer. Ann Intern Med 87: 293

3. Hammond CB, Lewis JL jr (1977) Gestational trophoblastic neoplasms. In Schiwa J ed Davis' gynecology and obstetrics, vol 1, New York, Harper and Row, Publishers, Inc
4. Hammond CB, Weed JC jr, Currie JL (1980) The role of operation in the current therapy of gestational trophoblastic disease. Am J Obstet Gynecol 136: 844
5. Jones WB (1981) Trophoblastic tumors – prognostic factors. Cancer 48: 602
6. Kaji T, Ohama K (1977) Androgenetic origin of hydatiform mole. Nature 268: 633
7. Lewis JL (1976) Current status of treatment of gestational trophoblastic disease. Cancer 38: 620
8. Li M, Hertz R, Spencer DB (1956) Effects of methotrexate therapy upon chorioncarcinoma and chorionadenoma. Proc Soc Exp Biol Med 93: 361
9. Weed JC jr (1982) Chemotherapy with the modified Bagshawe protocol for poor prognosis metastatic trophoblastic disease. Obstet Gynecol 59: 377

Diagnostik maligner Hodentumoren

Ch. Clemm, R. Hartenstein

Einleitung

Der maligne Hodentumor ist durch die Entwicklung der Cisplatin-haltigen Polychemotherapie in einem zunehmenden Maße auch im metastasierten Stadium heilbar geworden [4]. Während 1960 noch 95% aller Patienten starben, sind es 1980 nur noch ca. 50%. Durch weitere Verbesserungen der Chemotherapie und der interdisziplinären Zusammenarbeit (z.B. Metastasenchirurgie) kann dieser Prozentsatz möglicherweise noch weiter gesenkt werden. Sicher ist jedoch, daß durch verbesserte Diagnostik und frühzeitigere Entdeckung die Heilungschancen gesteigert werden können. Somit kommt der exakten und frühzeitigen Diagnosestellung eine große Bedeutung zu, um erstens die Therapieplanung zu ermöglichen und zweitens durch rasche Erfassung die Heilungschancen zu optimieren. Zur Therapieplanung ist neben der histologischen Klassifikation unter Einschluß der Tumormarkerbestimmung eine Festlegung des Ausbreitungsstadiums erforderlich.

Histologie

Histologisch können drei Gruppen unterschieden werden – Seminome (ca. 45% aller Keimzelltumoren), Teratome (ca. 35%) und die Kombinationstumoren aus Seminom und Teratom (ca. 20%). Während man beim Seminom typische von anaplastischen und als seltene prognostisch günstigere Untergruppe das spermatozytäre Seminom unterscheidet, gliedern sich die Teratome in differenziertes und undifferenziertes Teratom, trophoblastisches Teratom (Chorionkarzinom) und den Dottersacktumor, wobei hier mehrere histologische Klassifizierungen existieren. Neben der britischen Nomenklatur nach Pugh [13] gibt es die amerikanische von Dixon/Moore sowie die von Mostofi [10], der sich die WHO anschloß (Tabelle 1). Hedinger [8] hat einen Kompromiß beider Einteilungen versucht und dabei auf die Untergruppe der hCG-positiven Seminome hingewiesen. Wir verwenden üblicherweise die britische Nomenklatur. Dabei kommt neben einer exakten histologischen Aufarbeitung des Primärtumors auch der Anwendung von Immunperoxidasetechniken zur Erfassung der hCG-produzierenden synzytiotrophoblastären Riesenzellen oder der AFP-produzierenden Dottersackstrukturen Bedeutung zu. Diese Befunde müssen mit Bestimmungen der Tumormarker AFP und hCG im Serum prä- und postoperativ korreliert werden, da es möglich ist, daß histologisch im Pri-

Endokrin-aktive maligne Tumoren
D. Engelhardt, K. Mann (Hrsg.)
Springer-Verlag Berlin Heidelberg New York 1987

Tabelle 1. Histologische Klassifikation

GB Pugh 1976	WHO Mostofi 1973
Seminom klassisch anaplastisch spermatozytär	Seminom typisch anaplastisch spermatozytär
Teratom differenziertes Teratom (TD) malignes undifferenziertes Teratom (MTU) malignes Teratom Intermediärtyp (MTI) malignes trophoblastisches Teratom (MTT) Dottersacktumor (yolk-sac tumor)	Teratom Teratom reif/unreif embryonales Karzinom Teratokarzinom Chorionkarzinom Yolk-sac tumor
Kombinationstumoren Teratom (TD, MTI, MTU, MTT) + Seminom	Seminom + Teratom/embryonales Karzinom/ Chorionkarzinom/Dottersacktumor

märtumor nur eine bestimmte Tumorentität erfaßt wird (z. B. differenziertes Teratom/Seminom), die Metastasen aber höher maligne Tumoranteile enthalten (Trophoblasten, Dottersackanteile), was durch erhöhte hCG- bzw. AFP-Werte im Serum festgestellt werden kann. Hieraus ergeben sich entscheidende therapeutische Konsequenzen, so ist z. B. ein erhöhter AFP-Spiegel nicht mit der Diagnose eines reinen Seminoms vereinbar, sondern deutet auf einen nichtseminomatösen Tumoranteil hin, weshalb möglicherweise anstelle einer geplanten Strahlentherapie eine Chemotherapie indiziert sein kann.

Stadieneinteilung

Nach der histologischen Einteilung in Seminom und Teratom, wonach Kombinationstumoren wie Teratome behandelt werden, muß das Ausbreitungsstadium festgelegt werden. Während in den USA vorwiegend drei Stadien A, B und C oder I, II und III unterschieden werden, hat sich in der Bundesrepublik die Einteilung in vier Stadien durchgesetzt. Individuelle Modifikationen erschweren hierbei die Vergleichbarkeit der Behandlungsergebnisse verschiedener Zentren. Wir verwenden eine aus der Essener Nomenklatur [9] entwickelte Einteilung [7], der das TNM-System gegenübergestellt ist (Tabelle 2). Während Stadium I auf den Hoden beschränkt ist, umfaßt Stadium II Lymphknotenmetastasen unterhalb und Stadium III oberhalb des Diaphragmas bzw. der Arteriae renales. Stadium IV betrifft Organmetastasen, nach Größe und Zahl werden IV A und IV B unterschieden. Das Stadium II wird weiter untergliedert in II A (weniger als 5 Lymphknoten/unter 2 cm Durchmesser), II B (mehr als 5 Lymphknoten/mehr als 2 cm Durchmesser, die total entfernt werden können) und Stadium II C (inoperable Lymphknoten oder Resttumor nach Lymphadenektomie). In diesem Stadium finden sich auch Patienten, die nach Operation noch erhöhte Tumormarker aufweisen, ohne daß sich kli-

Tabelle 2. Stadieneinteilung

Stadium		TNM-System	
I	Tumor auf den Hoden beschränkt ohne Infiltration von Scrotum/Samenstrang Tumormarker nach Semikastratio negativ	T1	Tumor auf Testis begrenzt
		T2	Ausdehnung über tunica albuginea
		T3	Einbruch in rete testis/Nebenhoden
II	Lymphknotenmetastasen unterhalb Aa. renales	T4	Samenstrang (A)/Scrotum (B) Befall
A	weniger als 5 Lymphknoten/ <2 cm Durchmesser	N1	einzelner homolateraler Lymphknoten
		N2	kontralaterale/bilaterale Lymphknoten
B	mehr als 5 Lymphknoten *oder*> 2 cm Durchmesser total entfernt, Tumormarker negativ	N3	palpable abdominelle Tumormasse/ fixierte inguinale Lymphknoten
C	inoperable Lymphknoten/keine Lymphadenektomie	N4	Befall juxtaregionaler Lymphknoten
		M0	keine Metastasen
	nicht radikale Lymphadenektomie Tumormarker postoperativ positiv	M1	Fernmetastasen
III	Lymphknotenmetastasen oberhalb Aa. renales	X	Minimalforderung für Beurteilung nicht erfüllt
IV	Organmetastasen		
A	weniger als 5, <2 cm Durchmesser		
B	mehr als 5, > 2 cm Durchmesser		
E	primär extragonadale Lokalisation		

nisch ein sichtbarer Tumor nachweisen läßt. Dieser Unterscheidung des Stadiums II kommt große prognostische und therapeutische Bedeutung zu: Da über einer Lymphknotengröße von 2 cm das Rezidivrisiko ohne weitere Therapie bis zu 40% ansteigt, empfehlen wir in diesem Stadium II B nach radikaler Operation die Durchführung einer adjuvanten Chemotherapie [17]. Dem TNM-System kommt vor allem bei der Bestrahlungsplanung des Seminoms Bedeutung zu (N-Stadien), ansonsten hat sich auch beim Seminom die Einteilung in vier Stadien bewährt [11]. Wichtig ist, daß das Stadium T4 mit Befall des Samenstranges und/oder Scrotum nicht mit einem Stadium I, sondern mindestens mit Stadium II B zu klassifizieren ist.

Darüber hinaus existiert eine Gruppe primär extragonadaler Tumoren ohne Befall des Hodens (mit mediastinaler oder retroperitonealer Lymphknotenmanifestation und/oder Organbefall), sogenannte extragonadale Keimzelltumoren (E), die ca. 10% aller malignen Keimzelltumoren ausmachen und deren häufig verspätete Entdeckung zur ungünstigen Prognose infolge ausgedehntem Tumorbefall führt.

Bulky Tumor

Das Stadium IV wird von einigen Gruppen noch weiter untergliedert, z. B. in Stadium IV C oder IV D [16], um auch sehr ausgedehnte Tumorstadien klassifizieren und deren schlechter Prognose Rechnung tragen zu können. Ferner gibt es verschie-

Tabelle 3. Definitionen für „bulky" Erkrankung (große Tumorlast)

1. Metastasengröße:	Lymphknoten > 10 cm Durchmesser (abdominell/mediastinal) Lungenfiliae > 5 cm Durchmesser
2. Metastasenzahl:	mehr als 10 Lungenfiliae
3. Metastasenort:	ZNS/Leber/Skelettbefall gleichzeitiger Befall mehrerer Organe
4. Tumormarker	hCG größer 10000 U/l ($\hat{=}$ MTT) AFP größer 1000 ng/ml LDH größer 500 U/l
5. Primär extragonadale Keimzelltumoren	

dene Klassifikationen des sogenannten „bulky" Stadiums [15]: Einige Autoren definieren Lymphknoten über 5 cm, andere über 10 cm, Organfiliae über 2 bzw. 5 cm, extreme Tumormarkererhöhung über 1000 bzw. 10000 U/l, Lebermetastasen, ZNS-Filiae und gleichzeitigen Befall von Thorax und Abdomen als „bulky" Tumor. Da es schwierig ist, aus den Stadien die Prognose abzulesen – kleine Lungenfiliae Stadium IV haben eine bessere Prognose als große abdominelle Lymphknoten Stadium II C [4] – werden zunehmend zusätzliche Parameter wie Tumorgröße, Lokalisation, Tumormarkerabfall, Histologie bei der sekundären Operation, LDH-Höhe mit in die therapeutischen Überlegungen einbezogen [3, 6, 12]. Jedoch muß betont werden, daß eine definitive Aussage im Initialstadium schwierig ist und niemals zum Aufschub bzw. zum Unterlassen therapeutischer Maßnahmen führen sollte. Definierte Risikogruppen, die frühzeitig eine intensivere zytostatische Therapie in einem Zentrum erfordern, sind Patienten, die unserer Meinung nach eines der in Tabelle 3 aufgeführten Kriterien erfüllen (Tabelle 3).

Untersuchungen

Nach histologischer Definition des Primärtumors (möglichst mit Immunperoxidase) unter Einschluß der serologischen Tumormarkerbestimmung von hCG und AFP sind zur exakten Stadieneinteilung neben der körperlichen Untersuchung Röntgenthorax und Computertomographie des Abdomens erforderlich. Bei unauffälligem Röntgenthorax sollte zum Ausschluß von Lungenfiliae ein Thorax-CT durchgeführt werden. Nur bei ausgedehntem „bulky" Tumor ist wegen des Risikos einer ZNS-Metastasierung ein CT des Schädels mit Kontrastmittel erforderlich. Ein Sonogramm des kontralateralen Hodens ist empfehlenswert. Beim Seminom und extragonadalen Teratom sollte zusätzlich ein Skelettszintigramm zum Ausschluß von Skelettfiliae gemacht werden.

Während beim Seminom aufgrund des CT-Abdomens die Bestrahlungsplanung durchgeführt werden kann, ist beim Teratom nach wie vor die retroperitoneale Lymphadenektomie angezeigt, wenn kein inoperabler retroperitonealer Tumor oder Organmetastasen vorliegen. Dazu werden präoperativ bei negativem CT-

Tabelle 4. Nachsorgeprogramm (nach [7])

Nicht-Seminom-Hodenkarzinom: Nachsorgeprogramm bei Vollremission

Untersuchungsart	Stadium I, II a ohne adj. Chemotherapie			Stadium II b-IV mit Chemotherapie ± sek. Op.		
	Untersuchungsfrequenz (in Monaten)					
	1.+2.Jahr	3.Jahr	4.+5.Jahr	1.+2.Jahr	3.Jahr	4.+5.Jahr
körperliche Untersuchung (LK, Hoden, Op-Gebiet, Gew.)						
Labor (AFP, HCG, BSG, Hb, Leuko, LDH, γ-GT, Kreat., AP)	2	6	12	3	6	12
Rö-Thorax ⊥						
CT-Abdomen (retrop. LK, Leber)	4	6	12	4	6	12
CT-Thorax	nur bei unsicherem röntgenologischen Befund					
CT-Schädel	nur im Stadium IV mit bulky disease und längerem Krankheitsverlauf nach 3 Monaten					

Abdomen die Lymphographie, ggf. die Cavographie sowie Infusionsurogramm empfohlen [7].

Ein Verzicht auf die retroperitoneale Lymphadenektomie im Stadium I wird zunehmend auch beim Teratom geraten [14, 18], bietet jedoch eine große Unsicherheit, da Lymphographie und CT in ca. 10–20% falsch-negativ sein können und sich erst operativ ein Tumornachweis ergibt. Die Kernspintomographie kann diese Unsicherheit bisher ebensowenig beseitigen wie eine engmaschige Oberbauchsonographie. Dieser Verzicht auf die Lymphadenektomie scheint nur im Rahmen kontrollierter Studien gerechtfertigt, wobei unserer Meinung nach Patienten mit MTU und primär negativen Tumormarkern ausgeschlossen werden sollten und Patienten im Stadium T4 ebenso. Außerdem müssen initial eine Lymphographie und ein Thorax-CT durchgeführt werden.

Ansonsten empfehlen wir nach erreichter Vollremission oder Abschluß einer Behandlung eine regelmäßige Nachsorge zur Erfassung von therapiebedingten Störungen und Frühzeichen eines Rezidives nach dem in Tabelle 4 gezeigten Schema.

Fehldiagnosen

Am häufigsten wird der Hodentumor mit einer Epididymitis verwechselt und die Behandlung dadurch verzögert. Andere urologische Differentialdiagnosen sind Hydrozele, Hernie oder Trauma. Darüber hinaus werden metastasenbedingte

Tabelle 5. Prozentuale Verteilung der diagnostischen Verzögerung in den einzelnen Tumorstadien (200 Patienten)

Zeitintervall zwischen Erstsymptome und Diagnose			
Stadium	I	II	III	IV
1 Monat	72%	45%	62%	48%
3 Monate	28%	42%	23%	24%
1 Jahr	–	13%	15%	21%
Später	–	–	–	7%

Beschwerden wie Nierenkoliken, Atemnot, Gewichtsabnahme oft fehlgedeutet. Deshalb sollte beim jungen Mann – zwischen 20. und 30. Lebensjahr ist der Hodentumor die häufigste maligne Todesursache [1], wobei die Seminompatienten im Mittel ca. 10 Jahre älter als die Teratompatienten sind – an einen malignen Keimzelltumor gedacht werden. Auch Lungenrundherde und Raumforderungen im Mediastinum und Pankreasbereich sowie unklare LDH-Erhöhung und Gynäkomastie (hCG-bedingt) sollten zu einer Abklärung der Hoden und Bestimmung der Tumormarker Anlaß geben. Eine Palpation der Hoden ist im jugendlichen Alter bei jeder körperlichen Untersuchung des Mannes obligat [5]. Daneben empfehlen wir regelmäßige Selbstuntersuchung. Als Risikogruppe gelten Patienten mit vorausgegangenem Kryptorchismus, bei denen eine maligne Entartung bis zu 20fach häufiger sein soll. Hier sehen wir jährliche ärztliche Untersuchungen vor [2, 7]. Nur wenn die tumorverdächtige Raumforderung im Hoden frühzeitig erfaßt und abgeklärt wird (Sonographie, Freilegung mit Schnellschnitt) und die Behandlung frühestmöglich einsetzt, kann eine weitere Ausbreitung und damit verbundene Verschlechterung der Prognose verhindert werden. Die Auswertung von 200 bei uns behandelten Patienten zeigt, daß bei diagnostischen Verzögerungen ein höheres Krankheitsstadium vorlag (Tabelle 5). So zeigte sich bei 28% der Patienten im Stadium IV eine Anamnesedauer von einem Jahr und länger.

Diese Fehler gilt es zu vermeiden, damit die Todesrate an Hodentumoren in der Bundesrepublik von ca. 300 im Jahr 1984 weiter verringert werden kann. Eine exakte und schnelle Diagnostik ist dabei ebenso hilfreich wie die heute schon sehr effektive, aber noch weiterhin zu verbessernde Chemotherapie im metastasierten Stadium. Die Behandlung sollte standardisiert und möglichst in Kooperation mit einem größeren Behandlungszentrum erfolgen.

Literatur

1. Anderson T, Waldmann TA, Javadpour N, Glatstein E (1979) Testicular Germ-Cell Neoplasms: Recent advances in diagnosis and therapy. Ann Intern Med 90: 373–385
2. Batata MA, Chu FCH, Hilaris BS, Whitmore WF, Golbey RB (1982) Testicular Cancer in Cryptorchids. Cancer 49: 1023–1030
3. Bosl GJ, Geller NL, Cirrincione C, Vogelzang NJ, Kennedy BJ, Whitmore WF, Vugrin D, Scher H, Nisselbaum J, Golbey RB (1983) Multivariate Analysis of Prognostic variables in patients with metastatic testicular cancer. Cancer Research 43: 3403–3407
4. Einhorn LH (1981) Testicular Cancer as a model for a curable neoplasm: The Richard and Hinda Rosenthal Foundation Award Lecture. Cancer Research 41: 3275–3280

5. Einhorn LH, Donohue JP, Peckham MJ, Williams SD, Loehrer PJ (1985) Cancer of the testis. In: de Vita VT, Hellman S, Rosenberg SA (eds) Cancer: Principles and Practice of Oncology. Lippincott, Philadelphia Toronto (2nd ed) pp 979–1011

6. Hartenstein R, Clemm Ch, Wilmanns W (1985) Nichtseminomatöses Hodenkarzinom: Eine heilbare Krebserkrankung. Münch med Wschr 127: 432–437

7. Hartenstein R (1985) Maligne Hodentumoren: Empfehlungen zur Diagnostik, Therapie und Nachsorge. Onkologie 8: suppl 1: 4–24

8. Hedinger Chr (1980) Pathologie der Hodentumoren. Pathologe 1: 179–187

9. Höffken K, Schmidt CG (1977) Klassifikation und Stadieneinteilung der Hodentumoren. Dtsch med Wschr 102: 249–252

10. Mostofi FK (1973) Testicular Tumors: Epidemiologic, etiologic and pathologic features. Cancer 32: 1186–1201

11. Peckham MJ, Barrett A, Liew KH, Horwich A, Robinson B, Dobbs HJ, McElwain TJ, Hendry WF (1983) The treatment of metastatic germ-cell testicular tumours with bleomycin, etoposide and cis-platin (BEP). Br J Cancer 47: 613–619

12. Picozzi VJ, Freiha FS, Hannigan JF, Torti FM (1984) Prognostic significance of a decline in serum human chorionic gonadotropin levels after initial chemotherapy for advanced germ-cell carcinoma. Ann Intern Med 100: 183–186

13. Pugh RCB, Cameron KM (1976) Teratoma. In: Pugh RCB (ed) Pathology of the testis. Blackwell, Oxford London Edinburgh Melbourne, pp 199–244

14. Raghavan D (1984) Expectant therapy for clinical stage A nonseminomatous germ-cell cancers of the testis? A qualified „yes". World J Urol 2: 59–63

15. Scher HI, Sternberg CN (1985) Chemotherapy of urologic malignancies. Seminars in Urology III: 239–280

16. Seeber S, Schütte J, Niederle N (1983) Behandlung von Hodentumoren – ein Durchbruch. In: Schmidt CG (Hrsg) Aktuelle Probleme der Hämatologie und internistischen Onkologie. Springer, Berlin Heidelberg New York, S 141–159

17. Vugrin D, Whitmore WF, Cvitkovic E, Grabstald H, Sogani P, Golbey RB (1981) Adjuvant Chemotherapy with VAB-3 of stage II-B testicular cancer. Cancer 48: 233–237

18. Waegner W, Schmoll HJ, Schwedler T, Schindler E, Kolle P (1984) Management of stage I nonseminomatous testicular cancer (NSGCT) in 104 patients with or without lymphadenectomy. J Cancer Res Clin Onc Suppl 107: 70

Das operative Vorgehen bei malignen Hodentumoren

G. Staehler

Erster Schritt bei der Behandlung aller Hodentumoren ist die unverzügliche *Orchiektomie,* die immer von einem Leistenschnitt aus vorgenommen wird. Da fast alle nichtseminomatösen germinativen Hodentumoren primär lymphogen metastasieren, wird nach dem Staging (Voruntersuchung mit Hilfe bildgebender Verfahren) routinemäßig die retroperitoneale bilaterale radikale primäre *Lymphadenektomie* durchgeführt, außer bei N3- und N4-Tumoren („bulky tumors"), fernmetastasierten Tumoren (M1, M2 oder klinische Stadien III und IV) und hämatogenem metastasierendem Chorionkarzinom (MTT), die primär zytoreduktiv chemotherapiert und erst danach der sekundären Lymphadenektomie zugeführt werden. Bei Progression des Tumors können sowohl eine *Second-look-Operation* als auch andere Eingriffe, vor allem thoraxchirurgischer oder neurochirurgischer Art, erforderlich werden (Abb. 1).

Jede Art von perkutaner Punktion eines tumorverdächtigen Hodens ist zu Gunsten der Probefreilegung zu unterlassen, da durch dieses Vorgehen neue Lymphabflußgebiete (N4), vor allem die Inguinal-, aber auch die Iliakalregion erschlossen werden können, die primär nicht involviert waren. Nach skrotalen Voroperationen

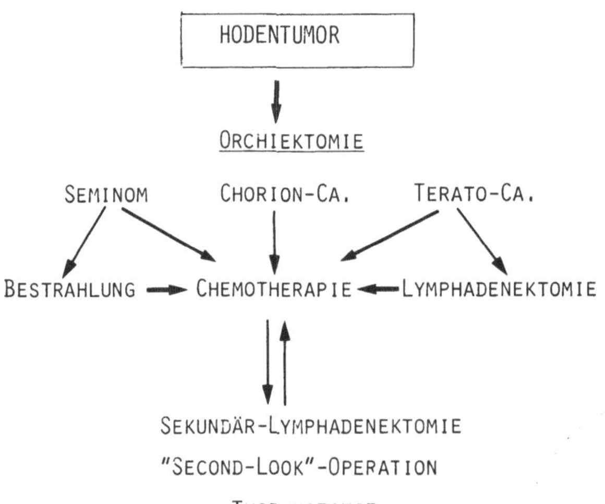

Abb. 1. Operationsstrategie bei Hodentumoren. Der inguinalen Orchiektomie folgt beim Teratokarzinom im Stadium I und II a/b die retroperitoneale Lymphadenektomie. Nur bei „bulky disease" (Teratokarzinom und Seminom) wird primär chemotherapiert und dann die Sekundärlymphadenektomie angeschlossen

Endokrin-aktive maligne Tumoren
D. Engelhardt, K. Mann (Hrsg.)
Springer-Verlag Berlin Heidelberg New York 1987

einschließlich Probepunktionen und Tumoren, die nicht mehr auf den Hoden beschränkt sind (T3b, T4a, T4b), muß zusätzlich die Ausräumung dieser Lymphknotenregionen erfolgen. Einige Autoren [1, 7] fordern in diesen Fällen sogar die Hemiskrotektomie.

Nur bei *sicherem* histologischem Nachweis von *eindeutig gutartigen,* aber sehr seltenen Tumoren, wie Dermoidzysten, Adenomatoidtumoren des Nebenhodens, Hodenfibromen und Lipomen, kann eine *Ausschälung* unter Erhaltung des Hodens erfolgen [3].

Differenzierte Teratome oder Tumoren des Gonadenstromas hingegen sollten stets durch Orchiektomie entfernt werden, da hier die Möglichkeit einer malignen Potenz besteht.

Lymphogene Metastasierung

Der testikuläre Lymphabfluß und damit die Metastasierung erfolgt beidseits entlang den spermatischen Gefäßen: Erste Lymphknotenstationen sind bei rechtsseitigen Tumoren präkaval in Höhe der Einmündung der V. spermatica in die V. cava und *intervasal* zwischen Aorta und V. cava zu finden, während sie bei linksseitigen Tumoren paraaortal im Bereich unterhalb der Nierengefäße liegen.

Ein „crossing over" von rechts nach links ist häufiger als von links nach rechts. Nur selten, in 1,5% der Fälle, werden solitäre kontralaterale Metastasen von „rechts nach links", dagegen überhaupt nicht von „links nach rechts" gefunden. Der Befall inguinaler Lymphknoten bei T4b-Tumoren (Übergriff auf die Skrotalhaut) oder bei skrotalen Voroperationen dürfte bei einer Inzidenz von 5–10% liegen.

Der Befall suprahilärer Lymphknoten ist nach den Erfahrungen der Arbeitsgruppe um Donohue [1] im Stadium IIa (retroperitoneale, resektable Lymphknoten < 2 cm) in 0%, im Stadium IIb (Lymphknoten > 2 cm) dagegen schon in 33% der Fälle zu erwarten. Die Möglichkeit eines großflächigen Lymphknotenbefalls im Retroperitoneum muß stets in die radikal-chirurgische Behandlungsstrategie mit einbezogen werden.

Technik der transperitonealen bilateralen Lymphadenektomie

Der Eingriff wurde 1901 erstmals von Roberts durchgeführt, 1948 von Lewis neu propagiert, von Mallis und Patton sowie Staubitz 1958 routinemäßig eingeführt und von Donohue 1977 durch Einbeziehung der suprahilären Lymphknoten erweitert [9].

Bei der Schnittführung wird die gebräuchliche mediane Inzision von der Symphyse bis zum Xyphoid allgemein bevorzugt. Die seitliche Inzision (median im Unterbauch mit bogenförmiger Verlängerung in den 8. Interkostalraum) wird nur für das kombinierte thorakoabdominale Vorgehen bei ausgedehnter Metastasierung, vor allem bei Sekundäreingriffen, bevorzugt [2, 7]. Einige Zentren wenden sie auch zur retroperitonealen Ausräumung ohne Eröffnung des Bauchfells an, dann allerdings ohne seitliche Thorakotomie.

Die Inzision des Retroperitoneums erfolgt direkt über den großen Gefäßen. Bei ausgedehnter Metastasierung oder Voroperationen sollte sie durch Umschneidung von Zökum und Colon ascendens nach rechts sowie nach Durchtrennung des Treitz-Bandes und der V. colica sinistra nach links erfolgen, um das gesamte Intestinalpaket exventerieren zu können [5, 6]. Nach Mobilisation des Duodenums kann das Pankreas angehoben werden, wodurch der Zugang zu den suprahilären Lymphknoten erleichtert wird.

Das retroperitoneale Dissektionsfeld umfaßt neben den intervasalen, den prä- und parakavalen Lymphknoten den Nierenhilus. Ebenso werden die paraaortalen und parailiakalen Lymphknoten bis handbreit unter die Aortenbifurkation ausgeräumt. Die Lumbalgefäße können und sollen durchtrennt werden, um an die Lymphknoten hinter der Aorta und V. cava heranzukommen. Nach lateral wird das Operationsfeld durch die Ureteren begrenzt (Abb. 2).

Donohue [1] fordert die „hosenträgerartige" Abhebung der großen Gefäße nach erfolgter Dissektion nach Durchtrennung aller Lumbalgefäße in diesem Bereich, wobei keine Schädigung des unteren Rückenmarks und der Cauda befürchtet werden muß.

Bei der *erweiterten Lymphadenektomie,* die bei skrotaler Voroperation und pT4 angezeigt ist, werden der Rest des Funiculus spermaticus und die externen iliakalen Lymphknoten bis zum Leistenband ausgeräumt.

Die suprahiläre Lymphknotenausräumung ist dann angezeigt, wenn ein klinisches Stadium IIa (links) und IIb oder höher vorliegt, da im erstgenannten Stadium schon in 14%, im Stadium IIb in 13–43% mit positiven Lymphknoten zu rechnen ist [1].

Die *begrenzte* und damit potenzprotektive *retroperitoneale Dissektion* zur Vermeidung der in 70–75% der radikalen Lymphadenektomien eintretenden Infertilität infolge retrograder Ejakulation wird zunehmend propagiert. Im Gegensatz zur radikalen Lymphadenektomie werden die Lymphknoten in Höhe und unterhalb der Aortengabel belassen und damit die sympathischen Nervengeflechte des Plexus hypogastricus geschont (Tabelle 1). Bei etwa 200 Lymphadenektomien konnten auch wir am eigenen Krankengut den erwähnten hohen Prozentsatz der Infertilität bestätigen [8].

Zurückhaltung bei der Befürwortung dieses Vorgehens scheint uns bis zum Abschluß von einschlägigen Studien vorerst angebracht. Vertretbar ist es sicherlich nur dann, wenn der Tumor T2 nicht überschritten hat, eine intraoperative Schnellschnittuntersuchung *höchstens einen tumorbefallenen Lymphknoten* (<2 cm) bei *tumorfreien* Rändern des Operationsgebietes ergeben hat und *keine skrotalen Voroperationen* vorliegen. Fälle mit reinem oder gemischtem Chorionkarzinom sind auszuschließen (Tabelle 2).

Bei der eingeschränkten Dissektion wird jeweils die kontralaterale paravasale Kette mit der Nierenhilusregion, die A. mesenterica inferior und vor allem die Region der Aortengabel geschont.

Die sekundären Lymphadenektomien nach vorangegangener Chemotherapie und/oder Bestrahlung, besonders aber die Second-look-Operationen gehören zu den schwierigsten und zeitaufwendigsten Eingriffen in der Urologie. Vor dem Eingriff werden beidseits Ureterenkatheter zur besseren Identifizierung der Harnleiter eingelegt, da das Operationsgebiet meist stark verschwielt und durch die großen

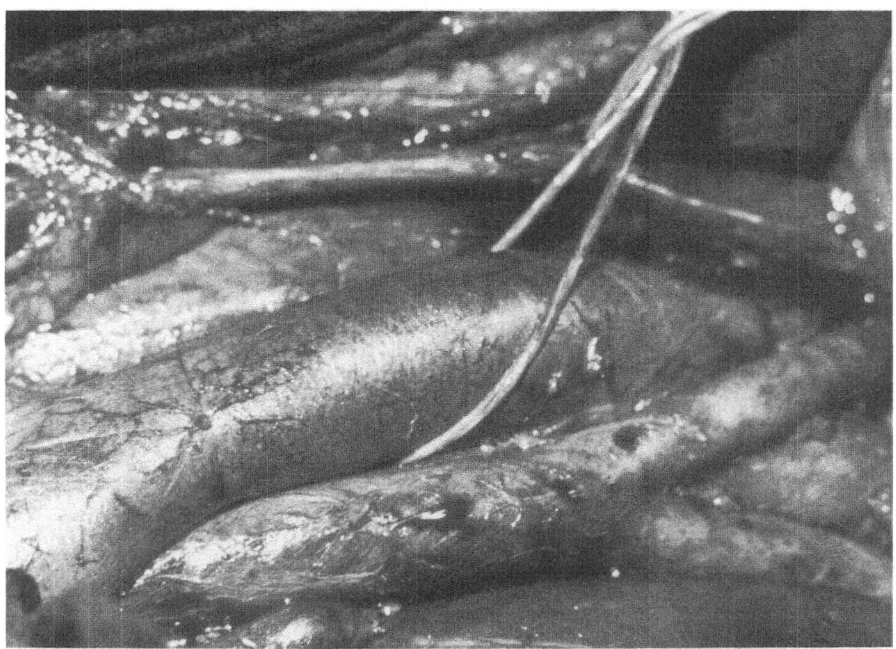

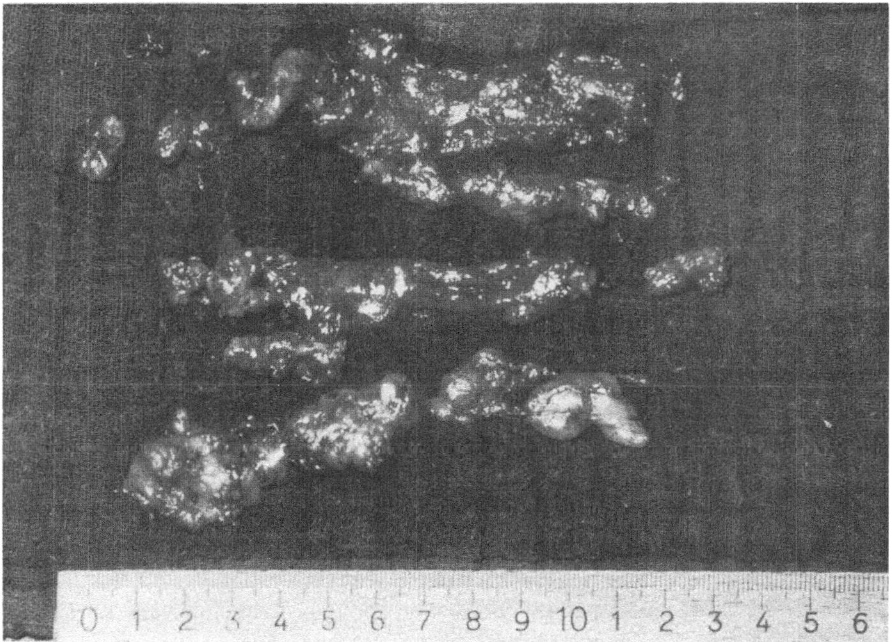

Abb. 2. a Retroperitoneale Lymphknotendissektion bei nichtseminomatösem Hodentumor. Transposition der großen Gefäße. Das Operationsfeld ist lateral durch den Ureter begrenzt. **b** Lymphknotenketten, die paraenteral und am Nierenhilus, inter- und retrovasal sowie parakaval entfernt wurden

Tabelle 1. Begrenzte retroperitoneale Lymphknotendissektion bei Hodentumoren

Rechtsseitiger Tumor:
Ausräumung: Lymphknoten am Nierenhilus rechts, intervasal, präaortal, oberhalb der Nierengefäße, parakaval bis zur A. iliaca

Schonung: Lymphknoten paraaortal links, Hilus links, A. mesenterica inferior, Bifurkationsbereich

Linksseitiger Tumor:
Ausräumung: Lymphknoten am Nierenhilus links und oberhalb der Nierengefäße
Intervasal bis A. mesenterica inferior, präaortal, paraaortal, iliacal bis Abgang der A. iliaca inferior

Schonung: Nierenhilus rechts, parakaval rechts, A. mesenterica inferior

Tabelle 2. Begrenzte retroperitoneale Dissektion

1. nur bei pT1–2

2. intraoperative Schnellschnittuntersuchung: pN0–1, kein Lymphknotenbefall entlang der spermat. Gefäße, kein N2

3. keine inguinoscrotalen Voroperationen

4. kein Chorionkarzinom oder MTT

Metastasen anatomisch unübersichtlich geworden ist. Wir haben glücklicherweise bei 40 Fällen bisher keine Operationsletalität gehabt. Häufig handelt es sich bei den nach zytoreduktiver Behandlung vorliegenden Metastasen um differenzierte Teratome, in denen undifferenzierte Anteile weiterbestehen [4]. Differenzierte Teratome können sich wegen ihrer schlechten Ansprechbarkeit offensichtlich auch während der Chemotherapie weiter entwickeln. Aus diesem Grund ist die radikale Ausräumung besonders wichtig, wobei allerdings in 30% der Fälle kein aktiver Tumor mehr gefunden wird [1].

Postoperative Komplikationsmöglichkeiten

Ileus, Chylascites und Lymphozelen sind relativ seltene Komplikationen, ebenso Nachblutungen und Ureterstenosen mit konsekutiver Hydronephrose infolge Ernährungsstörungen des Harnleiters. Die Impotenz infolge retrograder Ejakulation bei erhaltener Erektion wurde bereits erwähnt. Extrem selten ist die Paraplegie infolge Ligatur einer abnormen Gefäßvariante zur Versorgung des Rückenmarks, das ja in Höhe von L1 und 2 endet und dessen kaudaler Bereich jeweils zur Hälfte aus der thorakalen und der abdominalen Aorta versorgt wird.

Zunehmend diskutiert wird die Frage, ob der Verzicht auf eine Lymphadenektomie im klinischen Stadium I zulässig ist, wenn ein Tumor im Stadium T1 oder T2 (nicht T3) vorliegt, die Tumormarker primär negativ oder nach Orchiektomie normalisiert sind und bei Ausschöpfung aller diagnostischen Möglichkeiten kein klinischer Hinweis auf Lymphknotenmetastasierung vorliegt [10].

Mit den amerikanischen Arbeitsgemeinschaften um Skinner und Donohue [1, 7], aber auch anderen Zentren hierzulande, sind wir der Ansicht, daß ein solches Vorgehen in Anbetracht der bekannten Progression von ca. 20% im Stadium I und der noch bestehenden unzureichenden diagnostischen Trefferquote von Computertomographie, NMR und pedaler Lymphangiographie nicht Therapieprinzip sein darf. Hierauf müssen die Kranken in einem Aufklärungsgespräch unmißverständlich hingewiesen werden.

Diejenigen Arbeitsgruppen, die ein solch konservatives Vorgehen befürworten, führen engmaschige 6wöchentliche Kontrollen durch mit vierteljährlichem CT des Abdomens im ersten und zweiten Jahr. Erst bei Hinweis auf Progression wird die retrograde Lymphadenektomie mit adjuvanter Chemotherapie durchgeführt.

Ergebnisse

Durch die radikalen chirurgischen Maßnahmen konnten die Behandlungsergebnisse, die schon in den 70er Jahren im eigenen Krankengut [8] eine 5jährige Überlebensrate von 68% gegenüber 20% in den 50er und 60er Jahren erbrachte, eindrucksvoll verbessert werden. Bei Kombination mit der Chemotherapie zeichnet sich eine weitere Steigerung auch in unserem Krankengut ab, das bei den bereits erwähnten amerikanischen Zentren schon bei über 90% liegt [1, 2, 7]. Durch diese faszinierenden Erfolge bei einer einst fast hoffnungslosen Erkrankung wurde der Hodentumor zum Paradefall onkologischer und chirurgischer Zusammenarbeit.

Zusammenfassung

Die retroperitoneale Lymphadenektomie im klinischen Stadium I und II a und b ist die Standardtherapie bei nichtseminomatösen Hodentumoren. Die Lymphadenektomie sollte nur in Zentren durchgeführt werden, die über eine entsprechend große Zahl von Fällen und damit über die notwendige operative Erfahrung verfügen. Sie sollte nicht als „Prestige-Eingriff" ausgeübt werden. Die begrenzte Dissektion zur Vermeidung einer Impotentia generandi (retrograde Ejakulation) ist unter bestimmten Voraussetzungen vertretbar, während uns der Verzicht auf die Lymphadenektomie im klinischen Stadium I noch nicht gerechtfertigt erscheint. Sekundäre Lymphadenektomien, Second-look-Operationen oder Tertiäreingriffe, die zu den schwierigsten urologischen Operationen gehören und die wegen der chemotherapeutischen Therapieerfolge auch bei weit fortgeschrittenen Fällen (Stadium II c und III) immer häufiger notwendig werden, erfordern in besonderem Maße eine kompetente interdisziplinäre Zusammenarbeit von Urologen, Onkologen sowie Gefäß- und Thoraxchirurgen. Ein möglicher Verzicht auf chirurgische Maßnahmen bei dieser Erkrankung zeichnet sich nicht ab.

Literatur

1. Donohue JP (1983) Transabdominal Lymphadenectomy. In: Donohue JP (ed) Testis tumors. Williams & Wilkins, London Baltimore
2. Fraley EE (1983) Transthoracic retroperitoneal Lymphadenectomy for testicular cancer. In: Donohue JP (ed) Testis tumors. Williams & Wilkins, Baltimore London
3. Friedrichs R, Rübben H, Dahm H, Lutzeyer W (1984) Seltene Tumoren des Hodens und Nebenhodens. Verh Bericht d Dt s f Urologie, 35. Tagung, Springer, Berlin Heidelberg, p 364
4. Löhrs U, Staehler G, Mellin HE, Hartenstein R (1983) Maligne nichtseminomatöse Keimzelltumoren und ihre Metastasen bei primärer und sekundärer retroperitonealer Lymphadenektomie. Verh Bericht d Dtsch Ges f Urologie, 34. Tagung, Springer, Berlin Heidelberg, p 178
5. Mellin P, Behrendt H, Hossfeld DK (1982) Tumoren des Hodens, des Nebenhodens und der Hodenhüllen. In: Hohenfellner R, Zingg (Hrsg) Urologie in Klinik und Praxis, Georg Thieme, Stuttgart
6. Schrott KM, Sigel A (1983) Technik der retroperitonealen En bloc-Lymphdissektion von 141 Hodentumoren mit Metastasen-Verteilungsmuster von 74 Fällen. Verh Bericht d Dt Ges f Urologie, 34. Tagung, Springer, p 169
7. Skinner DG (1983) Surgical Staging of Testicular Tumors. In: Donohue JP (ed) Testis tumors. Williams & Wilkins, Baltimore London
8. Staehler G, Eisenberger F, Gebhardt H (1975) Zur Klinik und Therapie der Hodentumoren. Münch med Wschr 117, p 777
9. Staubitz WJ (1983) Historical Perspectives on Node Dissection. In: Donohue JP (ed) Testis tumors. Williams & Wilkins, London Baltimore
10. Wagner W, Schwedler Th, Schmoll HJ, Seidl E (1984) Verzicht auf die Lymphadenektomie im Stadium I bei nichtseminomatösen Hodentumoren. Verh Bericht d Dtsch Ges f Urologie, 35. Tagung, Springer, p 361

Strahlentherapie bei malignen Hodentumoren

N. Willich

In der Primärtherapie maligner Hodentumoren kommt heutzutage die Strahlentherapie nur in einem Teil der Fälle zur Anwendung, hat hier jedoch große Bedeutung. Läßt man die nichtgerminalen Hodentumoren (Keimstrang- bzw. Stromatumoren und primäre maligne Lymphome des Hodens) aufgrund ihrer Seltenheit außer Betracht, so lassen sich die verbleibenden germinalen Tumoren in 2 große Gruppen einteilen. Auf der einen Seite stehen die verschiedenen Differenzierungsarten des Teratoms, embryonales Karzinom, Polyembryom, Yolk-Sac-Tumor, Chorionkarzinom und Mischtumoren, auf der anderen Seite die Seminome, die insgesamt etwa knapp die Hälfte der germinalen Hodentumoren ausmachen. Die Therapie dieser Tumoren hat sich in den letzten 10 Jahren enorm entwickelt nicht nur durch die Einführung einer sehr effektiven Polychemotherapie auf der Basis von Cis-Platin [6, 19], sondern auch durch eine erheblich verbesserte Diagnostik mit dem Einsatz der Immunhistologie, der Erkennung von Tumormarkern und modernen bildgebenden Verfahren wie Lymphographie und Computertomographie. Durch die Verwendung dieser Verfahren ist heute eine erheblich bessere Patientenselektionierung als noch vor etwa 15 Jahren möglich. Im Bereich der Strahlentherapie haben Verbesserungen der Bestrahlungsgeräte sowie der Einsatz der CT-gesteuerten Bestrahlungsplanung es ermöglicht, auch schwierige Fälle effektiv zu bestrahlen [23].

Insbesondere die Entwicklung der Polychemotherapie in Zusammenhang mit der retroperitonealen Lymphadenektomie [4] hat dazu geführt, daß die Strahlentherapie in der Primärtherapie der nichtseminomatösen germinalen Hodentumoren in vielen Zentren der Welt heutzutage keine Rolle mehr spielt. Hingegen ist die *Strahlentherapie* bei der Behandlung des *Seminoms* nach wie vor ein integraler Bestandteil der Therapie. Das Seminom gehört zu den strahlensensibelsten soliden Tumoren überhaupt, vergleichbar mit einigen Non-Hodgkin-Lymphomen [8], daher genügen zur Beherrschung okkulter Mikrometastasen Dosen in der Größenordnung von 25 Gy, große Tumoren können mit Dosen von 30 Gy bis etwa 40 Gy eliminiert werden [14]. Auf dieser hohen Strahlenempfindlichkeit der Seminome beruht auch die relativ geringe Toxizität der Strahlentherapie, was die Bestrahlung mit großen Feldern ermöglicht. Darüber hinaus handelt es sich beim Seminom um einen Tumor, der relativ lange auf die Lymphabflußwege beschränkt bleibt, so daß die meisten Seminome in einem nicht sehr fortgeschrittenen Tumorstadium zur Behandlung kommen [3]. Die Behandlungsvolumina können meist gut definiert werden, so daß die lokale Strahlentherapie auch bei der Behandlung großer Volumina erfolgreich eingesetzt werden kann.

Die Behandlung des Seminoms erfolgt wie bei den meisten Tumoren stadienangepaßt. Zur Klassifikation der Tumorausdehnung werden derzeit mehrere

Endokrin-aktive maligne Tumoren
D. Engelhardt, K. Mann (Hrsg.)
Springer-Verlag Berlin Heidelberg New York 1987

Stagingsysteme nebeneinander benutzt. Die derzeit gültige Klassifikation der UICC für Hodentumoren von 1978 gibt pathohistologische T-, N- und M-Kategorien an und beschreibt dabei die lokale Ausdehnung des Primärtumors, das Ausmaß des Befalls regionärer und juxtaregionärer Lymphknotengruppen sowie die Fernmetastasierung.

Es gilt inzwischen als unbestritten, daß nach der hohen inguinalen Orchiektomie, die immer den ersten Therapieschritt darstellt [8], eine Strahlentherapie in allen Fällen zum Einsatz kommt, bei denen es sich um einen nicht nachweisbaren oder jedenfalls nicht sehr fortgeschrittenen Lymphknotenbefall handelt [1, 3, 13]. Das sind rund 90% aller Seminom-Patienten [3]. Der Wert der Chemotherapie ist unbestritten im Falle des Vorliegens von viszeralen Fernmetastasen [18]. Demgegenüber wird gegenwärtig kontrovers diskutiert über die Frage, mit welcher Therapiemodalität große abdominelle Tumormassen oder Metastasen in iuxtaregionären Lymphknotengruppen primär anzugehen sind [1, 2, 20, 21].

Bei *postoperativer Bestrahlung* des *Seminoms* ergeben sich für alle Tumorstadien zusammengenommen Heilungsraten von etwa 75-95% [3, 8]. Abgesehen von der Tumorausbreitung sind spezielle Risikofaktoren für die Prognose des Seminoms nicht bekannt. Sofern ein stark erhöhter β-HCG-Spiegel im Serum nicht auf einen nichtseminomatösen Tumor hinweist, kommt einem erhöhten β-HCG wahrscheinlich keine prognostisch ungünstige Bedeutung zu. Frühere Ansichten, daß *anaplastische Seminome* eine schlechtere Prognose aufweisen [15, 16], haben sich zwischenzeitlich dahingehend geklärt, daß dieser Tumortyp zum Zeitpunkt der Diagnosestellung häufiger in einem fortgeschritteneren Ausbreitungsstadium vorliegt, bei entsprechender stadiengerechter Therapie jedoch dieselbe gute Prognose hat wie die übrigen Seminome in den vergleichbaren Stadien [17].

An der Radiologischen Klinik der Universität München wurden von 1971 bis 1981 122 Patienten mit Seminom bestrahlt. In 113 Fällen konnte der Verlauf retrospektiv aufgeklärt werden, Stichtag der Untersuchung war der Januar 1982. Die Berechnung der Überlebenskurven erfolgte nach Cutler-Ederer. Die *Zehnjahresüberlebensrate* beträgt in diesem Kollektiv *93%*. Dieses Ergebnis, welches dem heutigen internationalen Standard entspricht, resultiert aus einer differenzierten Anwendungsweise der Strahlentherapie, die dem Grundsatz folgt, daß in allen nicht viszeral metastasierten Fällen zunächst die Bestrahlung als Methode der Wahl in Betracht gezogen werden sollte, wobei sich die räumliche Ausdehnung der Bestrahlung nach der pT- bzw. N-Kategorie der *TNM-Klassifikation der UICC* von 1978 zu richten hat.

Die postoperative Bestrahlung beim Seminom wird dabei nach dem Prinzip der *Extended-field-Bestrahlung* durchgeführt, d.h. daß neben einer tumorbefallenen Region auch die angrenzenden nicht befallenen Lymphknotenregionen prophylaktisch mitbestrahlt werden. Die Kenntnis der lymphatischen Ausbreitung der Hodentumoren ist daher Voraussetzung für eine erfolgreiche Therapie.

Solange ein Tumor auf den Hoden selbst beschränkt ist, erfolgt der primäre Lymphabfluß in die Lumbalregion, wobei ein Kreuzen auf die Gegenseite vor allem von rechts nach links beobachtet werden kann. Bei Infiltration des Tumors in Rete testis oder Nebenhoden kann auch ein direkter Lymphweg nach iliakal ipsilateral führen, bei Befall der Skrotalwand kann der primäre Lymphabfluß nach inguinal oder über die Haut auf die kontralaterale Seite erfolgen [5].

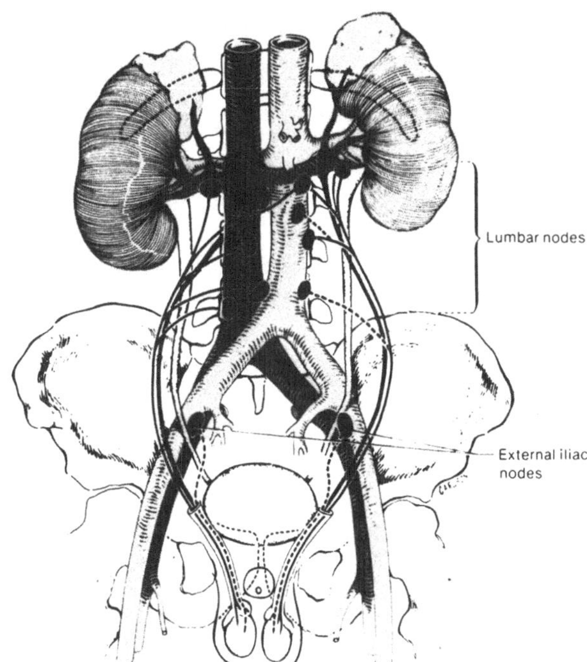

Abb. 1. Lymphabflußwege
des Hodens. (Aus [30])

Die weiteren Lymphstationen sind dann Mediastinum und Supraclavikulargrube
(Abb. 1).

Im Stadium pT1 N0 M0 ist also die *paraaortale Lymphknotenregion* die am meisten gefährdete, aus diesem Grund bestrahlen wir diese Region mit *25–30 Gy.* In
den meisten Kliniken der Welt werden in diesem Stadium auch die gleichseitigen
iliakalen Lymphknoten mitbestrahlt [3, 8]. Wir halten dies jedoch nicht für erforderlich, da die Wahrscheinlichkeit einer direkten Metastasierung nach iliakal minimal
ist. Aus lymphographischen Studien [9, 14] sowie Ergebnissen der Lymphadenektomie [5] ist bekannt, daß nur ganz ausnahmsweise aberrierende Lymphgefäße aus
dem Hoden in die Iliakalregion ziehen und nur vereinzelt bei Hodentumoren in
dieser Region isolierte Lymphknotenmetastasen gefunden werden. In unserem
Kollektiv von 49 Patienten des Stadiums pT1 N0 M0 wurden 32 auf diese Weise
bestrahlt.

Durch das Ergebnis – 100% Gesamtüberleben nach 10 Jahren (Abb. 2) – ist unseres Erachtens dieses Vorgehen gerechtfertigt. Wahrscheinlich kann auch im Stadium pT2 N0 die *gleiche Methode* verwendet werden. Eine derartige Bestrahlung ist
mit einer nur geringen Toxizität verbunden, sie verursacht insbesondere im Hinblick auf die Gonadenbelastung keine Probleme.

Im Stadium pT3 N0 M0 können grundsätzlich Metastasen *lumbal* und *ipsilateral
iliakal* auf direktem Wege vom Primärtumor her zustandegekommen sein, daher
bilden in diesem Falle diese beiden Regionen das Zielvolumen. Bei Befall der Skrotalwand kann auch die Gegenseite inguinal und iliakal durch lymphogene Metasta-

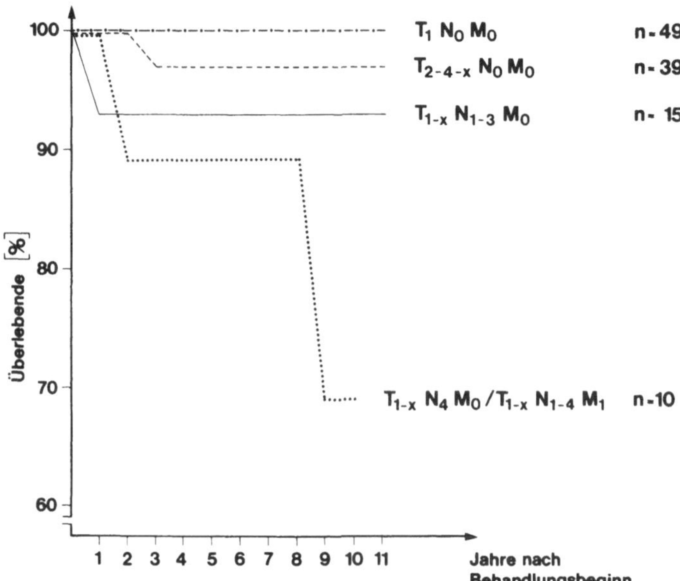

Abb. 2. Gesamtüberleben für Seminome (n = 113) nach postoperativer Bestrahlung

sierung über die Haut mitbetroffen sein, in diesem Fall umfaßt die Bestrahlung also die Lumbalregion sowie beidseits den iliakalen und inguinalen Bereich. Die Stadien *pT2-4-x N0 M0* erreichten ein *Gesamtüberleben* von *97%* nach *10 Jahren* (Abb. 2). Wir sehen hierin eine Bestätigung für dieses differenzierte Therapiekonzept.

Bei nachgewiesener *Lymphknotenmetastasierung,* die in den meisten Fällen im lumbalen Bereich vorliegt, ist eine retrograde Ausbreitung der Metastasen in die Beckenlymphknoten durch Behinderung des Lymphabflusses möglich. Aus diesem Grunde sollten bei Vorliegen paraaortaler Lymphknotenmetastasen auch die Beckenlymphknoten im Sinne eines *umgekehrten Y-Feldes* mitbestrahlt werden. Handelt es sich um ein *tastbares, verbackenes Lymphknotenkonglomerat* im Abdomen, so kann die *Ausdehnung der Bestrahlung* auf das *gesamte Abdomen* erforderlich sein. Eine derartige Bestrahlung bringt bei Verabreichung hoher Dosen eine Gefährdung für Nieren und Leber mit sich. Sie ist daher nur bis zu einer Gesamtdosis von etwa 20 Gy möglich. Hierdurch kann jedoch ein starkes Schrumpfen des Tumors erreicht werden, so daß unter Verwendung einer Shrinking-field-Technik eine Boostbestrahlung auf den Resttumor bis zu Dosen von 30–40 Gy erforderlich und möglich ist [21].

Ob im Falle des nachgewiesenen paraaortalen Lymphknotenbefalls eine prophylaktische *Bestrahlung des Mediastinums* und der *Supraklavikulargrube* erforderlich ist, wird in der Literatur unterschiedlich beurteilt. Thomas u. a. [22] registrierten bei 86 Patienten im Stadium II, von denen 4 eine prophylaktische supradiaphragmale Bestrahlung erhalten hatten, insgesamt 27 Tumorrezidive (32%) nach 5 Jahren. Dabei handelte es sich in 10 Fällen um Rezidive in nicht bestrahlten supradiaphragmalen Lymphknotenregionen. Diese Rezidive waren ausschließlich im Stadium IIb, also bei tastbaren abdominellen Lymphknotentumoren entstanden. Sieben dieser Tumorrezidive konnten durch eine nachfolgende Bestrahlung geheilt werden. Insgesamt ergab sich eine Gesamtüberlebensrate nach 5 Jahren für das Stadium II von 74%, im Stadium IIa lebten 87%, im Stadium IIb lediglich 62%. Da von den 10 mediastinalen und supraklavikulären Tumorrezidiven 7 im zweiten Zugriff durch Bestrahlung beherrscht werden konnten, halten Thomas et al. die prophylaktische Bestrahlung des Mediastinums und der Supraklavikulargrube für überflüssig. Einhorn [7] unterstützt diese Meinung und weist zusätzlich darauf hin, daß eine Vorbestrahlung des Mediastinums die Durchführbarkeit einer späteren Chemotherapie sogar beeinträchtigen kann. Er bevorzugt daher die initiale Polychemotherapie für Patienten im Stadium IIb.

Demgegenüber zeigten Hanks et al. [12], daß bei insgesamt 107 Patienten im Stadium II, von denen 87 (81,3%) eine prophylaktische Bestrahlung der supradiaphragmalen Lymphknotenregionen erhalten hatten, nur 3 in der Folge ein Tumorrezidiv erlitten. Davon befand sich ein Rezidiv in einer supradiaphragmalen Lymphknotenstation, welche zuvor nicht bestrahlt worden war. Insgesamt verzeichnen die Autoren ein rezidivfreies Überleben nach 4 Jahren von 97% für das Stadium II, ohne eine Unterscheidung zwischen Stadium IIa und IIb zu machen. Ihre Schlußfolgerung aus diesen Ergebnissen ist, daß die prophylaktische supradiaphragmale Bestrahlung keineswegs für obsolet erklärt werden kann [11]. Auch die Ergebnisse der Mayo-Klinik [21] weisen in diese Richtung. Bei unseren Patienten haben wir bei Vorliegen eines abdominellen Lymphknotenbefalls die mediastinale und supraklavikuläre prophylaktische Bestrahlung zur Anwendung gebracht und haben auf diese Weise ein Gesamtüberleben von 93% nach 10 Jahren erzielt (Abb. 2). Auch aufgrund dieses Ergebnisses treten wir bei der insgesamt unentschiedenen Diskussion um diesen Punkt für die prophylaktische mediastinale Bestrahlung ein.

Das *Stadium N4* ist in der UICC-Klassifikation etwas unglücklich formuliert [24]. Unter N4 werden iuxtaregionäre Lymphknotengruppen als befallen betrachtet. Dies können sowohl iliakale Lymphknoten als auch supradiaphragmale Lymphknotengruppen sein. Da ein Befall supradiaphragmaler Lymphknotengruppen prognostisch sicher ernster zu bewerten ist als ein Befall iliakaler Lymphknoten, so würden wir uns bei Befall der letzten Gruppe im Sinne der oben dargelegten Therapierichtlinien verhalten, bei supradiaphragmalem Lymphknotenbefall ist aber auch der Einsatz einer Chemotherapie zu diskutieren [7].

Eine gewisse Unklarheit bezüglich der primär einzuschlagenden Therapie besteht bei der sog. *abdominellen „bulky disease"*. Es gibt Hinweise darauf, daß die Tumorgröße ein prognostischer Faktor sein kann und daß bei steigender Tumormasse im Abdomen evtl. eine Chemotherapie als primäre Therapiemodalität eingesetzt werden sollte [1, 22 u. a.]. Die entsprechenden Studien aus großen Strahlentherapiezentren in England und Kanada berichten über Therapieergebnisse bei „bulky disease" von 60–80% Gesamtüberleben nach 5 Jahren. Bei einigen dieser Studien ist allerdings kritisch anzumerken, daß es sich, bedingt durch die Seltenheit dieser fortgeschrittenen Tumoren, um Erhebungen handelt, die z. T. bis in die 50er Jahre zurückreichen, so daß hier sicher die Patientenselektionierung aufgrund der Unvollkommenheit der Diagnostik nicht optimal war.

Das Vorliegen von z.T. erheblichen Anteilen von Feldrandrezidiven an der Gesamtzahl der Rezidive (25–50%) zeigt darüber hinaus einen deutlichen Kontrast zu neueren Serien, in denen mit Ganzabdomenbestrahlung gearbeitet wurde [10, 21]. So berichten Smalley et al. [21] über die sehr erfolgreiche rein strahlentherapeutische Behandlung des Bulky-Seminoms im Stadium II. In der sehr sorgfältig mit Shrinking-field-Technik bestrahlten Gruppe von 16 Patienten mit großen abdominellen Tumoren von mindestens 5 cm Durchmesser, median 11,5 cm Durchmesser, maximal 25 cm Durchmesser, ereigneten sich bei einer medianen Beobachtungszeit von 5 Jahren nur 2 Tumorrezidive, beide jeweils im Mediastinum, von denen eines nicht prophylaktisch vorbestrahlt war. Beide Rezidive konnten durch nochmalige Bestrahlung geheilt werden. Diese Patienten waren 1985 zum Zeitpunkt der Publikation 8 Jahre lang ohne Krankheitsevidenz, insgesamt liegt das krankheitsfreie Überleben bei 100%. Es werden jedoch auch sehr gute Ansprechraten der Polychemotherapie beim Bulky-Seminom berichtet, allerdings sind in der Literatur noch keine Langzeitergebnisse mitgeteilt [6, 8].

Die Frage, ob beim Bulky-Seminom im Stadium II eine primäre Chemotherapie oder primäre Radiotherapie zur Anwendung kommen soll, bleibt also weiterhin offen.

Zusammenfassung

Bei ca. 90% der Patienten mit Seminom ist die Strahlentherapie die Therapie der Wahl, mit ihr sind Heilungsraten bis nahezu 100% zu erzielen. Im organmetastasierten Stadium ist die Chemotherapie die Therapie der Wahl. Bei supradiaphragmalem Lymphknotenbefall oder retroperitonealer „bulky disease" sind sowohl Strahlentherapie als auch Chemotherapie vertretbar; beide erbringen sehr gute Ergebnisse, wobei hinsichtlich der Chemotherapie gegenwärtig die Einschränkung zu machen ist, daß Langzeitbeobachtungen noch nicht vorliegen. Es steht zu hoffen, daß durch den Einsatz beider postoperativer Modalitäten die Lebenserwartung der meist jüngeren Patienten der der Normalbevölkerung angeglichen werden kann.

Literaturverzeichnis

1. Ball D, Barret A, Peckham MJ (1982) The management of metastatic seminoma testis. Cancer 50: 2289–2294
2. Crawford ED, Smith RB, de Kernion JB (1983) Treatment of advanced seminoma with preradiation chemotherapy. J Urol 129: 752–755
3. Dahl O (1985) Testicular carcinoma, a curable malignancy. Acta Radiol Onc 24,1: 3–15
4. Donohue JP, Roth LM, Zachary JM et al. (1982) Cytoreductive surgery for metastatic testis cancer: Tissue analysis of retroperitoneal masses after chemotherapy. Urol 127: 1111
5. Donohue JP, Zachary JM, Maynard BR (1982) Distribution of nodal metastases in non seminomatous testic cancer. J Urol 128: 315–320
6. Einhorn LH (1981) Testicular cancer as a model for a curable neoplasm: The Richard and Hinda Rosenthal Foundation Award Lecture. Cancer Res 41: 3275–3280

7. Einhorn LH (1982) Radiotherapy in seminoma: more is not better. Int J Rad Onc Biol Phys 8: 309–310
8. Einhorn LH, Donohue JP, Peckham MJ, Williams SD, Loehrer PJ (1985) Cancer of the Testes. In: DeVita VT, Hellman S, Rosenberg SA (eds) Cancer. Lippincott Comp, Philadelphia, S 979–1011
9. Elke JM, Lüning M, Richter J, Röder K, Sieber F (1976) Metastasen von Malignomen der männlichen Geschlechtsorgane. In: Lüning M, Wiljasala M, Weissleder H (Hrsg) Lymphographie bei malignen Tumoren. Thieme, Stuttgart, S 166–179
10. Green N, Broth E, George F (1983) Radiation therapy in bulky seminoma. Urology 21: 467–469
11. Hanks GE (1983) Apples and oranges in seminoma: A comparison of U.S.A. and Canadian experience. Int J Rad Onc Biol Phys 9: 949–950
12. Hanks GE, Herring DF, Kramer S (1981) Patterns of care outcome studies: Results of the national practice in seminoma of the testis. Int J Rad Onc Biol Phys 7: 1413–1417
13. Huben RP, Williams PD, Pontes JE, Panahon AM, Murphy GP (1984) Seminoma at Roswell Park 1970 to 1979 Cancer 53: 1451–1455
14. Hussey DH (1980) Testis. In: Fletcher GH (ed) Textbook of Radiotherapy. Lea + Febiger, Philadelphia, S 867–886
15. Maier JG, Sulak MH (1973) Radiation therapy in malignant testis tumors. Part 1: Seminoma. Cancer 32: 1212–1216
16. Maier JG, Sulak MH, Mittemeyer BT (1986) Seminoma of the testis: Analysis of treatment success and failure. AJR 102: 596–602
17. Medini E, Yashoda R, Levitt SH (1980) Radiation therapy for the various subtypes of testicular seminoma. Int J Rad Onc Biol Phys 6: 297–300
18. Oliver RT (1983) Cis-Platinum in Combination or as Single Agent for Metastatic Seminoma of the Testis or Dysgerminoma of the Ovary. Proc Am, Soc Clin Oncol 2: c–564
19. Rosencweig M, Abele R, von Hoff DD, Muggin FM (1981) Cis-platinum. Impact of a new anticancer agent on current therapeutic strategies. Anticancer Res 1: 199
20. Schuette J, Niederle N, Scheulen ME, Seeber S, Schmidt CG (1985) Chemotherapy of metastatic seminoma. Br J Cancer 51: 467–472
21. Smalley SR, Evans RG, Richardson RL, Farrow GM, Early JD (1985) Radiotherapy as initial treatment for bulky stage II testicular seminomas. J Clin Onc 3, 10: 1333–1338
22. Thomas GM, Rider WD, Dembo AJ, Cummings RJ, Gospodarowicz M, Hawkins NV, Herman JG, Keen CW (1982) Seminoma of the testis: Results of treatment and patterns of failure after radiation therapy. Int J Rad Onc Biol Phys 8: 165–174
23. Willich N, Hahn D, Krimmel K (1986) Bestrahlungsplanung primärer und sekundärer Tumoren des Retroperitonealraumes. In: Frommhold W, Hübener KH (Hrsg) Computertomographie in der Strahlentherapie. Georg Thieme Verlag, Stuttgart New York, 235–241
24. Willich N, Rohloff R, Wendt Th, Meyer-Lenschow Th (1986) Bedeutung der UICC-Klassifikation für eine stadiengerechte Strahlentherapie des Seminoms. In: Hermanek P (Hrsg) Bedeutung des TNM-Systems für die klinische Onkologie. Zuckschwerdt, S 122–126

Die Chemotherapie von Hodentumoren

H.-J. Schmoll

Einleitung

Die exzellenten Fortschritte in der Therapie von Hodentumoren machten das Hodenkarzinom zum „Paradepferd" der internistischen Onkologie, zugleich aber auch zum Modell für die Behandlungsstrategien bei anderen soliden Tumoren oder Lymphomen. Durch die konsequente Weiterentwicklung von wirksamen Polychemotherapieregimen unter Einschluß der als Monosubstanz wirksamsten Substanzen Cisplatin, Ifosfamid, Vinblastin oder Vincristin, Bleomycin und Etoposid mit Remissionsraten zwischen 35% und 85% steht heute eine Standardtherapie mit einer hohen kurativen Potenz zur Verfügung [5, 9, 11, 12, 13, 14]. Die Standardkombinationstherapie mit dem PVB- oder PEB-Regime ist – ebenso wie die weiteren äquivalenten Kombinationen und Modifikationen – in der Lage, komplette Remissionsraten zwischen 50% und 90% – je nach Zusammensetzung des entsprechenden Kollektivs – zu induzieren, mit Langzeitüberlebensraten zwischen 55% und 77% des Gesamtkollektivs (Abb. 1). Über die Chemotherapie hinaus spielt zunehmend auch die aggressive Tumorchirurgie mit Entfernung residueller Metastasen eine Rolle [4, 15].

Auf der Basis dieser guten Therapieergebnisse bei fortgeschrittener disseminierter Erkrankung sind auch die langjährig gültigen Therapiekonzepte bei den frühen Stadien des Hodenkarzinoms einer Revision unterzogen worden. Es wird – zunächst noch im Rahmen von Studien – versucht, das Ausmaß der Therapie so viel wie möglich zu reduzieren, um damit die Rate und das Ausmaß der Nebenwirkungen zu vermindern – ohne freilich die Remissions- oder Überlebensrate zu vermindern [6, 10].

Die hohe Heilungsrate beim metastasierten Hodenkarzinom bedeutet aber immer noch nicht das Ende der Therapieforschung für diese Tumoren. Folgende Schwerpunkte sind zur Zeit Gegenstand der laufenden klinischen Forschung:

- die Verbesserung der noch nicht ausreichenden Therapieergebnisse bei Patienten mit sehr viel Tumormasse („bulky disease"; „high risk"), die – je nach Größe des Tumorvolumens – nur eine Heilungschance von 40–80% haben, durch neuartige Chemotherapiekombinationen
- die Reduktion der Chemotherapie-bedingten Toxizität durch
  a) Austausch toxischerer gegen weniger toxische Substanzen (Vincristin anstelle Bleomycin; Carboplatin anstelle Cisplatin etc.)
  b) Reduktion der Induktionszyklen (3 anstelle 4 Zyklen)
  c) Verbesserung der supportiven Therapie (Antiemetika etc.)

Endokrin-aktive maligne Tumoren
D. Engelhardt, K. Mann (Hrsg.)
Springer-Verlag Berlin Heidelberg New York 1987

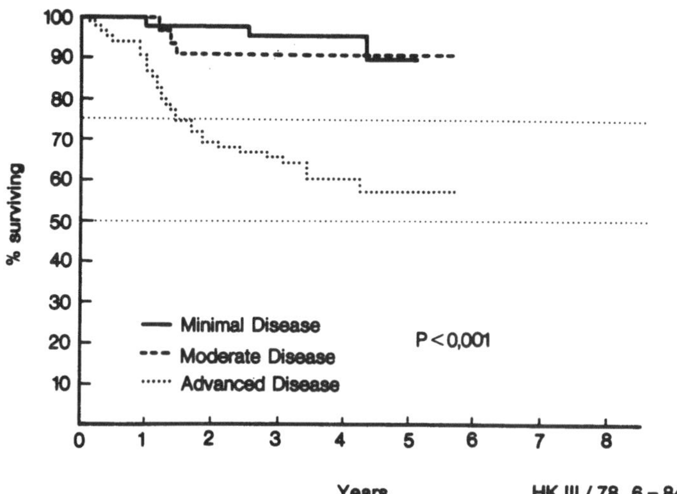

Abb. 1. Überlebenszeit beim metastasierten Hodenkarzinom nach Chemotherapie ± Chirurgie in Abhängigkeit von der Tumorausdehnung (Prot AIO HK III/78)

- die Vereinfachung des Therapieablaufes durch Modifikation der etablierten Therapieregime, die letztendlich die ambulante Durchführung der Chemotherapie ermöglichen für Patienten mit geringer Tumormasse („low risk").

Diese Probleme sind Gegenstand laufender Studien; für das Vorgehen außerhalb von Studien kann aber ein Standard-Procedere empfohlen werden, wie im folgenden ausgeführt.

Induktionstherapie

Für die derzeitigen Therapierichtlinien lassen sich die Patienten mit disseminierten Hodentumoren - Seminome und Nichtseminome zusammengenommen - unterteilen in eine Gruppe mit wenig Tumormasse und guter bis exzellenter Prognose (Low-risk-Gruppe) und eine Patientengruppe mit ausgedehnter Tumormanifestation, großer Tumormasse und schlechter Prognose unter der Standardtherapie (High-risk-Gruppe). Die Definition der High-risk-Gruppe bzw. die Definition für „fortgeschrittene Erkrankung" wird sehr unterschiedlich gehandhabt [1, 3, 6, 7]. In den Studien der Hodentumorgruppe der Arbeitsgemeinschaft Internistische Onkologie (AIO) gelten Patienten als „high-risk" oder „advanced disease", wenn sie folgende Kriterien erfüllen [12]:

- mehr als 5 Lungenmetastasen mit einem Durchmesser > 2 cm oder mehr als 20 Lungenmetastasen jedweder Größe
- Mediastinaltumor > 5 cm größter Durchmesser

- retroperitonealer Lymphknoten-Konglomerattumor > 10 cm maximaler Durchmesser
- Lebermetastasen
- viszerale, Hirn- oder Skelettmetastasen

Patienten, die diese Kriterien nicht erfüllen, werden in die Low-risk-Kategorie ein-
gestuft. Bei dieser Definition ist die absolute Höhe der Tumormarker β-HCG,
Alpha-Fetoprotein und LDH nicht einbezogen.

Low-risk-Patienten

Die Standardkombination für Patienten mit minimaler oder moderater Tumorerkrankung (Low-risk-Gruppe) war bis vor kurzem noch die Kombination Cisplatin/
Vinblastin/Bleomycin (PVB) in der Originalfassung von Einhorn und Samson
gewesen [5, 11]. Mittlerweile wurde nachgewiesen, daß der Austausch von Vinblastin durch Etoposid (VP-16) die Neurotoxizität erheblich reduziert, ohne daß ein
Wirkungsverlust eintritt [17]; die Kombination Cisplatin/VP-16/Bleomycin (PEB)
ist somit dem PVB-Regime eindeutig vorzuziehen. Kürzlich wurde darüber hinaus
nachgewiesen, daß Bleomycin durch Vincristin ersetzt werden kann mit der Folge,
daß eine Lungen- oder Gefäßtoxizität (Bleomycin-Pneumonitis, die potentiell töd-
lich ist oder Raynaud-Syndrom) nicht mehr auftritt, bei ebenso guter Wirkung [10].
Ob auf Bleomycin bei 2er-Kombinationen verzichtet werden kann [6], muß in weiteren Studien noch überprüft werden. Standardtherapie ist somit nach dem derzeitigen Stand die Kombination „PEB" (Tabelle 1) oder „VPV" (Tabelle 2).

Es handelt sich in jedem Fall um eine mindestens 5tägige stationäre Chemotherapie mit forcierter Diurese von 1500–2500 ml/m² Infusionsmenge pro Tag, um

Tabelle 1. PEB-Polychemotherapie für disseminierte
Hodentumoren (Low-risk-Gruppe)

Cisplatin/VP16/Bleomycin „PEB"		
P Cisplatin	20 mg/m² i.v.	Tag 1–5
E VP-16	100 mg/m² i.v.	Tag 1–5
B Bleomycin	15 mg/m² i.v.	Tag 1, 8, 15
Wiederholung Tag 22		

Tabelle 2. VPV-Polychemotherapie für disseminierte
Hodentumoren (Low-risk-Gruppe)

Cisplatin/VP-16/Vinblastin „VPV"		
V Vinblastin	8 mg/m² i.v.	Tag 1
P Cisplatin	120 mg/m² i.v.	Tag 3
V VP-16	50 mg/m² i.v.	Tag 2–5
Wiederholung Tag 22		

die Cisplatin-bedingte potentielle Nephrotoxizität zu vermeiden. Wichtig ist auch die antiemetische Begleittherapie ebenso wie die Kontrollen von Leukozyten und Thrombozyten im Anschluß an die Chemotherapie, damit bei leukozytopenischem Fieber sofort eine intensive antibiotische Therapie begonnen werden kann.

Grundsätzlich sollten – primäres Ansprechen im ersten Zyklus vorausgesetzt – 3 Zyklen gegeben werden. Sollte eine komplette Remission erst nach dem dritten Zyklus eingetreten sein, reicht 1 weiterer Zyklus aus. Bei Verwendung des PEB-Regimes sollte Bleomycin im 4. Zyklus wegen der zunehmenden Gefahr einer Lungentoxizität nicht mehr gegeben werden.

High-risk-Patienten

Bei Patienten mit ausgedehnter Tumormasse (High-risk-Gruppe) hat sich gezeigt, daß die Weichen für eine Heilung in den ersten 8–10 Therapiewochen gestellt werden. Demzufolge ist es gefährlich, mit einem sog. Standardregime zu beginnen und erst dann auf ein Salvage-Regime auszuweichen, wenn die primäre Standardchemotherapie nicht ausreichend wirkt. Hingegen ist es von großer Wichtigkeit, daß primär die maximale Therapie in den maximal tolerablen Dosen appliziert wird. Naturgemäß handelt es sich hier um eine sehr aggressive, komplikationsträchtige Therapie, die nur in geübten Händen durchgeführt werden darf. Die Heilungsrate ist bei dieser Patientengruppe unter der Verwendung von Standardtherapien – auch wenn bei deren Versagen auf aggressivere Reinduktionsregime übergegangen wird – zwischen 30 und 55% [11, 12, 13], je nach Regime und Zusammensetzung des Patientenkollektivs. Hingegen liegt nach den vorläufigen Daten einzelner Studien mit zum Teil kleineren Fallzahlen die Rate an tumorfreien Patienten und möglicherweise auch der Heilungsrate bei Verwendung aggressiver Primärtherapien zwischen 60 und 90%, – allerdings mit dem Risiko einer therapiebedingten letalen Toxizität von 4–7% [12, 13].

Es fällt heute noch schwer, das optimale Therapieregime außerhalb von Studien anzugeben; solange keine endgültigen Daten der South East Cancer Study Group (SECSG) vorliegen, die das Gegenteil beweisen, kann die von der AIO geprüfte Kombination mit ultrahochdosierten Cisplatin/VP16/Bleomycin (Tabelle 3) als derzeit optimal angesehen werden [13]. Die Rate tumorfreier Patienten beträgt ca. 70%; die Überlebensrate der evaluierbaren Patienten beträgt nach 2,2 Jahren 76% (Abb. 2).

Tabelle 3. PHDEB-Polychemotherapie für disseminierte Hodentumoren (High-risk-Gruppe)

Cisplatin-Hochdosis/VP16/Bleomycin

PHD	Cisplatin	35 mg/m^2 i. v.	(2-h-Infusion)	Tag 1–5
E	Etoposid	120 mg/m^2 i. v.	(2-h-Infusion)	Tag 1–5
B	Bleomycin[a]	15 mg/m^2 i. v.	(Bolus)	Tag 1, 8, 15

Wiederholung Tag 22, (3)–4 Zyklen

[a] Nur Zyklus 1–3

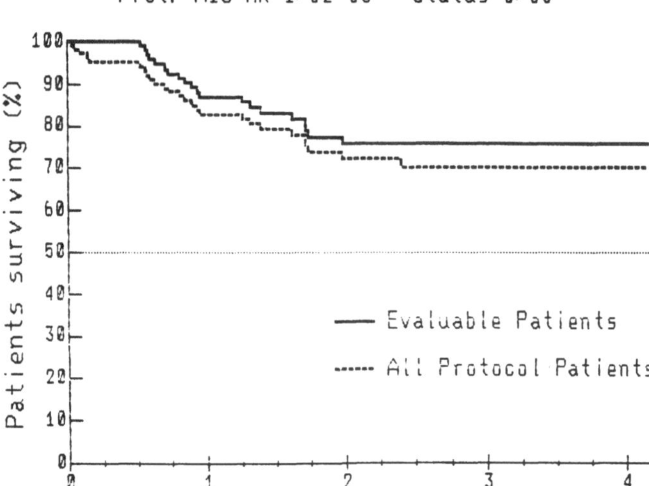

Abb. 2. Überlebenskurve für Patienten mit High-risk-Hodentumoren und Hochdosis Cisplatin/ VP-16/Bleomycin Chemotherapie ± Chirurgie (Prot AIO HK I/82–83)

Um diesen Patienten die optimale Heilungschance zu bieten und zugleich weitere der noch vielen offenen Fragen zu klären, sollten Patienten mit „bulky disease"-Hodentumor unbedingt sofort nach Diagnose an Zentren überwiesen werden, die solche Studienkonzepte untersuchen und Erfahrung in der Therapie dieser Patienten haben.

Chirurgische Resektion residueller Tumoren

Je größer die Tumormasse vor Beginn der Chemotherapie ist, um so geringer ist die Chance einer rein chemisch induzierten kompletten Remission. Vielmehr muß ein großer Teil der Patienten operiert werden. In der Regel handelt es sich um residuelle Lungen- oder Lymphknotenmetastasen in Retroperitoneum, manchmal aber auch um mediastinale oder supraklavikuläre Lymphknoten – oder Lebermetastasen. Auch diese chirurgischen Eingriffe sollten nur an entsprechend erfahrenen Zentren durchgeführt werden, zumal es einige Spezialprobleme zu bedenken gilt (wie z. B. Notwendigkeit der Erhöhung der inspiratorischen Sauerstoffkonzentration bei Beatmung nach Bleomycin-Vorbehandlung).

Der optimale Zeitpunkt der operativen Intervention ist nicht einheitlich anzugeben; sie ist indiziert, wenn sich unter der Induktionschemotherapie keine weitere Rückbildung der Metastasen zeigt und die Tumormarker – wenn sie vor Chemotherapie erhöht gewesen waren – sich normalisiert haben [4, 15]. In der Regel ist dies nach dem dritten, spätestens nach dem vierten Induktionszyklus der Fall. Eine

Operation bei noch nicht normalisierten oder wieder ansteigenden Tumormarkern ist fast immer aussichtslos und nur für den Einzelfall eine Option.

Die Resektion sollte möglichst radikal sein mit Ausräumung aller residuellen Tumormassen. Bei der sekundären retroperitonealen Lymphadenektomie sollte allerdings nur der Bereich entfernt werden, der noch vergrößert erscheint; eine Ausdehnung der Lymphadenektomie auf nicht vergrößert erscheinende Lymphknoten ist nicht von Vorteil und erhöht nur die Nebenwirkungsrate des chirurgischen Eingriffs. Die Histologie bei diesen Operationen ergibt bei 25% der Patienten eine Fibrose oder Narbengewebe, bei 10–20% Nekrosen, bei 25–50% ein differenziertes Teratom und nur bei 20–30% malignes Tumorgewebe [4, 12, 15]. Auch das differenzierte Teratom, das keine wesentliche Wachstums- und Malignitätspotenz besitzt, muß radikal ausgeräumt werden, da doch im Einzelfall aus diesem Gewebe wieder ein aktiver Tumor oder Metastasen entstehen können.

Durch diese chirurgische Maßnahme können ca. 30% aller Patienten mit partieller Remission unter Chemotherapie tumorfrei werden (NED) und dadurch die Rate der tumorfreien Patienten nach Abschluß der Chemotherapie erheblich gesteigert werden. Die Rezidivrate nach Chemotherapie mit oder ohne chirurgisches Vorgehen beträgt 5–20%, je nach Qualität der Remission bzw. der verwendeten Chemotherapie [2, 4, 10, 11, 12]. Die meisten Rezidive treten innerhalb der ersten 12 Monate auf; nach 3 Jahren beträgt die Rezidivchance weniger als 5%. Die Rezidivrate wird von einer postoperativen Konsolidierungstherapie wahrscheinlich nicht beeinflußt; allerdings liegen hierzu keine ausreichenden Studien vor.

Eine Erhaltungstherapie ist auf keinen Fall erforderlich [5, 14]. Somit werden die Patienten nach Abschluß der Chemotherapie bzw. im Falle der sekundären Chirurgie nach deren Ende alle 2 Monate für 2 Jahre, anschließend alle 3 Monate kontrolliert mit Dokumentation der Tumormarker α-Fetoprotein, β-HCG und LDH sowie Röntgen des Thorax und Sonogramm oder Computertomogramm des Abdomens.

Vorgehen bei Rezidiv oder chemotherapierefraktären Tumoren

Grundsätzlich ist die Gruppe der Patienten, die niemals in eine komplette Remission gekommen sind oder innerhalb von 8 Wochen nach Ende der Induktionstherapie schon wieder eine eindeutige Progression zeigen, abzutrennen von der Gruppe, die durch eine Chemotherapie mit oder ohne chirurgischem Vorgehen tumorfrei geworden sind und nach einer Zeit von länger als 2 Monaten ein Rezidiv bekommen haben. Während bei der ersten Gruppe die Chance auf eine komplette Remission durch ein Reinduktionsregime extrem gering ist, haben die Patienten der letzteren Gruppe sehr gute Aussichten auf eine erneute komplette Remission, – sogar unter Benutzung des gleichen Induktionsregimes.

Das optimale Reinduktionsregime – auch Salvage-Therapie genannt – hängt ab von den verwendeten Substanzen und deren Dosierung in der Induktionstherapie wie auch von der individuellen Situation des Patienten wie Qualität des Ansprechens auf die Primärtherapie, Nebenwirkungen, Nierenfunktion etc. In jedem Falle sollte das auch bei refraktären Patienten noch wirksame Ifosfamid mit einbezogen werden. So kann als Standard-Salvage-Therapie nach PVB-Vorbehandlung die

Kombination Cisplatin/VP-16/Ifosfamid angegeben werden. Leider sind weitere wirksame Substanzen nicht vorhanden; in Einzelfällen kann bei prädominierendem Chorionkarzinomanteil ein Versuch mit Hochdosis-Methotrexat vorübergehend erfolgreich sein. Die Ergebnisse dieser Salvage-Therapie sind aber insgesamt nicht sehr gut: nur 20% aller Patienten leben länger als 1 Jahr. Auch hieraus wird ersichtlich, wie entscheidend die Qualität der ersten Remission und damit der ersten Chemotherapie ist. Eine suboptimale Chemotherapie in der Primärtherapie muß heute als Kunstfehler angesehen werden.

Seminom

Grundsätzlich werden die Seminome ebenso behandelt wie die nichtseminomatösen Hodentumoren, wenn sie metastasiert sind und durch Strahlentherapie nicht heilbar sind. Dies gilt für Seminome im Stadium IIb mit einer Lymphknotenmetastasierung größer als (3-)5 cm Durchmesser; bei diesen Fällen ist die Chance einer Heilung durch die Radiatio weniger als 80%, mit einer Chemotherapie hingegen größer als 90%. Die Kriterien für die Therapiewahl bei minimaler, moderater oder großer Tumorausdehnung gelten ebenso wie für die obigen Ausführungen bei den Nichtseminomen. Trotzdem ist es nicht eindeutig, ob diese Chemotherapie tatsächlich die optimale Therapieform ist. Möglicherweise ist eine Cisplatin-Monotherapie, gefolgt von einer konsolidierenden Strahlentherapie ähnlich wirksam wie eine Polychemotherapie, dafür aber weniger toxisch. Gleiches kann auch gelten für eine Ifosfamid-Monotherapie oder eine Kombination von Ifosfamid mit VP-16.

Noch offener ist die optimale Chemotherapie für die β-HCG-positiven Seminome, die häufig eine sehr ungünstige Prognose zeigen mit einem höheren Anteil an Skelettmetastasierung und weiteren ungünstigen Prognosefaktoren.

Bis weitere Daten hierzu vorliegen, sollten Patienten mit Seminomen so behandelt werden wie Patienten mit nichtseminomatösen Hodentumoren.

Adjuvante Chemotherapie

Die exzellente Wirksamkeit der Chemotherapie beim disseminierten Hodenkarzinom ermöglicht ein sehr differenziertes Vorgehen bei frühen Stadien des Hodentumors. Bei retroperitonealen Lymphknotenmetastasen kann nach deren radikaler Resektion mit einer Rezidivrate (Lokal- oder Fernmetastasen) von 30-100% gerechnet werden, je nach Größe der entfernten Lymphome. Bei einer Größe der Lymphknoten über 2 cm $\varnothing$ beträgt das Risiko einer Progression ca. 50%, bei Lymphknoten unter dieser Größe, insbesondere, wenn es weniger als 5 sind, 0-50%. Wird eine Cisplatin-haltige adjuvante Chemotherapie (2 Zyklen PVB oder VAB-6, vermutlich auch identisches Ergebnis bei PEB oder VPV) postoperativ gegeben, beträgt die Heilungsrate nahezu 100%. Andererseits kann auch im Falle des Abwartens mit regelmäßigen Kontrolluntersuchungen in 8wöchigen Intervallen ein Rezidiv frühzeitig entdeckt und mit Chemotherapie behandelt werden. Die Heilungsrate beträgt bei diesem Vorgehen 95%, allerdings mit dem Vorteil, daß nur ca. die Hälfte der Patienten mit Chemotherapie behandelt werden müssen [10]. Sinnvollerweise sollten Patienten mit einer adjuvanten Chemotherapie behandelt werden, wenn ihr Rezidivrisiko mehr als 50% beträgt, d. h. bei einem Lymphknotenbefall von mehr als 5 Lymphknoten und mehr als 2 cm Durchmesser. Die anderen Patienten sollten regelmäßig kontrolliert werden und erst im Falle eines Rezidivs – dann aber so früh wie möglich und adäquat – mit der entsprechenden Chemotherapie behandelt werden.

Zusammenfassung

Das Hodenkarzinom gehört zu den chemotherapiesensibelsten Tumoren des Erwachsenen. Auch im disseminierten Stadium sind 75% der Patienten heilbar. Bei nur minimaler oder mäßiger Tumorausdehnung beträgt die Heilungsrate sogar 90%, bei Patienten mit ausgedehnter Tumormasse 30–70%. Während bei der ersten Patientengruppe die Bestrebungen der derzeitigen Studien dahin gehen, die Toxizität der Chemotherapie bei gleicher Wirksamkeit zu verringern, geht es bei der letzteren Gruppe immer noch darum, die Remissionsrate und die Überlebenszeit zu verbessern. Patienten mit disseminierten Hodentumoren sollten aus diesem Grunde nach Möglichkeit weiterhin im Rahmen von innovativen Studien behandelt werden.

Gerade wegen der hohen Heilbarkeit einerseits und der mit der Chemotherapie verbundenen Risiken andererseits ist die Therapie dieser Patienten an onkologischen Zentren mit entsprechender Erfahrung dringend geboten, ebenso wie die weitere Erforschung der Therapiemöglichkeiten. Das Ziel ist die Heilung aller Patienten mit disseminiertem Hodentumor, was durchaus möglich erscheint.

Mein besonderer Dank gilt Frau C. Schwabe für die Vorbereitung und das Schreiben des Manuskriptes und den vielen Kolleginnen und Kollegen, die die AIO-Studien ermöglicht und mitgetragen haben.

Literatur

1. Bajorin D, Katz A, Bosl GJ et al. (1986) Comparison of eligibility criteria of studies assigning germ cell tumor (GCT) patients (PTS) to good risk (GR) and poor risk (PR) categories. Proc Am Soc Clin Oncol 5: 403
2. Bosl GJ, Bajorin D, Leitner S et al. (1986) A randomized trial of etoposide (E) + cisplatin (P) and VAB-6 in the treatment (Rx) of „good risk" patients (Pts) with germ cell tumors (GCT). Proc Am Soc Clin Oncol 5: 405
3. Droz JP, Kramar A, Piot G (1986) Multivariate logistic regression analysis (MLRA) of prognostic factors (PF) in patients with advanced stage (AS) nonseminomatous germ cell tumors of the testis (NSGCTT) Proc Am Soc Clin Oncol 5: 381
4. Einhorn LH, Williams SD, Mandelbaum I et al. (1981) Surgical resection in disseminated testicular cancer following chemotherapeutic cytoreduction. Cancer 48: 904–908
5. Einhorn LH (1981) Testicular cancer as a model for curable neoplasm: The Richard and Hinda Rosenthal Foundation Award Lecture. Cancer Res 41: 3275–3280

6. Levi J, Raghavan D, Harvey V et al. (1986) Deletion of bleomycin from therapy for good prognosis advanced testicular cancer: A prospective randomized study. Proc Am Soc Clin Oncol 5: 374

7. Logethetis CJ et al. (1985) Improved survival with cyclic chemotherapy for nonseminomatous germ cell tumors of the testis. J Clin Oncol Vol 3, No 3: 326–335

8. Newlands ES (1985) VP-16 in combinations for first-line treatment of malignant germ-cell tumors and gestational choriocarcinoma. Semin Oncol XII, 1: 37–41

9. Peckham MJ, Barret A et al. (1983) The treatment of metastatic germ cell testicular tumors with bleomycin, etoposide and cis-platin (BEP). Br J Cancer 47: 613–619

10. Samson MK, Crawford ED, Natale R et al. (1986) A randomized comparison of cisplatin, vinblastine (VLB) plus either bleomycin (PVB) or VP-16 (VPV) in patients with advanced testicular cancer. Proc Am Soc Clin Oncol 5: 373

11. Samson MK, Rivkin SE, Jones SE et al. (1984) Dose response and survival advantage for high versus low-dose cisplatin combined with vinblastine and bleomycin in disseminated testicular cancer. Cancer 53: 1029–1035

12. Schmoll HJ, Diehl V, Harlapp V, Illiger J, Weissbach L, Mitrou PS, Bergmann L, Hoffmann L, Bombick BM, Graubner M, Queisser W, Sterry K, Haselberger J, Douwes FW, Schnaidt U, Hecker H (1984) Results of a prospective randomized trial: platinum, vinblastine, bleomycin +/− ifosfamide in advanced testicular cancer. In: Denis, Murphy, Prout, Schröder: Controlled clinical trials in Urologic Oncology, pp 29–38, Raven Press, New York

13. Schmoll HJ, Arnold A, Bergmann L et al. (1986) Effective chemotherapy in testicular cancer with bulky disease: Platinum ultra high dose/VP-16/Bleomycin. Proc Am Soc Clin Oncol 5: 396

14. Vugrin D, Whitmore WF, Golbey Jr (1983) VAB-6 combination chemotherapy without maintenance in treatment of disseminated cancer of the testis. Cancer 51: 211–215

15. Vugrin D (1985) The role of chemotherapy and surgery in the treatment of retroperitoneal metastases in advanced nonseminomatous testis cancer. Cancer 55: 1874–1878

16. Wettlaufer JN, Feiner AS, Robinson WA (1984) Vincristine, cisplatin, and bleomycin with surgery in the management of advanced metastatic nonseminomatous testis tumors. Cancer 53: 203–209

17. Williams S, Einhorn L et al. (1985) Disseminated germ cell tumors: A comparison of cisplatin plus bleomycin plus either vinblastine (PVB) or VP-16 (BEP)- Proc Am Soc Clin Oncol 4: C-390

18. Williams S, Muggia F, Einhorn L et al. (1986) Resected stage II testicular cancer: Immediate adjuvant chemotherapy versus observation. Proc Am Soc Clin Oncol 5: 380

Sachverzeichnis